国家出版基金项目
NATIONAL PUBLICATION FOUNDATION

· 何氏二十八世
医著新编 ·

何元长医著二种校评

清·何元长 著

何新慧 校评

英洪友 顾绍林 参校

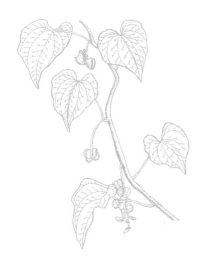

全 国 百 佳 图 书 出 版 单 位
中国中医药出版社
·北京·

图书在版编目（CIP）数据

何元长医著二种校评 /（清）何元长著；何新慧校
评 .—北京：中国中医药出版社，2023.8
（何氏二十八世医著新编）
ISBN 978-7-5132-8011-2

Ⅰ.①何… Ⅱ.①何… ②何… Ⅲ.①中医临床—经
验—中国—清代 Ⅳ.① R249.49

中国版本图书馆 CIP 数据核字（2022）第 256832 号

中国中医药出版社出版

北京经济技术开发区科创十三街 31 号院二区 8 号楼
邮政编码　100176
传真　010-64405721
山东临沂新华印刷物流集团有限责任公司印刷
各地新华书店经销

开本 710×1000　1/16　印张 27.5　字数 423 千字
2023 年 8 月第 1 版　2023 年 8 月第 1 次印刷
书号　ISBN 978 – 7 – 5132 – 8011 – 2

定价　128.00 元
网址　www.cptcm.com

服 务 热 线　010-64405510
购 书 热 线　010-89535836
维 权 打 假　010-64405753

微信服务号　zgzyycbs
微商城网址　https://kdt.im/LIdUGr
官 方 微 博　http://e.weibo.com/cptcm
天猫旗舰店网址　https://zgzyycbs.tmall.com

如有印装质量问题请与本社出版部联系（010-64405510）

总序

何氏中医是吾祖辈世代传承的家业，自南宋至今已有 870 余年，历 30 代，曾医生群出，事业辉煌，成就显赫，令人自豪。传到吾八世祖元长公已二十二世，定居青浦重固，一脉相承，名医辈出，记忆中二十三世有书田（其伟）公、小山（其章）公等，二十四世有鸿舫（长治）公、端叔（昌龄）公等，二十六世有乃赓公，二十七世有我的祖父补榆（承耀）公等。小山公是我七世祖，一生济世为民，鞠躬尽瘁死而后已，他不仅医术精湛，且诗赋甚好，著有《七榆草堂诗稿》，手边这份今已泛黄的诗稿乃三叔维俭手抄，在诗稿末页，三叔记述了抄写经过：诗词原稿由父亲补榆公赠之，收藏箧中，时隔 22 年后，在 1963 年春节，维勤（按：我的父亲）哥到访说：时希（按：其六世祖是书田公）弟在编辑何氏医药丛书，需要我们弟兄收藏的有关何氏医书药方、文物照片等，对此，我们应大力支持。于是维勤哥献出先祖乃赓（端叔之孙）公照片，维馨（按：我的二叔）哥献出鸿舫公药方 32 张，维俭则献出此诗稿，翌日即送到时希府上，同观，并抄录保存。最后，三叔还感慨写道："祖先的伟大成就世传不绝，至今第二十八代，代代有名医，活人无算，但目今来说，何氏的医生太少了，二十七世何承志一人，二十八世何时希一人，只二人，希何氏子弟应竭尽智能，发掘何氏医学宝库，把医学发扬光大，为民服务，能有更多的传人为广大人民康健幸福而努力贡献。"

我作为何氏二十九代，一生从事生物学，研究动物、植物，成为这方面的专家权威，虽与医学有点关联，但终不能为医救人。所幸的是吾四叔维雄之女新慧 1977 年考入上海中医学院（今上海中医药大学）中医系，成为中医师而继承祖业，二十九世有传人了。她自幼聪慧，勤奋好学，努力奋斗，晋得教授、博导；2013 年"竿山何氏中医文化"入选上海市非物质文化遗产名录，她是代表性传承人。更令人兴奋喜悦的是新慧倾其智能，殚精竭虑，废寝忘食，历时五载，主编了《何氏二十八世医著新编》，洋洋数百万字，分列 11 册，有中药、方剂、外感病、内伤病、妇科、医案等专著，以及医家专著，如十九世何嗣宗、二十二世何元长、二十三世何书田、二十四世何鸿舫、二十八世何时希等。收录的医著较全，现存的何氏医著基本无缺，并对这些医著作整理校注以及评析，不仅使诸多抄本、影印本得以清晰明了，更释疑解难，使读者读之易懂易学，尤其是《何氏内妇科临证指要》一册，集何氏医学之大成，是传承发扬何氏医学的典范，能对临证指点迷津。至此，前辈的心愿得以实现，即如新慧所说："此套著作既告慰先辈，又启示后学，何氏医学代代相传，永葆辉煌。"故乐以为序。

何新桥

二〇二二年十月

前言

何氏中医自南宋至今，已历 870 余年，绵延不断，世袭传承 30 代，涌现了 350 余名医生。悬壶济世，医家足迹遍布吴、越、燕、豫、关、陇等地，服务患者无数，甚有辛劳过度，以身殉职的医生，如二十三世何其章；著述立说，积淀了深厚的中医文化、医学理论，以及丰富的实践经验。治疗病种遍及内科、妇科，抑或有儿科、五官科等，主要病种有外感温热病、咳喘、肺痨、痞积、鼓胀、中风、消渴、虚劳、痿痹，妇人月经不调，胎前、产后诸疾等。

何氏中医祖居河南，《镇江谱》所记始祖为何公务，是宋太医院使。世系传承主要有 5 支：镇江、松江、奉贤、青浦北竿山和重固。《青浦谱》中不少传序均称"何楠始为医"，《松江谱》说光启之四子何彦猷"为镇江始祖"。何楠与何彦猷是兄弟，均为何光启之子，何光启是何公务之四世孙，亦为医。《中国人名大辞典》说何彦猷："绍兴中，为大理丞。时秦桧诬岳飞下狱，彦猷言飞无罪，万俟卨劾其挠法。罢黜。"据考定当为 1141 年，由此而推为镇江支起始。而何公务至光启的四世部分，是为何氏一世以上的医家，可见何氏在南渡以前，在开封已有为医者。松江支源于四世何侃，他是何沧的曾孙，约在 1230 年。何沧与何彦猷是堂兄弟，《松江府志·卷六十二·寓贤传》载："从弟沧扈跸南渡居黄浦南之余何潭……爱青龙镇风土遂卜居。"当时青龙镇的商业和海上贸易已相当发达，更有良好的文化生态，人文荟萃，何侃亦迁居于青龙镇，悬壶济世，成为上海中医的始祖。奉贤支源于十六世何应宰，约在 17 世纪初叶。《何氏世乘》（《奉贤谱》）说何应宰："从政长子。字台甫，号益江。徙居庄行镇，医道盛行。品行卓绝，乐善不倦。"何应宰之父何从政，为太医院医士。青浦北竿山支源于二十世何王模，字铁山，号萍香，约在 18 世纪 30 年代。《青浦谱》谓其："为竿山始祖。世居奉贤庄行镇……习岐黄术，名噪江浙间。性好吟咏，信口成篇，不加点窜。"重固支源于二十二世何世仁，字元长，何王模之孙，他于嘉庆八年（1803）迁到青浦重固，是重固一支的始祖。何元长旧居临靠重固镇河通波塘，当年登门求医的患者排成长队，求医者的船只停满河港。自何元长而下，一脉相传30余位医生，其中二十三世何其伟（字书田）、何其章（号小山），二十四世何鸿舫，均为一代名医。

何氏医学代代相传，在这漫长的岁月中能累世不绝，除了医术、医技外，还有文化因素，即医学与文化相互渗透，相互支撑，共同前行。何氏家族在元代已有"世儒医"的称呼，如七世何天锡，字均善，有钱塘钱全徵所撰《赠世儒医均善何先生序》中说："处博济之心，行独善之事者，其唯何君乎。"世医与儒医合流，宋元以降是较常见的，如刘完素、张元素、李时珍、喻昌等。因此，何氏医家始终将理论功底置于首位，在行医的生涯中，不断提高医学素养，且心存仁义，医德高尚，故能达到较高境界。何氏众多医家的医名、事迹被载入史册，如《中国医学人名志》《中国医学大辞典》《中国人名大辞典》以及地方谱志中，或被历代医家、学者所重视并记载，如陆以湉《冷庐医话》、魏之琇《续名医类案》、姚椿《晚学轩文集》、石韫玉《独学庐诗文集》等。一些著作被收录于《全国中医图书联合目录》。范行准、陈邦贤等学者均对何氏世医做出高度评价，认为是国际医学史上少见的奇迹。

何氏世医共有49位医生任太医院医官，更有众多医家拯救生灵，盛名于世，并留下了精深专著，据考有120余种，近千卷，现存50余种，包括医论、本草、方剂、医案等。如明六世何渊著有《伤寒海底眼》，是何氏现存最早的医著，且开启了何氏伤寒温病专著的先河，十七世何汝阈著《伤寒纂要》、二十二世何元长著《伤寒辨类》、二十四世何平子著《温热暑疫节要》等均受其影响，既有继承，又有发展。又十三世何应时、十四世何镇父子二人专注于本草与方剂，著有《何氏类纂集效方》《何氏附方济生论必读》《本草纲目类纂必读》等书，其中收有不少何氏效方以及用药体会和经验，实难能可贵。还有十三世何应璧著《医方捷径》，书中所述妇人病和胎前产后病的诊治思路和方法，为后辈医家在妇科病辨治方面奠定了基础。十九世何嗣宗著《何氏虚劳心传》《何嗣宗医案》，其对疾病的认识以及提出的理论思想、治疗法则、养生却病等精粹，是何氏世医诊治内科病的典范，有承前启后的作用。此外还有诸多医案专著，如《何元长医案》《何书田医案》《春煦室医案》《何鸿舫医案》《壶春丹房医案》《何端叔医案》《何承志医案》《医效选录》等，从中可见世医学术思想的传承和发展，亦反映了医家善于辨证论治、用药精细、轻清灵动、讲究炮制等医术、医技。

这些医著蕴含了丰富的医学理论、学术思想、临床经验和特色，这不仅是何氏中医的灵魂，亦是传承发扬何氏医学的根基和保障，更是中医学史上难能可贵的资料。由于年代久远，文献散佚甚多，在20世纪80年代，二十八世何时希曾对一些文献做收集整理、抄录影印，计有42种，分为35本书出版（上海学林出版社），多为单行本。其中23本书为抄本，这对保存何氏医学文献起了很大作用。转眼到了2013年，"竿山何氏中医文化"被列入上海市非物质文化遗产名录，并认定二十九世何新慧为代表性传承人，保护发扬光大何氏医学的工作迫在眉睫，责无旁贷。自2014年起，着手整理现存何氏二十八世文献，分四个步骤：首先对现存何氏文献作进一步的收集整理，在原来42种基础上去芜存菁，主要是剔除内容重复，纠正张冠李戴者，留取37种，新增5种，计42种；接着按书种分档归类，计有伤寒温病、本草、方剂、妇科、医案、以医家命名专著等6类，前5类每类合刊为1本书，以医家命名专著有5本，即何嗣宗医著二种、何元长医著二种、何书田医著八种、何鸿舫医案与墨迹、何时希医著三种，这些医家的著作有的已归入前5类专著中，剩余的合刊为个人专著；然后逐一对收入的每种书进行校注和评析；最后通过对上述42种医书做分析研究，将何氏医学理论思想、临床诊治的璀璨精华挖掘展示，书名《何氏内妇科临证指要》。历经五载，洋洋数百万字而成本套丛书《何氏二十八世医著新编》，共11本，以飨读者，便于现代临床研究学习与借鉴，并能更好地继承、发扬、光大。

本套丛书在编撰过程中，对各书中有关医家传略等内容有所增删梳理，以较完整地反映作者的生平事迹，个别史料较少的医家，如十三世何应时、何应豫未出传略。原各书的"本书提要"均作了删增，或重写，以突出主要内容和特色。对于错字、异体字、古今字、通假字、繁体字等一并纠正，不出校注。药名据《中医大辞典》予以统一。原书中双排小字及书的上栏眉注均用括号标出。新增书种版本出处，以及有些目录与内容不合之处等改动，在各书中另行说明之。鉴于水平有限，未尽之精粹，或有舛误之处，望高明者以及后学之士指正与挖掘。

何新慧

二〇二二年十月

何元长生平考略

何元长（1752—1806），名世仁，是何氏自南宋以来的第二十二代世医。《青浦谱》载："云翔长子，字元长，号澹安。嘉庆初年，由两湖总督经略毕沅[1]以军营文案，保举布政使司理问，签掣湖南，授宣德郎。医术盛行，性豪迈，喜宾客，尤好施与。晚年迁居福泉山重固镇，自号福泉山人。乾隆十七年壬申生，嘉庆十一年丙寅卒，葬父茔昭位。"

《吴江县续志·游寓》："何氏之医，自南宋至今，代有闻人。何元长，以字行，青浦北竿山人，以医名苏松嘉湖间，少时尝寓居莘塔。"

何氏自南宋以来，世业为医，主要分为五支：镇江、松江、奉贤庄行、青浦北竿山和重固，何元长是青浦重固支的始祖，也是朱孔阳在《中华医史杂志》（1954 年 1 期）上所刊《历宋元明清二十余代重固名医何氏世系考》一文中"重固"二字的来历。

史料中对何元长精湛医术、高尚医德的记载颇多，如王芑孙[2]《何元长传》（节）："君貌修伟，盎背赤髭，目闪闪有光。为人多嗜好，初喜书画篆刻，不肯为医。然少孤，大父王模方以医致盛名，卒以其术授元长，元长卒继之，为医逾三十年。自节钺[3]大府，衣冠胜流，下至皂隶牧圉[4]，日夜争辇[5]其门。所得四方酬币累巨万，而殁[6]无余财，其意气恢如也。元长为医，尤善望闻之法，决生死无不中……其处方好参错今古，不专一家，一日，门人疑某方非古，元长曰：见某书某卷。复之果然，其强记又若此。生平视金钱如泥沙，遇窭[7]者施钱市药，宗党丐贷罔弗应。独力刊行其乡先生《陈忠裕公遗集》[8]。所居北竿山，在松江九峰[9]之外，荒僻世莫闻，自元长祖孙再世居之，遂著远迩。"

《松江府志》："何氏累世名医，世仁尤神望闻之术。有金山某求诊者，曰：'尔曾溺于水乎？'其人曰然。与方即愈。人问何以知其溺，曰：'色黑脉沉，故知之。'嘉兴沈某妻求治癥，世仁曰：'是妊也，可勿药。'沈固无恙，请按脉，曰：'尔胃气已绝，不久且死。'沈大怒去，即死，其妻果产一子。病者集其门，舟车杂遝，至塞衢道[10]。不以贵贱贫富异视，务得其受病之由，故所治皆应手而愈。"

秦瀛[11]撰《何君墓表》（节）："君以医名于吴中者逾三十年，人比之吴郡叶天士、薛生白两君。方余之识君也，余权臬事于浙，而前按察陆君璞堂病剧未归，璞堂与君同里闬[12]，延君治之。余问曰：'璞堂病何如？'君曰：'无妨。但气已索，尚可活四五年耳。'时余患肝疾气逆，内自危，并属诊视，则曰：'公命脉甚长，非陆公比。'璞堂归，果逾四年而没，而余至今无恙。其后余里居，闻君名益噪。有族母病，请他医治不效，君为处方，辄效。余以是益服君术之神。"

石韫玉[13]撰《何君墓志铭》（节）："崇明何氏子病瘵甚，来诊，君曰：'脉虽危，神色未衰，尚可治。'与一方，平平无奇，其药大半他医所经用，其父未之信。他日复来，君仍与前方，服之竟愈。君和易近人，病者自远方来，虽危不治，必婉言以慰之；俟其出，密告其从者以不治状，而反其币，曰：'彼不远千里而来，生死视我一言，质言之，是趣[14]其死也。'窭人来诊，辄助以药饵资，恐其不能自给也，其仁心爱物如此……人求诊者平旦即集，相延者不远千里而至，穷日力应接不暇，寝食且不得以时，安能一日息也。"

吴去疾《医史一斑》（节）："城中徐、顾两姓同舟就诊，顾极豺棘[15]，徐只微咳，元长乃谓徐不治，顾可旬余愈。未半月，语皆应。元长性豪侠好义，有所得，辄散诸贫困，不以自私。"

《春园吟草》诗注："李湘帆病笃，邀元长大兄治之，立愈，赠诗有'死中得遇回春手，讵是寻常药石缘'之句。"

《中国人名大辞典》："自号福泉山人。初嗜书画篆刻，后精医，所治辄应手愈，尤精望闻之法，决生死无不中。"

何元长多才好学，史料亦有记载，如石韫玉《何君墓志铭》："君性通敏，喜读书，以其余力游于艺，书画篆刻诸事无所不精。少承祖父绪论，究心《灵》《素》之术，考张刘李朱[16]四家之说。仲景伤寒一百一十三方，其法大备，然古今人禀赋不同，今用之，虑其攻伐太峻；刘完素撰述六书，发明亢制之理，而偏于用热，不尽六气之变；东垣以土为万物之母，一意扶脾，学者不察，往往以峻补而遏其邪；丹溪谓阳易动、阴易亏，独主滋阴降火，守其说者亦致寒凉损真。比非四家之过，不善学者误用其术而不知也，君参其异同，究其得失。"

陆以湉《冷庐医话》引《瘦吟医赘》[17]："青浦何元长以《临证指南》为枕中秘，可见心得处不在多也。"

《景岳全书发挥》[18]张肇辰序："元和张蔚园[19]好景岳书，与青浦何元长反复讲究有年。"

何元长的著书据《松江府续志·艺文》：著《治证要言》（即《治病要言》）四卷、《竿山草堂医案》十六卷、《福泉山房医案》十卷（现存八卷）。《全国中医图书联合目录》：著《伤寒辨类》二卷、《何元长医案》二卷、《重固三何医案》三卷（上卷属何元长）。

——何新慧编写

● 【校注】

［1］毕沅：号秋帆，镇洋人。官至湖广总督，通经史小学地理之学，著有《续资治通鉴》《灵岩山人集》等。

［2］王芑孙：字念丰（1755—1817），号楞伽山人，长洲人。乾隆举人，性傲简，诗文清瘦，书学刘石庵，尤负盛名，有《渊雅堂集》。

［3］钺（yuè 阅）：义指车铃声。

［4］圉（yǔ 语）：此处指养马。

［5］辏（còu 凑）：义指聚集。

［6］殁（mò）：同殁。死亡。

［7］窭（jù）：贫寒。

［8］《陈忠裕公遗集》：陈子龙，谥忠裕，明末筹划起义，乃不屈而死的松江府人。由王昶倡议，为之刊集、建祠。1803 年，元长之子何书田与庄洬客分任《陈忠裕公遗集》编订，何元长出资付刊。

［9］九峰：旧属松江府，也统称华亭、云间。与三泖同为青浦的有名胜

景。三泖之一的"长泖"，横亘在重固镇中，何氏聚族而居，都在长泖的西岸。重固镇在竿山之北约九里，"福泉山"在镇西咫尺。

[10] 衢（qú）道：歧路。指河的小弯道，多用来停船，以上下岸。

[11] 秦瀛：字凌沧。乾隆举人，著有《小岘山人诗文集》。

[12] 闬（hàn）：指巷门。

[13] 石韫玉：字执如（1756—1837），丹阳人，乾隆状元，著有《独学庐诗文集》。

[14] 趣（qū）：通趋。义奔赴。

[15] 豺棘：比喻症势凶险。

[16] 张刘李朱：指张仲景、刘完素、李东垣、朱丹溪四医家。

[17]《瘦吟医赘》：作者薛福，字瘦吟，清代人。

[18]《景岳全书发挥》：此书题名清·叶桂撰（一作姚球撰）。刊于1844年。作者对张景岳提出的温补学说有不少评论，为不同学派的辩论之作。

[19] 张蔚园：清代医家，元和（今江苏苏州）人，张肇辰（道光八年举人，历署宝山县、镇江府训导）之祖。

治病要言

清·何元长 著

何时希 编校

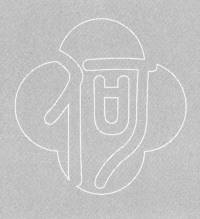

本书提要

　　《治病要言》作者何元长（1752—1806），江苏省青浦（今上海市青浦区）人。何氏自南宋以来，世有名医，至元长为二十二世。其学说得自祖父何王模的传授，于叶天士颇有独得之处。医名噪于东南，足迹常在苏松嘉湖间。本书第一卷为伤寒门，二、三卷为杂病，第四卷为附方。分类简明，于鉴别诊断、脉候、生死、安危等节，均用语精练，要言不烦，有利于学习。每证后附以验案数则，也多启发。

🀄 校评说明

《治病要言》有何时希据其所藏抄本影印，学林出版社 1984 年刊，本书即以此为底本。本次编撰对原著中存在的问题、舛误等做了修正，需说明的有如下方面。

1. 原书目录一级标题下未列二级标题，今据正文标题补入。然原正文二级标题较凌乱、琐碎，因此将相似证候作适当归类。如卷一，伤寒门下，将表证、里证归为一类，类推归并的还有：阴证、阳证；可汗、不可汗；胸胁满、胁痛；大腹满、少腹满、腹痛；呃逆、呕吐哕；渴、口燥咽干、嗽水不欲咽；刚痉、柔痉；等等。卷二，真中风门下，归类的有：角弓反张、口噤、不语、手足不随、半身不遂、口眼㖞斜；小便不利、遗尿、多食；痰涎壅盛、身痛、昏冒等。类中风门下，将八种证候归为一类述之。虚劳门下，将吐血、咳嗽血、咯血、咳嗽归为一类。心腹诸痛门下，归类的有心痛、胃脘痛；胸痛、胁痛等。

原书正文标题对于脉的命题有多种，如脉、脉法、脉候等，其中以脉候为多，故取之作为统一命题。

2. 原书中目录与正文标题不合，据内容改之。如目录作虚劳，正文标题作虚痨，据目录改之。目录作类中风，正文标题作类中风八证，据目录改之。卷三目录中无大便不通，据正文补入。正文中大便不通一节置于小便黄赤与小便不禁中间，今移至小便不禁后。

3. 原书中双排小字，现用括号标出。

4. 原书中"症""证"使用有误，今据文义予以纠正。如表症→表证、里症→里证、阴症→阴证、阳症→阳证等。

5. 错别字、异体字直接改正，如舌胎→舌苔，班→斑，神痿→神萎，藏府→脏腑；慄→栗；尅→克；下嚥→下咽；讐→仇；仝→同；顋→腮；痹→痹；濇→涩等，不作校注。

6. 本书原附有何元长考略，为避免与他处重复，故删去。

目录

何元长医著二种校评

何元长医著二种校评

卷
一

伤寒

治伤寒六法[1]

● 【原文】

汗、吐、下、温、清、补。汗者，治在表也。而汗法有三：一曰温散，寒胜之时，阳气不充，则表不解，身虽大热，必用辛温；一曰凉解，热盛之时，阴气不营，亦不能汗，宜用辛凉；一曰平解，病在阴阳之间，温不可，凉亦不可，则宜平剂，期于解表而已。吐者，治其上也。吐中有发散之意，可去胸中之实。经曰：在上者，因而越之[2]是也。下者，攻其里也。而下法有五：痞满在气，燥实在血，四证全具，攻之宜峻；但满燥实者，攻之稍缓；但痞实者，攻之更缓；或行血蓄，或逐水停，轻重缓急，随症施治。温者，温其中也。脏有寒邪，不温则死。夫气为阳，气虚则寒，故温即是补，又名救里。清者，清其热也。有热无结，既非下证，不清何治？补者，救补其虚也。今人畏而不用，误矣！如屡散而汗不解，阴气不能达也。人知汗属于阳，升阳可以解表，不知汗生于阴，补阴可以发汗也。又如内热不解，屡清而火不退，阴不足也，人知寒凉可以去热，不知壮水可以制火也。又如正虚邪炽，补正则邪自除，温中则寒自散，此必见衰微之阴脉者也。《伤寒论》曰：阴证得阳脉者生，阳证得阴脉者死[3]。须知正气实者，多见阳脉；正气虚者，多见阴脉。证之阳者，假实也；脉之阴者，真虚也。故察阴证，不论热与不热，唯凭脉用药为当，不论浮沉大小，但指下无力、重按全无，便是伏阴。然则沉小者，人知为阴脉，不知浮大者亦有阴脉也。总之，伤寒以虚实为要领，若谓伤寒无补法，谬之甚矣！

● 【校注】

[1] 节录自李士才《医宗必读》卷五《伤寒》"愚按"部分，标题为何氏自拟，与李书相较，字句稍有脱漏、改动。后文标题至"不可下"节，均出自

该书，标题、顺序相同，文字稍有出入。

[2]在上者，因而越之：语出《素问·阴阳应象大论》："其高者，因而越之；其下者，引而竭之。"

[3]阴证得阳脉者生，阳证得阴脉者死：语出《伤寒论·辨脉法》："凡阴病见阳脉者生，阳病见阴脉者死。"

● 【评析】

本节治法当为外感病所立，八法中去和、消法，而取汗、吐、下、清、温、补六法，是突出外感病祛邪扶正的急病治则，然汗法中的平解法有和解之意。外感病用温补法，亦旨在保存正气，从而能更好地祛邪。

伤寒十六证

● 【原文】

伤寒者，寒伤营血，脉浮而紧，头痛发热，无汗恶寒。

伤风者，风伤卫气，脉浮而缓，头痛发热，有汗恶风。

伤寒见风者，既伤于寒，复感风邪，恶寒不躁，其脉浮缓。

伤风见寒者，既伤于风，复感寒邪，恶风烦躁，其脉浮紧。（上四症是冬月即病者。）

温病者，冬受寒邪，至春乃发，发热头痛，不恶寒而渴，脉浮数。

温疟者，冬受寒邪，复感春寒。

风温者，冬受寒邪，复感春风，头痛发热，自汗身重，嘿嘿欲眠，四肢不收，尺寸俱浮。

温疫者，冬受寒邪，复感春温时行之气。

温毒者，冬受寒邪，春令早热，复感其邪。（上五症皆冬伤寒而病发于春者。）

热病者，冬伤于寒，至春乃发，头痛身热恶寒，其脉洪盛。

伤暑者，暑热为邪，自汗烦沸，身热脉虚。

伤湿者，感受湿邪，身重而痛，自汗，不甚热，两胫逆冷，胸腹满闷。

风湿者，既受湿气，复感风邪，肢体重痛，额汗脉浮。

痉者，身热足寒，头项强急，面目赤，口噤头摇，角弓反张。若先受风邪，复感于寒，无汗恶寒为刚痉；先受风邪，复感于湿，有汗恶风，为柔痉。

● 【评析】

本节所述伤寒十六证，是反映外感病在不同的季节时令，或感受不同的病邪，在发病初期（即太阳病阶段）的各种表现。其中有感而即发的伤寒，有延时而发的伏气温病，更有暴发相染的疫病等，临证当鉴别。

类伤寒五证

● 【原文】

一曰痰：中脘停痰，憎寒发热，自汗胸满，但头不痛、项不强，与伤寒异耳。一曰食积：胃中停食，发热头痛，但身不痛，气口紧盛，与伤寒异耳。一曰虚烦：气血俱虚，烦躁发热，但头身不痛，不恶寒，脉不浮紧，与伤寒异耳。一曰脚气：足受寒湿，头痛，肢节痛，身热，便闭，呕逆，但脚痛，或肿满，或膝枯细，与伤寒异耳。一曰内痈：脉浮数，发热恶寒，若有痛处，饮食如常，蓄积有脓也。胸中痛而咳，脉数，咽干不渴，浊唾腥臭，肺痈也；小腹重按之痛，便数如淋，汗出恶寒，身皮甲错，腹皮肿急，脉滑而数，肠痈也；胃脘痛，手不可近，胃脉细、人迎盛者，胃脘痈也，以人迎盛而误认伤寒，禁其饮食，必死。

● 【评析】

所列痰证、食积、虚烦、脚气、内痈等五种病证，初起均可见发热恶寒等表证，然其演变发展各有特征，与一般的外感风寒病证的诊治有不同，当因证论治。

表证

● 【原文】

发热恶寒，恶风，头痛，身痛，腰脊强，目痛，鼻干，不眠，胸胁痛，耳聋，寒热，呕，脉浮大，或紧或缓。（有汗，脉浮缓无力，表虚也；无汗，脉浮紧，表实也。）

里证

不恶寒，反恶热，掌心、腋下汗出，腹中硬满而痛，大便不通，腹鸣自利，小便如常，谵语潮热，咽干口渴，舌干，烦满，囊缩而厥，唇青舌卷。（脉沉细或沉微，腹鸣自利，不渴，唇青舌卷，无热恶寒，下利清谷，身痛，里虚也；脉沉实，腹中硬满而痛，大便闭，谵语，不恶寒，反恶热，咽燥，掌心腋下有汗，里实也。表里俱见，属半表半里，不可汗下，宜小柴胡汤加减。）

● 【评析】

发热恶寒是表证的主症，从所列症状看，据伴有症的不同，可诊为太阳伤寒、中风证，或阳明中风证，或少阳中风证。如《伤寒论》原文所述："太阳病，发热，汗出，恶风，脉缓者，名为中风。""太阳病，或已发热，或未发热，必恶寒，体痛，呕逆，脉阴阳俱紧者，名为伤寒。""阳明病，脉迟，汗出多，微恶寒者，表未解也，可发汗，宜桂枝汤。""少阳中风，两耳无所闻，目赤，胸中满而烦者，不可吐下，吐下则悸而惊。"

里证当分虚实。发热不恶寒、反恶热、脉实，是阳明里实热证的主症；无热恶寒、脉沉细或沉微，是少阴里虚寒证的主症。太阳与少阳合病，即表里同病，可用小柴胡汤和解之。

阴证

● 【原文】

阴证身静，气短少息，目不了了，鼻中呼不出，吸不入，鼻气自冷，水浆不入，二便不禁，小便白或淡黄，大便不实，面如刀刮，色青黑，或喜向壁卧，闭目不欲见人，唇口不红，或白或青或紫，手足冷，指甲青紫，手按无大热。若阴重者，冷透手也。

阴毒者，肾本虚寒，或伤冷物，或感寒邪，或汗吐下后，变成阴毒。头痛，腹中绞痛，眼睛痛，身体倦怠而不甚热，四肢逆冷，额上手背有冷汗，身痛如被杖，虚汗不止，郑声呕逆，六脉沉微，或尺衰寸盛。

阴证似阳者，烦躁，面赤身热，咽痛燥渴，脉浮微，手足冷，大便泄，小便清，昏沉多眠。又有身热反欲衣，口不渴，指甲黑，此阴盛于内，真阳失守也。

阳证

阳证身动，气高而喘，目睛了了，呼吸流利，口鼻气热，面赤唇红，口干舌燥，谵语，能饮凉水，身轻如常，小便赤，大便闭，手足温，指甲红。

阳毒者，邪热深重，失汗失下，或误服热药，热毒散漫，舌卷黑而唇焦，鼻中如烟煤，咽喉痛甚，身面锦斑，狂言直走，踰垣上屋，脉洪大滑促，或昏噤咬牙，见鬼神，吐脓血，药入即吐。

阳证似阴者，手足冷，大便闭，小便赤，烦闷，昏迷不眠，身寒却不欲衣，口渴，指甲红，脉沉滑，或四肢厥冷。（阴厥脉沉弱，指甲青而冷；阳厥脉沉滑，指甲红而温。）此阳极于内，真阴失守也。

● 【评析】

阴证指因阳气虚衰，病邪寒化而表现出一派寒象的病证，治疗当温阳散寒，或兼以解毒。阴证似阳，是指阴盛格阳，虚阳外越的真寒假热证。

阳证是指阳气不衰，病邪热化的证候。阳热亢盛则正邪斗争激烈，表现出一派热象，治当清热泻热，或兼以凉血解毒。阳证似阴，是指因邪热内郁，气血流行受阻而致厥逆，是为真热假寒证。

六经证治

● 【原文】

足太阳膀胱，此经从头项贯腰脊，故头痛脊强而发热。然风与寒两途，寒则伤营，恶寒头痛，脉浮紧而无汗，用麻黄汤开发腠理，以散寒得汗而愈；风则伤卫，恶风头痛，脉浮缓而有汗，用桂枝汤充塞腠理，以散风止汗而愈；若风寒兼受，营卫俱伤，用大青龙汤。此三汤，以冬月天寒腠密，非辛温不能发散，故宜用也。若春温夏热之证，皆宜羌活冲和汤辛凉解之。传至阳明，则目痛，鼻干，不眠，以葛根汤、升麻汤治之。（此经有在经、在腑之别，如目痛、鼻干、微恶寒、身热、脉浮洪，病在经也；潮热自汗、谵语、发渴、大便闭、揭去衣被、手扬足掷、发斑发黄、狂乱恶热、脉沉数，病在腑也。）

传至少阳，则寒热而呕，胸痛胁痛，口苦耳聋，此为半表半里之经。表证多者，小柴胡汤；里证急者，大柴胡汤。过此不已，则传阳明之腑。表证悉罢，名为入里，恶寒谵语，口燥咽干，不大便，脉沉实。如痞满燥实四症皆具，三焦俱伤，宜大承气汤；但见痞燥实三症，邪在中焦，宜调胃承气汤，不用枳、朴，恐伤上焦之气也；但见痞实二症，邪在上焦，宜小承气汤，不用芒硝，恐伤下焦之血也；小腹急，大便黑，小便自利，如狂喜忘，蓄血证也，宜桃仁承气汤。传至三阴，四肢厥冷，腹痛吐泻，口唾冷涎，畏寒战栗，面如刀刮，引衣蜷卧，脉见迟软，急宜温之，轻者理中汤，重则四逆汤。或初病起，不发热便见寒证者，名为直中阴经，亦以二汤主之。以上各经治法，总之见表证汗之，见里证下之，见虚寒温补之。唯以脉症为据，勿以日数为拘。

● 【评析】

太阳病治当辛温解表，麻黄汤、桂枝汤可随证选用，然春温夏热之季，宜用羌活冲和汤辛凉解表。此治疗方法在六世何渊《伤寒海底眼》中即有论述，该书对六经分证及传变，创立标病、本病说，如病人出现目痛鼻干、不得眠、额热、微恶寒、无汗、脉浮洪有力等症，提示病邪有化热入里，病入阳明之象，但还有微恶寒、无汗、脉浮，说明邪侵尚不深，是阳明病初浅阶段，何渊称其为足阳明之标病，治用葛根汤解肌散邪。何元长《伤寒辨类》中亦有沿袭论述。至于文中所说的寒伤营、风伤卫、风寒两伤营卫的观点，即"三纲鼎立"说，乃明代医家方有执《伤寒论条辨》所提出，后世有医家赞同，如喻嘉言，但反对者亦众。此处可能仅是摘录，不代表何元长之观点。

阳明病症见身热、汗自出、口渴、脉滑或脉洪大，属阳明经证，治宜辛寒清热，用白虎汤或白虎加人参汤；如症见发热或潮热、心烦、腹胀满痛、大便闭，属阳明腑证，治宜攻下实热，用大承气汤。如燥热尤甚，可用调胃承气汤通便以泻热；如热结较轻，可用小承气汤轻下实热；如瘀热内结，治当泻热逐瘀，用桃核承气汤，甚者用抵当汤。

少阳病症见往来寒热、胸胁苦满、心烦喜呕、口苦咽干等，治宜和解少阳邪热，用小柴胡汤；如兼有阳明里实，可用大柴胡汤和解攻下。

病传三阴，总属里虚寒证，轻者为太阴病，症见腹满时痛、食不下、呕吐下利、脉弱，治宜温中散寒，用理中汤。甚则阳衰阴盛，是为少阴病，症见精神萎靡、四肢厥冷、下利清谷、脉微细或沉微，治当急救回阳，用四逆汤。厥阴病乃正气与邪气进行最后较量的阶段，故症见厥热胜复，阳气虚衰则厥，阳气来复则热，如最终正能胜邪则生，反之则死。大凡经危重证后生还者，多见虚实寒热夹杂证，治宜兼顾，方如乌梅丸，此亦为厥阴病的代表方。

可汗、不可汗

● 【原文】

头痛项强，肢节腰背俱强，身疼拘急，恶寒发热，脉浮紧或浮数，皆可汗。若汗后不解，仍发热，脉浮，须再汗。

无表证者不可汗。脉沉不可汗。尺脉迟不可汗。脉微弱者，虽恶寒，不可汗。咽中闭塞者不可汗。诸动气者不可汗。淋家不可汗。亡血虚家不可汗。厥者不可汗。汗家不可重汗。太阳与少阳并病，头项强痛，或眩冒，心下痞，不可汗。脉弦细，头痛而热，属少阳，不可汗。

● 【评析】

据《伤寒论》所述，表证主症确立，即可用以麻黄汤为代表的辛温发汗剂治疗。如表证兼有里虚，或里热，则不能用麻黄汤发汗，以免峻汗更伤正气，辛温有助邪热的弊端，但临证可据病情采用益气解表、养血解表、清热解表等法治疗。

可吐、不可吐

● 【原文】

病在膈上者可吐。汗下后，虚烦懊恼[1]者，可吐。

脉虚不可吐。厥逆者不可吐。膈上寒，干呕者，宜温不宜吐。

● 【校注】

[1] 懊恼：症状名。指心胸烦热，闷乱不宁之貌。见《素问·六元正纪大论》。

● 【评析】

吐法多用于病邪结聚部位较高，且病势向上的病证，如肺有痰实，气逆壅滞，或胃有邪结，痞满呕恶等。然当与里虚而气机阻滞所致病证鉴别，不可妄用吐法，以免伤及正气。

文中所说："汗下后，虚烦懊恼者，可吐。"此是指《伤寒论》中的栀子豉汤证，认为栀子豉汤有致吐的作用，其实不然，有待商榷。

可下、不可下

● 【原文】

汗后不解，邪传胃腑，可下。潮热腹痛，脉实者可下。阳明多汗，谵语，有燥屎，可下。吐后腹满者，可下。脐腹硬或痛不可按者，可下。下后不解，脐腹硬痛者，可再下。结胸脉不浮，可下。少阴病，下利清水，色青者，心下必痛，口干者，可下。太阳症，热结膀胱，小便不利，小腹急结，其人如狂者，血蓄也，可下。阳明症，其人喜忘，大便黑，必有瘀血，可下。阳明无汗，小便不利，心中懊侬，必发黄，可下。

表未解者不可下。腹胀可按而减者不可下。诸虚者不可下。阳微者不可下。咽中闭塞者不可下。诸动气者不可下。脉弱者不可下。脉浮大者不可下。小便清白者不可下。

● 【评析】

下法多用于有实邪积聚体内的病证，如阳明腑实证、蓄血证、湿热发黄证等。应用下法需注意病人是否能耐受，如正气虚衰者慎用。对于病位较高、病势向上者亦要慎用。对于表证未解的里实证，不宜攻下太早，以免病邪不能发散而内陷。

发热

● 【原文】

翕翕而热者，表也，羌活冲和汤。蒸蒸而热者，里也，轻者大柴胡汤，重者承气汤。半表半里者，表里俱热，而轻于纯在里也，小柴胡汤。三阴发热，则有腹痛肢冷，脉沉下利为异，四逆汤。潮热属阳明，一日一发，日晡而作，阳明内实也，大便硬者，承气汤。表未解者，小柴胡汤。烦热兼渴者，竹叶石膏汤。心烦不眠，酸枣仁汤。烦而闷者，栀子豉汤。热甚者，白虎汤。寒甚者，附子汤。

【评析】

三阳病均有发热，太阳表证发热恶寒，宜用解表法治疗。阳明里实热证但热不恶寒，或蒸蒸发热，或日晡潮热，治用清法、下法。少阳病里热较轻，正气略有不足，故呈往来寒热，治宜和解法。此外，有太少两感证之表里同病发热，外感病余邪未尽之发热，还有阴虚发热、气虚发热等，当随证治之。更有阴盛格阳，虚阳外越之假热，治当急救回阳。

恶寒、恶风

【原文】

不见风亦恶寒，身虽热，不欲去衣被。发热恶寒者，阳也，羌活冲和汤；无热恶寒者，阴也，理中汤。下证悉具，微恶寒者，表未解也，先解表而后攻里。下后不解，发热而渴，恶寒，白虎汤。恶寒而呕，心下痞者，五苓散。汗后恶寒，虚也，芍药附子甘草汤。背恶寒，表未解也，葛根汤。背恶寒而潮热，柴胡加桂汤。口渴心烦，背微恶寒，白虎加人参汤。背恶寒，潮热腹满，小承气汤。少阴病，口中和，背恶寒，附子汤。汗后不解，反背恶寒者，虚也，芍药甘草附子汤。

见风则恶，密室中无所恶也。太阳恶风，无汗而喘，麻黄汤；有汗，桂枝汤。吐下后不解，表里俱热，恶风燥渴而烦，白虎加人参汤。汗多亡阳，恶风者，桂枝附子汤。

【评析】

恶风与恶寒类似，只是程度较轻，出现在表证中，多与发热同见，且不随增衣被而减，此乃卫阳被表邪所遏郁所致，故治宜发汗解表。恶寒或恶风出现在里证中，多为阳气虚，轻者背微恶寒，时时恶风，如白虎加人参汤证所见，此属里热盛，耗伤正气导致。甚者无热恶寒，四肢厥冷，脉微细或沉微，乃阳虚阴盛之证，治当温阳散寒，可用四逆汤类方治疗。又有发汗过多而致恶寒或恶风，乃卫阳虚，卫外温煦作用减退所致，可用芍药附子甘草汤，或桂枝加附子汤以温阳固表治疗。

自汗、头汗

● 【原文】

自汗，恶风寒者，桂枝汤。恶寒自汗，表虚也，小建中汤，或黄芪建中汤。自汗，不恶风寒，表证罢，里证实也，承气汤。汗多，小便利，必津液竭，大便虽硬，不可攻，宜蜜导。（微火煎蜜，勿令焦糊，皂角末少许，捻作枣子样，冷，纳谷道，大便急去之。）汗而渴，小便难，五苓散。汗多不止，曰亡阳，桂枝附子汤。盗汗，在半表半里，胆有热也，小柴胡汤。

头汗者，热不得越，阳气上腾，谵语，承气汤。心下满，头汗出，水结胸也，小半夏加茯苓汤。头汗出，齐颈而还，发黄也，茵陈五苓散。头汗出，小便难者，死。手足汗，大便燥，谵语，大承气汤。寒不能食，小便不利，水谷不分，手足汗者，理中汤。

● 【评析】

自汗出有表里虚实之分。表证自汗，有营卫不和、汗出不畅的特点，故用桂枝汤以调和营卫，祛风解表。里证自汗，可因里热盛而迫津外出所致，治宜清热泻实，方如白虎汤、承气汤等；或因卫气虚，甚则卫阳虚，腠理不固所致，治当补益固表，方如黄芪建中汤、桂枝加附子汤等。

但头汗出，齐颈而还，身无汗，此湿热上蒸之象，多因湿无出路，与热互结而上腾所致，常见于湿热发黄、水停胸胁等病证中，治宜清热利湿，方如茵陈蒿汤、茵陈五苓散、大陷胸汤等。

头痛、身痛

● 【原文】

太阴少阴，有身热而无头痛；厥阴，有头痛而无身热。若身热又头痛，属阳经也。头痛发热，无汗恶寒，麻黄汤。大便六七日不通，头痛有热，小便清者，不在里，仍在表也，羌活冲和汤。头痛甚者，必衄，葛根葱白汤、川芎石膏汤。少阳头痛，小柴胡汤。头痛寒热，寸脉大，痰厥也，瓜蒂散。厥阴头痛，呕而吐沫，吴茱萸汤。厥阴头痛，脉微迟，为欲愈。如不愈，小建中汤。阳明头痛，不恶寒，微恶热，不大便，调胃承气汤。

太阳脉浮，身痛无汗，麻黄汤。阳明下证已见，但身痛者，表未解也，麻黄汤。发热，有汗，身痛，桂枝汤。阳明脉浮，身痛，葛根汤。汗后，脉沉迟，身痛，血虚也，黄芪建中汤。阴毒，呕逆下利，身痛如被杖，唇青面黑，甘草四逆汤。一身尽痛，发热恶寒，面寒，桂枝汤。一身尽痛，发热面黄，二便反利，甘草附子汤。一身尽痛，发热，发黄，头汗出，背强，小便不利，湿也，茵陈五苓散。一身尽痛，发热面黄，热结瘀血也，抵当汤。

● 【评析】

外感表证常伴有头痛，因风寒或风热之邪易犯高位，治以疏风散邪为主。内伤里证头痛则可因阳热上扰、浊阴上逆、肝阳偏亢、营血亏虚等多种情况导致，当因证治之。

身痛当分虚实，实者多因外邪侵犯，经脉气血流行受阻所致，治疗可用发汗解表、温通散邪、祛湿利水、祛瘀通络等法。虚者乃营血不足，筋肉失养所致，治宜益气养血，方如桂枝加芍药生姜各一两人参三两新加汤、黄芪建中汤等。

筋惕肉瞤

● 【原文】

汗多亡阳，筋肉失养，故惕惕瞤动。瞤动兼肢冷者，真武汤。轻者茯苓桂枝甘草白术汤。汗吐下后见此者，先服防风白术牡蛎汤，次服小建中汤。

● 【评析】

　　汗出过多，气血两伤，筋肉失养，可见筋惕肉瞤，治宜益气养血，方如小建中汤。阳虚水气内停，侵犯经脉筋肉，亦可致身为振振摇，或身瞤动、振振欲擗地等症，治当温阳利水，方如苓桂术甘汤、真武汤等。

胸胁满、胁痛

● 【原文】

　　胸满多表证，葛根汤。喘而胸满，麻黄杏仁石膏汤。胁下痞硬，冲和汤，或十枣汤加牡蛎。胸胁俱满，或硬痛，或呕，或不大便，舌上白苔，俱小柴胡汤。邪在胸，汗下之而烦热，栀子豉汤。胸中痞硬，气上冲喉，寒也，瓜蒂散。阳明少阳合病，下利身热胁痛，大柴胡汤。汗后头痛，心痞胁满，十枣汤。

　　往来寒热，胁痛胸痛，小柴胡汤加茯苓。身凉表证罢，干呕胁痛，有水也，十枣汤。

● 【评析】

　　胸胁为足少阳胆经循行部位，故胸胁满痛常用小柴胡汤疏经利胆，往来寒热、胸胁苦满亦是小柴胡汤证的主症。兼有阳明里实者用大柴胡汤。如有胸胁停饮，症见心下痞硬满、引胁下痛、干呕短气，治宜峻下逐水，用十枣汤。病位偏于上，胸满者，与肺气壅滞或痰浊阻肺有关，可用麻杏石甘汤宣肺平喘，或瓜蒂散涌吐痰浊。

结胸、痞

● 【原文】

　　病发于阳而反下之，热入里，作结胸。结胸脉浮者，先以小柴胡解表，然后下之。按之则痛，小结胸也，小陷胸汤；不按亦痛，大结胸也，大陷胸汤。懊憹躁渴，实热结胸也，三黄泻心汤。血结胸者，小腹满，小便不利，抵当汤。饮水不散，水结胸也，小半夏茯苓汤。用陷胸等药不效者，枳实理中丸。烦乱欲死，宜水渍法，凝雪汤渍布薄^[1]胸中，热除为度。

满而不痛名为痞。病发于阴而反下之，因作痞也。轻者，通用枳桔汤。胸满脉濡，半夏泻心汤。手足温，按之濡，关上浮者，黄连泻心汤。干呕有水气，生姜泻心汤。下利腹鸣，甘草泻心汤。胃寒咳逆，理中汤。关脉沉紧，大柴胡汤。

● 【校注】

[1] 薄（bó）：迫近；靠近。

● 【评析】

结胸是指病邪结聚于胸腹部，以胸腹部尤其是腹部胀满疼痛为主症的病证，可发生于多种疾病中。从《伤寒论》所述看，结胸的成因与表证过早攻下，以及病人阳气偏旺有关。就病邪而言，有热邪、水饮、痰、瘀血等。处方有清热攻下逐水的大陷胸汤、清化痰热的小陷胸汤、祛除寒实痰浊的白散方等。至于血结胸用抵当汤治疗，是后人所加，此病危重，预后不良。此外，后世有外治法，在何渊《伤寒海底眼》中记有罨结胸法。罨，掩盖之意，用水或药物掩覆局部的方法。罨时不断更换，以达到治疗效果。如用葱白、生姜、萝卜倍之，共捣一处，炒热，用布包作大饼，罨胸前胀痛处。冷则轮换，无不即时开通，汗出而愈。又法用大蒜捣烂，摊厚纸或薄绢上烘热，则于胀痛上贴住，少顷即散。尤适用于中气虚弱，不堪攻击内消者，用此则滞行邪散。

痞证是以心下痞为主症的病证。有热痞和寒热夹杂痞之分。热痞如《伤寒论》所说："心下痞，按之濡，其脉关上浮者，大黄黄连泻心汤主之。"寒热夹杂痞以半夏泻心汤为代表方，寒温并用，虚实兼顾；如水气、食积较明显，用生姜泻心汤；脾气虚较明显，用甘草泻心汤。

　　　　　　　　　　　　何元长医著二种校评

大腹满、少腹满、腹痛

● 【原文】

六七日不大便，腹满常痛者，承气汤。腹满时痛者，桂枝芍药汤。腹满吐食，枳桔理中丸。汗后腹满，厚朴半夏甘草人参汤。腹满辘辘有声，水与气也，半夏茯苓汤加桂枝。

少腹满，脐下满也，胸腹满为邪气，小腹满为有物。小腹满，小便利，蓄血也，重者，桃仁承气汤；轻者，犀角地黄汤。小腹硬满，小便自利，发狂者，抵当汤。小腹满，手足厥冷，真武汤。不结胸，小腹满，按之痛，冷结也，灸关元穴。

阳邪痛者，其痛不常；阴寒痛者，痛无休歇。按而痛甚为实，按而痛减为虚。右关脉实，腹痛便闭，承气汤。下之早，因而腹痛，小建中汤。阳脉涩，阴脉弦，腹痛泄利，建中汤，或桂枝芍药汤。少阴厥逆，或利而咳，四逆加五味子干姜汤。厥阴小腹痛，当归四逆汤。

● 【评析】

腹满腹痛的辨治要分虚实，属实者都有病邪结聚，如热结者用苦寒攻下，方如承气汤；食积者，理气消积用枳桔理中丸；水气内停者宜温化水气，用半夏茯苓汤加桂枝，或苓桂术甘汤；瘀热内结者，治当泻热逐瘀，方如桃核承气汤、抵当汤。属虚，或虚实夹杂者，宜温补或虚实兼顾，如气虚气滞者用厚朴生姜半夏甘草人参汤；中虚营血亏者，宜健脾养营，缓急止痛，方如小建中汤、桂枝加芍药汤；阳虚水泛者，宜温阳利水，用真武汤；阳虚寒凝者，当温阳散寒，方如四逆汤、当归四逆汤等。此外，亦可用灸法，以温通经脉，散寒止痛。

咽痛

● 【原文】

咽痛，少阴证也，不可汗，不可下，甘桔汤为阴阳通用之药。脉阴阳俱紧，主无汗，有汗曰亡阳，属少阴，当咽痛，猪肤汤。阳毒咽痛，口疮赤烂，升麻六物汤，或蜜浸黄连汁噙。非时暴寒，附于少阴之经，脉弱咽痛，必下利，先用半夏桂甘汤，次服四逆汤。下利咽痛，手足彻冷，无热证者，理中汤。

● 【评析】

由于少阴经脉循喉夹咽，故有少阴咽痛一证。《伤寒论》治疗少阴咽痛证有甘草汤、桔梗汤，主治客热咽痛；猪肤汤，主治阴虚咽痛；半夏散及汤（由半夏、桂枝、甘草组成），主治客寒咽痛；苦酒汤，主治咽中生疮。

呃逆、呕吐哕

● 【原文】

脉微细，呃逆，胃寒也，橘皮干姜半夏生姜汤、丁香柿蒂汤。脉洪大而呃，心火上奔，肺不得纳，甘草泻心汤。失下呃逆，大便实者，小承气汤。

呕者声物俱出，吐者无声出物，哕者有声无物。太阳阳明合病，当自利，若不利，但呕，葛根加半夏汤。少阳有呕证，小柴胡汤。呕而渴者，猪苓汤、五苓散。先渴后呕，水停心下，赤茯苓汤。先呕后渴，此为欲解，当与水饮。瘥后，余热在胃而呕者，竹叶加姜汁汤。太阳少阳合病，自利而呕，黄芩半夏生姜汤。寒厥，呕而不渴，姜附汤。呕而发热，心下急，微烦，大柴胡汤。胸中有热，胃中有邪，阴阳不交，腹痛欲吐，黄连汤、黄连加半夏生姜汤。三阳发热而吐，温胆汤或小柴胡汤。发热六七日不解，烦渴欲饮，水入即吐，五苓散。虚热少气，气逆欲吐，竹叶石膏汤。寒多而吐，理中汤。不饮而吐，理中汤加生姜。汗下后，胃虚冷吐，干姜黄连黄芩人参汤。少阴吐者，真武去附子加生姜。吐逆，二便闭，厥逆无脉，大承气汤。心下有水气，干呕，身热，微喘，或自利，小青龙汤。不发热，不恶寒，胁痛干呕，十枣汤。自汗，头痛干呕，桂枝汤。干呕自利，黄芩半夏生姜汤。里寒外热，脉微欲绝，干呕，通脉四逆汤。

● 【评析】

　　呃逆、呕吐、哕均为胃气上逆所致，其病机有寒热虚实不同。肠胃有实热者，治宜清热祛实和胃，方如承气汤、大柴胡汤、黄芩半夏生姜汤等；夹虚者可用小柴胡汤、竹叶石膏汤。胃寒气逆，或有停饮上逆者，治宜和胃降逆，通阳化饮，方如橘皮干姜半夏生姜汤、丁香柿蒂汤、五苓散、小青龙汤等；脾胃阳虚，胃寒甚者，可用理中汤、四逆汤等。寒热夹杂者治宜兼顾，可用甘草泻心汤、黄连汤、干姜芩连人参汤等。此外，《伤寒论》论"哕"的病机，多为胃中虚冷，甚则胃气衰败而不治。

咳嗽、喘

● 【原文】

　　有声无痰曰咳，有声有痰曰嗽。太阳证罢，表未解，心下有水气，干呕发热而咳，小青龙汤。太阳发热，呕哕而咳，小柴胡汤。少阳寒热往来，咳嗽，胸胁满，或泄利，小柴胡去参、枣，加五味子、干姜。少阴咳嗽，真武汤。少阴腹痛，小便不利，四肢沉重，咳嗽者，水气也，真武汤加五味子、细辛、干姜。

　　太阳无汗而喘。太阳阳明合病，胸满而喘，俱麻黄汤。邪气壅盛而喘，虽汗不已，宜再发之，麻黄杏仁石膏汤。误下太阳，利不止，喘而有汗，脉促，葛根黄芩黄连汤。太阳汗后，饮多，水停而喘，小青龙去麻黄，加杏仁；小腹满，加茯苓。太阳下之，微喘，表未解也，桂枝汤加厚朴、杏仁。水停心下，肾气乘心为喘，五苓散。阴喘，脉伏而逆，理中汤、四逆汤。喘而气促腹满，大柴胡汤。

● 【评析】

咳嗽或兼喘多因外邪犯肺，肺气不利所致，属寒者可用麻黄汤、小青龙汤、桂枝加厚朴杏子汤等；属热者可用麻黄杏仁甘草石膏汤、葛根黄芩黄连汤等。如喘而四肢沉重水肿，乃心肾阳虚，水气乘心，治当温阳利水，方如真武汤。如喘而腹胀满，大便闭，治宜通腑降逆，方如大柴胡汤、承气汤等。

烦躁、懊侬

● 【原文】

太阳中风，脉浮紧，发热恶寒，身痛无汗，烦躁，大青龙汤。烦躁消渴，辰砂五苓散。下利咳呕，烦躁，猪苓汤。下利咽痛，胸满而烦，猪肤汤。自汗烦躁，小便多，芍药甘草汤。少阴心烦不卧，黄连鸡子汤。少阴吐利，手足厥冷，烦躁欲死，吴茱萸汤。下后复发汗，昼则烦躁，夜则安静，不渴，无热，干姜附子甘草汤。六七日无大热，阴盛格阳，身冷脉细，烦躁，不饮水，霹雳散[1]。阴躁欲坐井中，姜附汤。

懊者烦恼，侬者郁闷，比之烦躁，殆有甚焉。汗吐下后，虚烦不眠，甚则懊侬，栀子豉汤。阳明脉浮，咽燥腹满而喘，发热汗出，恶热懊侬，栀子豉汤。阳明病，下后懊侬，有燥屎，承气汤。短气，烦躁懊侬，大陷胸汤。阳明无汗，小便不利，懊侬，发黄，茵陈蒿汤。

● 【校注】

[1] 霹雳散：何渊《伤寒海底眼》说："治阴盛格阳，烦躁面赤，脉沉细或伏绝。"方用附子一枚，炮，用冷灰埋之，候冷取出，研末，入真腊茶，同研；分二服，煎成，入蜜，冷服。一法研细末，蜜汤调下。

何元长医著二种校评

【评析】

烦躁可在许多病证中出现，究其病机有寒热虚实之分。如在表证中，因里有郁热而见烦躁，故需辛温解表，兼清里热，用大青龙汤；有水气内停，因表寒未解，发热烦躁，可用五苓散通阳利水，或因内热而烦躁，可用猪苓汤清热利水。有阴虚里热证，心烦不寐，可用黄连阿胶汤清热养阴。在阳虚证中亦常见烦躁，又称为阴躁，可用吴茱萸汤/干姜附子汤等温阳散寒。

懊侬多因郁热所致，轻者用清热除烦的栀子豉汤，重者用攻下实热的承气汤，大陷胸汤等。湿热蕴结发黄，懊侬，用清热利湿退黄的茵陈蒿汤。

战栗

【原文】

战者身动，栗者鼓颔，邪欲解也。栗而不战，阴盛阳虚，姜附四逆汤。

【评析】

战栗是指身体抖动并有怕冷的感觉。可在战汗中出现，即在外感病过程中，突然出现战栗，继而全身出汗，是正邪相争的表现。正气战胜邪气，邪随汗解，病转痊愈。栗而不战，是指畏寒，可见于阳气虚衰、阴寒内盛的病证，治宜温阳散寒，用四逆汤。

悸

【原文】

心中筑筑然动，怔忡不安。脉结代，心悸，炙甘草汤。伤寒三四日，心悸而烦，小建中汤。汗发过多，心悸喜按，桂枝甘草汤。心神不宁，怔忡不卧，安神丸。少阴病，厥逆，心下悸，四逆散加桂。饮水多而悸，虽有他邪，亦先治水，茯苓甘草汤。寒热心悸，小便不利，心烦喜呕，小柴胡汤。少阳发汗，谵语悸动，小柴胡汤。

● 【评析】

　　心悸多由心之气血亏虚，或心阳不足所致，故治疗多取补益心之阴阳气血，方如炙甘草汤、小建中汤，以及温通心阳的桂枝甘草汤。然亦有因气机失于宣通，或邪热内扰所致，可用疏肝理气的四逆散或清热益气的小柴胡汤治疗。至于饮水多而悸，此指胃脘部的动悸，治宜和胃化饮，用茯苓甘草汤。

渴、口燥咽干、漱水不欲咽

● 【原文】

　　或因热耗津液，或因汗下过多。太阳脉弦而渴，小柴胡加天花粉。太阳表不解，有水气而渴，小青龙汤去半夏加瓜蒌汤。胁下痛，手足温而渴，小柴胡去半夏加天花粉。厥阴病，消渴，气上冲心，茯苓白术甘草桂四物汤。汗下后，寒热，胸胁满，小便不利，头汗心烦，渴而不呕，柴胡桂枝干姜汤。太阳脉浮而渴，桂枝汤。脉浮发热，渴欲饮水，小便不利，猪苓汤。少阴下利，咳而呕，渴烦不得眠，猪苓汤。汗多，不可服。汗吐下后，六七日不解，表里俱热，恶风大渴，白虎加人参汤。汗后脉大而渴，白虎加人参汤。夏至左右，虚烦而渴，发热不恶寒，竹叶石膏汤。小便不利而渴，必发黄，茵陈五苓散。少阴自利而渴，小便清利，下焦虚寒，甘草干姜汤。心烦，但欲寐，或自利而渴，少阴也，理中汤。阳明脉长而实，有汗而渴，承气汤。脉沉滑，热实烦躁而渴，大陷胸汤。

　　引饮曰渴，不引饮曰燥干。少阳邪在中焦，口苦舌干，不甚渴，脉弦，小柴胡汤。口干，脉浮紧微数，白虎加人参汤。阳明无大热，背恶寒，口燥咽干，白虎加人参汤。少阴病，二三日，口燥咽干，急下之，大承气汤。

　　此证属阳明，热在经不在腑也。阳明身热头痛，脉微，漱水不欲咽，必发衄，犀角地黄汤，不止，茅花汤。外证无寒热，漱水不欲咽，必发狂，此蓄血也，桃仁承气汤，甚者抵当汤。

● 【评析】

《伤寒论》论述口渴的病机主要有四：一是里热耗伤津液所致，常伴见发热、汗出等症，如白虎加人参汤证、竹叶石膏汤证，小柴胡汤证见渴，则去半夏，增加人参剂量，加栝楼根（天花粉）。二是阴虚内热，伴见心烦不得眠，如猪苓汤证。三是水气内停，津液失于输布上承所致，伴见小便不利，或有口虽渴，但水入则吐，如五苓散证、柴胡桂枝干姜汤证。四是肾阳虚，水液失于蒸腾气化，故见下利，小便清白，即"下焦虚有寒，不能制水"。此病在少阴自利口渴，与病在太阴自利不渴具有鉴别意义。文中用理中汤不妥，当用四逆汤。

口燥咽干多伴有口渴，然饮水往往不能缓解症状，其病机多为里热伤阴，或素有阴虚，又加邪热，则症状显现。治宜清热生津，方如白虎加人参汤，或祛邪热为主，如用大承气汤攻下，以急下存阴。

但欲嗽水不欲咽，提示邪热入血分，故可见衄血、下血等症，治宜清热凉血，犀角地黄汤为代表方。《伤寒论》中治疗瘀热互结于下焦用桃核承气汤，甚则用抵当汤。

发狂

● 【原文】

热毒在胃，并于心，神志不定而狂，少卧不饥，妄言笑，登高而歌，弃衣而走，踰垣上屋。六七日未得汗，脉洪数，面赤目胀，大热烦躁，狂言欲走，葶苈苦酒汤。阳毒发狂，斑烂谵语，升麻汤。火劫，汗多亡阳，烦躁惊狂，《金匮》风引汤，柴胡汤加龙骨牡蛎。三阳热极，脉大，渴而狂，黄连解毒汤，甚者承气汤。汗吐下后虚者，人参白虎汤加辰砂。阳毒发狂，眼赤，脉洪，口渴，三黄石膏汤。血上逆则喜忘，血下蓄则如狂，轻者，犀角地黄汤；重者，抵当汤。脉弦长而狂，调胃承气汤。阳胜阴烁，发狂谵妄，面赤咽痛，发斑，脉洪实，或滑促，宜酸苦之药收阴抑阳，大汗而解，葶苈苦酒生艾汤。

【评析】

发狂为精神情志病症，多因阳热亢盛所致，可见于多种疾病中。外感病里热内盛，热扰神明，或肝阳上亢，肝风内动，或瘀热内阻，清窍为之不利，均可见惊狂、如狂、发狂。治疗可取清热息风、镇静潜阳，《伤寒论》柴胡加龙骨牡蛎汤是为代表方。

谵语

胃热乘心，神识昏冒，妄言不休，实则谵语，虚则郑声。谵语者，数数更端，声高脉实；郑声者，只将一事一语，郑重谆复，声低脉微。已发汗，身和谵语，柴胡桂枝汤。妇人经水适来，热入血室，谵语，小柴胡汤。谵语不恶寒，反恶热，白虎汤。烦躁不眠，白虎加栀子汤。三阳合病，腹满身重，口中不和，面垢，谵语，遗尿，脉滑实，不可下，白虎汤。腹满微喘，口干咽烂，或不大便，谵语，是因火劫，白虎汤。身热汗出，胃实谵语，或下利谵语，调胃承气汤。下利谵语，必有燥屎，承气汤。谵语，小便利，大便实，小腹满，手不可近，为瘀血，抵当汤。郑声脉微，自利厥逆，白通汤。气虚独言，脉细弱者，理中汤。

【评析】

谵语常伴有神昏，甚则遗尿，多因邪热乘心，神明被扰所致，故治疗以清热除邪为要，方如白虎汤、承气汤等。郑声多因正气虚衰，心不主神明所致，治以温阳益气为主，方如理中汤、四逆汤等。

自利

【原文】

太阳与阳明合病，自利，葛根汤，呕者加半夏。太阳与少阳合病，自利，黄芩汤。自利而渴，属少阴，白虎汤。自利下血，柏皮汤。少阴肾虚，客热下利，咽痛，胸满心烦，猪肤汤。胁热自利，脐下必热，白头翁汤。温毒，下利

何元长医著二种校评

脓血，桃花汤。下后脉数不解，自利不止，必胁热，当便脓血，犀角地黄汤。自利不渴属太阴，理中汤。自利清谷，脉微，白通汤、四逆汤。自利里寒痛，手足冷，理中汤或吴茱萸汤。自利不止，里寒下脱，桃花汤、赤石脂禹余粮汤。

● 【评析】

《伤寒论》治下利分寒热虚实，葛根汤治疗表寒影响肠胃升降失司所致的下利或兼呕吐；黄芩汤、白头翁汤治热利；理中汤、吴茱萸汤治脾胃虚寒所致下利；白通汤、四逆汤治脾肾阳虚下利；桃花汤、赤石脂禹余粮汤治里寒滑脱不禁下利。文中所说少阴下利用白虎汤不妥。少阴肾虚下利用猪肤汤不妥，当指下利后阴虚咽痛才用。温毒，下利脓血，用桃花汤不妥，应在久利滑脱时用。

郁冒

● 【原文】

郁结而气不舒，昏冒而神不清。太阴误下，利不止，复发汗，表里俱虚，郁冒，渍形为汗。吐下后，复发汗，又与水，哕而冒，理中汤。热而郁冒，不得卧，有燥屎，调胃承气汤。

● 【评析】

郁冒多因阳气郁结，不能通达人体上下内外，尤其是清窍所致。而阳气郁结的原因主要有二：一是邪热内结，二是阳气虚衰。故治疗有清热祛实和温阳益气之别。

瘛疭

（心主脉，肝主筋，心火生热，肝木生风，风热相搏则瘛疭）

● 【原文】

热极生风，风主动，故瘛疭，瘛则筋急而缩，疭则筋缓而伸，或缩或伸，动而不定。汗出时，盖覆不周，腰背手足搐搦，牛蒡根汤。脉浮数，有风热，防风通圣散。血不养筋，大秦艽汤。

● 【评析】

    瘈疭总属风动，风有内外之分，外感风邪，治当疏风散邪；内风中生，治或清热泻火，或平肝息风，或滋养阴血。

动气

● 【原文】

    脏气不调，肌肤间筑筑跳动，随脏所主而见于脐之左右上下。独不言当脐者，脾为中州，以行四脏之津液，左右上下，皆不宜汗下，何况中州，其敢轻动乎，此证须手探之，四旁有动气，保命四气汤。

● 【评析】

    动气指脉搏跳动时的动态、气势，据此可知脏腑气血的盛衰，如《素问·至真要大论》："所谓动气，知其脏也。"又指脐周的搏动，《难经·第十六难》认为五脏病之内证在脐周各有动气，且按之牢若痛。如肝之内证，在脐左有动气；心之内证在脐上；脾之内证在当脐；肺之内证在脐右；肾之内证在脐下。诊得动气的临床意义，《伤寒指掌》认为："此病由于妄汗、妄下，气血大亏，以致肾气不纳，鼓动于下而作也；或由其人少阴素亏，因病而发，恒见于瘦薄虚弱之人。"

刚痉、柔痉

● 【原文】

    太阳中风，重感寒湿而致也。大发湿家汗，则成痉；新产血虚，汗出伤风亦成痉；伤寒头痛，汗出而呕，若汗之，必发痉。《经》曰：身热足寒，头项强急，恶寒，头热面赤，背反张，口噤，脉沉细，如发痫状是也。若先受风，复感寒，无汗恶寒为刚痉；先受风，复感湿，有汗恶风为柔痉。仰面开目为阳，合面闭目为阴；燥渴为阳，口中和为阴；脉浮紧数为阳，沉细涩为阴。阳痉易治，阴痉难治，通用小续命汤。刚痉去附子，柔痉去麻黄。阴痉厥逆，筋脉拘急，汗多，桂心白术散。闭目合面，附子防风散。胸满口噤，卧不着席，咬牙挛急，大承气汤。头项强，小腹满，小便不利，五苓散。风盛血燥，防风当归散。

● 【评析】

　　痉病是以项背强急、口噤、四肢抽搐，甚者角弓反张为主症的病证。痉病有虚实之分，实证多因风、寒、湿、火邪壅滞经络而成，治以祛邪为主；虚证多因气血亏虚，津液不足，筋失润养，虚风内动所致，治宜扶正为主，兼以息风。刚痉、柔痉均由外感风寒引起，《金匮要略》中分别用葛根汤、瓜蒌桂枝汤治疗。

<h2 style="text-align:center">手足厥逆</h2>

● 【原文】

　　四肢冷，谓之四逆，即为厥也。厥逆，脉沉细，蜷卧恶寒，引衣自覆，不饮水，下利清谷，四逆汤。脉不至者，通脉四逆汤。脉迟弱，理中汤。手足指微冷，谓之清，理中汤。寒热而厥，面色不泽，用绵衣包手足温，大汗而解，急服五味子汤。少阴病，吐利厥逆，烦躁欲死，吴茱萸汤。厥而有热，黄芪人参建中汤。厥而渴者，白虎汤。厥而悸，先治其水，茯苓甘草汤。厥而恶热，不眠，谵语，白虎汤。诸阳受气于胸，邪客则阳气不施，手足厥逆，脉乍紧，心满而烦，病在胸中，当吐之，瓜蒂散。先发热而后厥者，手扬足掷，烦躁饮水，畏热，大便秘，小便赤，怫郁，大抵热深厥亦深，脉沉滑，头面有汗，指甲温，皆伏热也，大小承气汤。

【评析】

厥证是以手足厥冷为主症的病证，其病机是气血流行受阻，即《伤寒论》所说"阴阳气不相顺接"。然导致气血流行阻滞的病因有多种，如阳气虚衰、里热郁滞、水饮内停、寒痰壅盛等，故治疗可选四逆汤、白虎汤、茯苓甘草汤、瓜蒂散等方。

头眩

【原文】

上虚则眩。半表半里，表中阳虚，目眩，葛根汤。风家多头眩，葛根汤。口苦咽干，头眩，小柴胡汤。阳明头眩，不恶寒，能食而咳，茯苓白术甘草干姜汤[1]。太阳病发汗，汗不止，眩冒，身𬌗动，振振欲擗地，真武汤。

【校注】

[1] 茯苓白术甘草干姜汤：何元长《伤寒辨类·头眩》本条治用茯苓白术甘草生姜汤。

【评析】

头眩是指头旋眼花，其病因有外感六淫、内伤七情、气血虚弱、脏腑阴阳失调等多种。历代医家亦有各种观点，如刘河间主风火，《素问玄机原病式·五运主病》有："风火皆属阳，多为兼化，阳主乎动，两动相搏，则为之旋转。"朱丹溪主痰，《丹溪心法·头眩》有："无痰则不作眩。"张景岳主虚，《景岳全书·杂证谟》有："无虚不能作眩。"

衄血、吐血

【原文】

衄，鼻出血也。太阳病衄血，及服桂枝后衄者，为欲解，犀角地黄汤。脉浮大，发热下利，鼻衄干呕，黄芩芍药汤。衄，烦渴欲饮水，水入即吐，先服五苓散，次服竹叶石膏汤。自利而衄，麻黄升麻汤。少阴病，但厥无汗，而强发之，必衄，名下厥上竭，为难治，当归四逆汤、黑锡丹。汗后热退，鼻血不止，新汲井水，浸草纸，贴顶上及项脊，温即易，必止。

当汗不汗，热毒深入，故吐血，内有瘀积，桃仁承气汤、抵当汤。服桂枝后吐血，犀角地黄汤或柏皮汤。血紫黑成块，脉迟细，口不渴，小便清，理中汤加丹皮。

● 【评析】

衄血或吐血均属血证，其病因或为血热妄行，或为瘀血阻滞，或为气虚不摄，治法相应有清热凉血、活血化瘀、益气固摄等。

蓄血[1]、下血

● 【原文】

太阳病不解，热结膀胱，发狂，血自下，桂枝汤。热在下焦，少腹急满，小便自利，其人如狂，桃仁承气汤、抵当汤。

太阳病不解，其人如狂，热结膀胱，血自下者，愈。若不愈，桂枝汤。小腹急满，抵当汤。少阴下血，桃花汤。腹满身热，下脓血，黄连阿胶汤、地榆散。

● 【校注】

[1] 蓄血：指在外感病过程中邪热入里与血互结，出现瘀热内结的病证。可见喜忘、如狂，甚则发狂、少腹急结，甚则硬满疼痛、下血等。

● 【评析】

在《伤寒论》中有太阳蓄血证和阳明蓄血证。对于太阳蓄血轻证，可先用桂枝汤解表，后用桃核承气汤泻热化瘀。如为太阳蓄血重证，则取先治里，用抵当汤破血逐瘀。阳明蓄血证用泻热逐瘀的抵当汤治疗。

下血一症，从《伤寒论》看是指大便出血和阴道出血，亦是蓄血证的主症之一。瘀热互结于下焦，治宜泻热逐瘀，方如桃核承气汤、抵当汤。如见便脓血，属热者，用黄连阿胶汤、地榆散、白头翁汤等；属寒者用桃花汤。

小便不利、小便自利、小便数

● 【原文】

已汗复下，小便不利，心烦，小柴胡汤。太阳汗后，脉浮，小便不利，微热而渴，五苓散。身黄，小便不利，腹微满者，茵陈蒿汤。小便不利，大便乍难乍易，微热，有燥屎也，承气汤。潮热，大便泄，小便不利，柴苓汤。风湿，自汗，身重，小便不利，甘草附子汤。热郁不通，田螺捣朴硝，少加麝，如泥，贴脐上。寒郁不通，炒盐熨脐下。

太阳病，小便自利，以饮水多，心下悸，桂枝茯苓甘草汤。身黄，小便当不利，今反自利，其人如狂，下焦蓄血，抵当汤。热而小腹满，应小便不利，今反自利，蓄血也，抵当汤。二便俱利，脉沉迟，四逆汤。

小便数，频来而短少也。太阳汗吐后，小便数，谵语，调胃承气汤。太阳自汗，四肢拘急，心烦，微恶寒，小便数，甘草干姜汤或芍药甘草汤。

● 【评析】

小便不利与三焦气化失司密切相关，可见于水气内停证、湿热发黄证、阳明腑实证、外感风湿证等多种病证中。治疗以通利为原则，如通阳利水的五苓散、清利湿热的茵陈蒿汤、温阳渗湿的甘草附子汤等。

小便自利反映了膀胱气化功能尚佳，阴液未伤，或提示里热不盛，病邪寒化。且由于小便通利，水气内停的可能不大。

小便数，指小便频来而短少，可见于膀胱气化不利或肾气亏虚等病证中。亦可指小便频多，尤指小便从短少变为数，可见于邪热内结缓解，气机复畅的病证中。

发黄

● 【原文】

发热，一身尽痛，面目俱黄，太阳中湿，连翘赤小豆汤。热不去，瘀血在里，面黄，小便微利，麻黄连翘赤小豆汤。往来寒热，一身尽痛，发黄，小柴胡加栀子汤。发热，头汗，渴欲饮水，小便利，大便快，发黄，五苓散加茵陈汤。小便不利，四肢沉重，似疟，不欲饮，茵陈五苓散。伤冷，脉虚，小便如常，变为阴黄，理中加茵陈汤。下之太过，脾虚津竭，饮水自伤，此阴湿变黄，茵陈茯苓汤、茵陈四逆汤。

● 【评析】

发黄即黄疸，其病机与湿无出路，郁结于内，或成湿热互结，或为寒湿滞留，密切相关，导致中焦失运，肝胆疏泄不利。故治疗以祛湿利胆退黄为主，湿热发黄者用茵陈蒿汤、小柴胡加栀子汤，初起有表证用麻黄连翘赤小豆汤；寒湿发黄者用茵陈五苓散、理中加茵陈汤。

发斑

● 【原文】

热甚伤血，里实表虚，发为斑也。斑见紫黑者，十死一生，或阳证误温，或当汗失汗、当下失下，或汗下未解，或下早热邪入胃，或下迟热留胃中，皆发斑也。阳毒结热，舌卷焦黑，鼻如烟煤，狂言见鬼，面赤锦斑，阳毒升麻汤。赤斑咽痛，玄参升麻汤。表证多者，防风通圣散去硝、黄。以上皆消散。斑出咽痛，猪胆鸡子汤、紫雪，细细咽之。赤斑，大青四物汤。通用升麻汤、犀角地黄汤、黄连四物汤。冬暖受邪，至春发斑，温毒也，黑膏化毒丹。以上皆解毒。温毒烦渴，便实腹痛，赤斑，承气汤。汗下虚极发斑，白虎汤加人参、白术。

● 【评析】

发斑指热病过程中邪热入血分，症见发于肌肤的红色或紫色、黑色斑点，点大成片，抚之不碍手。斑色以红活为佳，紫色、黑色为热毒盛重。治拟清胃解毒、凉血化斑为主，方如犀角地黄汤、阳毒升麻汤、紫雪丹等。

狐惑

● 【原文】

狐惑，失汗所致，食少胃空，虫啮五脏，故唇口生疮。虫食其脏，则上唇生疮，为惑；虫食其肛，则下唇生疮，为狐。其候：齿燥，声哑，恶食，面目乍赤乍白或黑，舌上白苔，唇黑，四肢沉重，喜眠。清热，黄连犀角汤；声哑，桃仁汤；杀虫，雄黄锐散为膏，纳谷道中。

● 【评析】

狐惑病出自《金匮要略·百合狐惑阴阳毒病脉证治》，曰："狐惑之为病，状如伤寒，默默欲眠，目不得闭，卧起不安，蚀于喉为惑，蚀于阴为狐，不欲饮食，恶闻食臭，其面目乍赤、乍黑、乍白。蚀于上部则声嗄，甘草泻心汤主之。""蚀于下部则咽干，苦参汤洗之。""蚀于肛者，雄黄熏之。"又云："病者脉数，无热微烦，默默但欲卧，汗出，初得之三四日，目赤如鸠眼；七八日，目四眦黑。若能食者，脓已成也，赤小豆当归散主之。"本病类似口－眼－生殖器三联综合征。病多由湿热邪毒所致，治以清热化湿、泻火解毒。

　　　　　　　　　　　　　　　　　　　　　何元长医著二种校评

多眠、不得眠

● 【原文】

太阳病，脉细多眠，外已解也，小柴胡汤。尺寸沉细，但欲寐者，少阴证也，四逆汤。阳脉浮滑，阴脉濡弱，多汗，或发汗后，身犹灼热，喘息多眠，风温也，葳蕤汤。

眠者，安卧也。吐下后，不眠，酸枣仁汤。吐下后，懊侬不眠，栀子豉汤。大热，呕，错语不眠，黄连解毒汤。少阴病，二三日以上，心烦不眠，黄连鸡子汤。太阳大汗，胃干不眠，欲饮水者，少少与之。下后，渴而不眠，猪苓汤。脉浮，小便不利，不眠，五苓散。下后复发汗，不眠，无表证，脉沉，干姜附子汤。

● 【评析】

多眠欲睡，如脉静身凉，多见于外感病恢复期；如脉沉微、微细，恶寒，则为阳气虚衰、阴寒内盛的少阴病；如脉滑，发热，多为邪热未去，正气有伤。

不得眠者常伴有烦躁，因此亦有寒热虚实之别。常见有阴虚内热所致，治宜养阴清热，方如酸枣仁汤、黄连阿胶汤。阳虚阴盛而致不得眠，阴躁，治当回阳救逆，方如干姜附子汤。

短气

● 【原文】

短气者，呼吸短促，不能接续，似喘而不摇肩，似呻吟而无痛。汗出不彻，故短气，葛根加人参汤。腹满短气，邪在表，为虚，甘草附子汤。风湿相搏，汗出短气，小便不利，恶风不欲去衣，甘草附子汤。水停心下，短气，五苓散。干呕短气，汗出不恶寒，此表解里未和，十枣汤。太阳下之早，心下硬，结胸短气，大陷胸汤。

●【评析】

短气有虚实之分，虚者多由素体虚弱，病后正气耗损等所致；实者多由痰饮、瘀阻、气滞等导致。但临证常见虚实夹杂者，治宜扶正祛邪兼顾。

蛔厥

●【原文】

脏寒，故食即吐蛔。胃中虚冷，理中汤，或四逆汤，仲景止用乌梅丸。吐蛔而渴，理中汤加大黄，入蜜利之。

●【评析】

蛔厥是指因蛔虫而致疼痛厥逆的病证，可见于胆道蛔虫症、蛔虫性肠梗阻等疾病中。《伤寒论》治用乌梅丸，以安蛔止痛。

百合病

●【原文】

似寒无寒，似热不热，欲食不食，欲卧不卧，欲行不行，嘿嘿不知所苦，如见鬼状，小便赤，由病后失调，攻下非法，故成百合病。通用小柴胡汤，渴加百合、知母、粳米、生姜。血热，百合地黄汤。一月不解而渴，百合一斤、水二十碗，渍一宿，煮热浴身。

●【评析】

百合病出自《金匮要略·百合狐惑阴阳毒病脉证治》，云："百合病者，百脉一宗，悉致其病也。意欲食，复不能食，常默然，欲卧不能卧，欲行不能行。饮食或有美时，或有不用闻食臭时。如寒无寒，如热无热。口苦，小便赤，诸药不能治，得药则剧吐利。如有神灵者，而身形如和，其脉微数。"据其证候表现看，属情志病之一。何元长《伤寒辨类》中用柴胡百合汤，清热滋阴功效较之为大，尤适合心肺阴虚的百合病患者。

阴阳易

● 【原文】

男病新瘥，女与之交而得病，曰阳易；女病新瘥，男与之交而得病，曰阴易，即女劳复也。证状体重少气，少腹里急，或引阴中拘挛，热上冲胸，头重不举，眼中生花，膝胫拘急。通用烧裈散，取女人裈裆近阴处剪烧灰，水调方寸匕，日三服，女病用男裈。新瘥后，大虚，因交复作，垂死，多用独参汤调烧裈散，古用鼧鼠粪汤。寒者当归白术汤。

● 【评析】

阴阳易一病出自《伤寒论·辨阴阳易瘥后劳复病脉证并治》，是指伤寒或温疫等病后余邪未尽，由房事而传之对方者。从症状及治疗看，本病亦类似精神神志病证，治以精神安慰疗法。

劳复、食复

● 【原文】

非但强力持重，若梳沐微劳，及七情，皆复也。脉虚者，补中益气汤、麦门冬汤。夹外证者，则谓之复，非为劳也，小柴胡汤。

新瘥胃虚，食稍多则复。腹满脉实，烦热便秘，大柴胡汤；轻者，二陈汤加山楂、麦芽、砂仁、神曲。消导后，热不退，补中益气汤。

外感病初愈如不注意饮食、情志、劳逸等适度调理，则可复作，如发热、腹满等，当随证治之。

过经不解、汗后不解、下后不解

● 【原文】

十二日当愈，不愈则再传，是为过经。潮热者，实也，先与小柴胡，外已解，加芒硝。呕，微烦，大柴胡汤。谵语，脉实，当下，调胃承气汤。

或表邪未尽，或邪传里，或邪气乘虚内客。汗后脉大，如疟状，再汗之，麻黄汤。汗后，心下痞鞕，呕吐不和，大柴胡汤。大汗，大渴，烦而脉大，白虎加人参汤。汗后恶热，脉实，调胃承气汤。太阳大汗出，胃干不眠，欲饮水者，少少与之。若脉浮，小便不利，微热消渴，五苓散。汗后脉洪数，烦渴，五苓散。汗后胀满，厚朴生姜人参汤。汗过多，心悸发颤，桂枝甘草汤。汗后恶寒，表虚也，脉细神倦，芍药甘草附子汤。太阳汗出不解，发热，心悸肉瞤，真武汤。汗后身痛，脉沉，桂枝加芍药人参汤。汗后热不去，内拘急，四肢疼，下利，恶寒，四逆汤。汗后脐下悸，欲作奔豚，桂枝甘草大枣汤。

下后热不去，心中结痛，栀子豉汤。下后心烦腹满，卧起不安，栀子厚朴汤。太阳桂枝证，误下之，利不止，脉促，喘而汗出，表未解，葛根汤、黄芩黄连汤。阳明下之，心下懊侬，栀子豉汤。太阳下后，脉促胸满，桂枝芍药汤。大下后，脉沉迟，厥逆下利，咽喉不利，吐脓血，难治，麻黄升麻汤。

● 【评析】

太阳病经发汗解表后，或经攻下等误治后，如病邪不去，则可传经入里，或成变证，导致脏腑病变。其传变总不离虚寒与实热两端，治疗当遵《伤寒论》所说，"观其脉证，知犯何逆，随证治之"。

合病、并病、两感

● 【原文】

两经、三经齐病，不传者，为合病。三阳合病，腹满身重，口中不和，谵语，遗尿，不可汗下，白虎汤。太阳阳明合病，脉浮长，大便硬，小便利，脾约丸。恶寒者，升麻葛根汤。不恶寒，反恶热，大便通者，白虎汤；大便秘，谵语者，调胃承气汤。喘而胸满，不可下，麻黄汤。呕，不下利，葛根加半夏汤。太阳少阳合病，脉浮弦，胁下硬，往来寒热，小柴胡汤。自下利者，黄芩汤。呕者，黄芩加半夏生姜汤。少阳阳明合病，脉弦长，因发汗、因利小便，胃中燥实，调胃承气汤。脉长自利者，为顺，滑而数者为负，有宿食，大承气汤。负者，克贼也。

一经先病未尽，又传过一经者，为并病。或始则二阳合病，后则一阳病衰，一阳邪盛，归并于一经，一者，并也。太阳阳明并病，太阳病发汗不彻，转属阳明，续自微汗出，不恶寒，若面色怫郁，痛无常处，是阳明复并归太阳，当再汗之，麻黄汤。太阳证未罢，桂枝麻黄各半汤。太阳证罢，但见阳明证者，下之，大承气汤。太阳少阳并病，头痛（太阳），眩冒，心下痞（当刺肺俞、肝俞、大椎），慎勿下。太阳不胜，阳明不负，不相克为顺。少阳脉胜，阳明脉负，鬼贼相克为逆。

日传二经，阴阳俱病也。表里不可并攻，阴阳难同一法，故曰必死。东垣以气实而感之浅者，犹或可治，大羌活汤。

● 【评析】

合病是指伤寒病二经或三经同时发病，一般均指阳经病，几经病症状同时存在，然可有偏胜。如以阳明病证候为主，则治从阳明；以太阳病为主则可发汗；如症状不典型，即不可发汗，亦不能用清、下法，则可治从少阳，用小柴胡汤和解之。

并病是指伤寒病一经证候未解，另一经证候已见，即先后出现，同时并存，一般均指阳经病。如太阳阳明并病，或太阳少阳并病，虽有太阳病，但不宜峻汗，虽有里热证，但不可妄用攻下，以免产生变证。

两感是指表里两经同时感受外邪而发病。如太阳少阴两感证，《伤寒论》治以温阳解表，方如麻黄细辛附子汤、麻黄附子甘草汤。

舌苔

● 【原文】

邪在表者，舌上无苔，半表半里，白苔而滑，传里则干燥，热深则黄，热极则黑也。阳明病，胁下硬满而喘，发热汗出，不大便而呕，舌上白苔者，小柴胡汤。脉阴阳俱紧，舌上滑苔，小柴胡去半夏加栝蒌汤；腹痛，理中汤。热聚于胃，则苔黄[1]，承气汤。舌纯黑有两种，皆死症也。有火极似水者，为热极，大承气汤；有水来克火者，为寒极，脉证必寒，附子理中汤。七八日不解，热结在里，表里俱热，时时恶风，舌燥，欲饮水数升，白虎汤加人参。

● 【校注】

[1]苔黄：原为"舌黄"，疑误，综合中医舌诊辨识法改为"苔黄"。

● 【评析】

表证初起多见薄白苔，病邪化热入里，则舌红苔黄，伤津液可见舌上干燥。舌黑有点有罅，干燥无津，粗涩为热极，治宜大剂清热泻火生津。舌黑黯淡无苔、无点刺，中心淡黑湿润而滑为寒极，治当辛温回阳救逆。

瘥后昏沉

● 【原文】

因发汗不透，余热在心包络也。发汗出时，盖覆不周，则汗出不均，腰背手足搐搦，或冷或热，牛蒡根汤。瘥后，腰以下有水气者，牡蛎泽泻散。

【评析】

外感病恢复期可见余热未清，或水气停留等症，可酌情选方用药治之。

伤寒死候

【原文】

阳证见阴脉者死。阴阳毒，过六七日者死。脉浮而滑，身汗如油，水浆不入，喘息不休，身体不仁者死。咳逆上气，脉散者死。阳反独留，体如烟熏，直视摇头，心绝。汗出，发润而喘，肺绝。唇吻色青，四肢汗出，肝绝。环口黧黑，虚寒发黄，脾绝。面黑遗尿，肾绝。脉紧盛，汗出不解者死。尺寸俱虚，热不止者死。大发湿家汗则痉，热而痉者死。发少阳汗，则谵语；发少阴汗，则动血，谓之下厥上竭，死。发动气汗者死。发风温汗者死。发湿温汗，曰重暍，死。汗后不为汗衰，谓之阴阳交[1]者死。发热，脉躁疾，狂言不能食，谓之三死。结胸证，舌有白苔，为藏结，死。舌卷囊缩，死。脉代，死。少阴吐利，烦躁四逆，死。结胸证悉具，烦躁者死。发厥至七八日，肤冷而躁，无时暂安，曰脏厥，死。少阳与阳明合病，脉长大而弦，曰负者死。阴阳易病，头重眼花，四肢拘急，小腹绞痛，见离经脉者死。（太过而一呼三至日至，不及而一呼一至曰损，此难经脉也。）厥而下利，当不能食，反能食，曰除中，死。少阴病，厥逆无脉，与白通猪胆汤，脉暴出者死。脉阴阳俱虚，热不止者死。

【校注】

[1] 阴阳交：病证名。出《素问·评热病论》："黄帝问曰：有病温者，汗出辄复热，而脉躁疾，不为汗衰，狂言不能食，病名为何？岐伯对曰：病名阴阳交，交者死也。"指热病阳邪入于阴分，交结不解，如正气不敌邪气则病情危重。

【评析】

伤寒死候虽表现各异，然病变总属邪实正虚，正不敌邪，五脏衰竭，故预后不良。

附：验案

● 【原文】

伤寒九日来，口不能言，目不能视，身不能动，四肢冷，六脉皆无，似是阴证矣。及按其腹，两手护之，眉皱作楚，乃按其跌阳[1]，大而有力，始知腹有燥屎，与大承气汤下之而愈。

伤寒烦躁，手扬足掷，面赤，昏乱闷绝，时索冷水，脉洪大无伦，按之如丝，此浮大沉小，阴证似阳也，与附子理中汤而安。

伤寒五日，下利不止，懊忱，目胀，六脉沉数，按其脐则痛，此邪热自利，中有结粪，与小承气倍大黄而愈。

发热头痛，六日后见红疹，众认为斑，用升麻、犀角等汤，岂知斑为阳明火毒，疹为太阴风热，一表一里，如天与渊，乃用防风二钱，黄芩、薄荷、桔梗、蝉壳各一钱，甘草五分，三剂而安。

头痛腹胀，身重不能转侧，口内不和，语言谵妄，此三阳合病，用白虎汤而安。若下之，误矣。

伤寒六日，谵语狂笑，头痛有汗，大便不通，小便自利，众议承气汤下之，及诊其脉，浮而大，因思仲景云：伤寒不大便六七日，头痛有热，小便清，知不在里，仍在表也，宜与桂枝汤。盖汗多神昏，故发谵妄。虽不大便，腹无所苦，和其营卫，必自愈耳。如以谵妄为阳盛而怕用桂枝，误矣。

劳神之后，烦躁大热，头痛时作时止，与之解表而热不退，欲与攻里，及诊之，脉不浮紧，安得表耶；又不沉实，安得里耶？唯心部大而涩，此劳心而虚烦，乃类伤寒，非真伤寒也。便与之粥，进归脾汤而安。

● 【校注】

[1] 跌阳：指跌阳脉。又称冲阳脉，属足阳明胃经经脉。位在足背胫前动脉搏动处。主候脾胃。

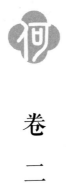

卷
二

真中风

● 【原文】

经曰：虚邪偏客于身半，发为偏枯[1]（此邪深中脏也）。又曰：痱[2]之为病，身无痛，四肢不收，志不甚乱，微能言，可治[3]（此亦中脏）。又曰：邪浅者，脉偏痛（此邪浅中腑，以痛为辨也）。又，偏枯，身偏不用而痛，言不变，志不乱，病在分腠之间，巨针取之，乃可复也[4]（此亦中腑）。中风者，体虚而中虚贼风，当时未必即发，重感风邪而发。脏腑有俞，俞皆在背，中风多从俞入，而有中腑、中脏、中血脉之分。中腑者，病在表，多着四肢，故肢节废，脉浮，恶风，拘急不仁，外有六经之形证。（太阳经证：头痛，身热，脊强；阳明经证：目痛，鼻干，不卧；少阳经证：耳聋，胁痛，寒热，呕，口苦；太阴经证：腹痛，自利，咽干；少阴经证：舌干口燥；厥阴经证：烦满，囊缩。）以小续命汤及疏风汤汗之。中脏者，病在里，多滞九窍，故唇缓，二便闭（脾），不能言（心），耳聋（肾），鼻塞（肺），目瞀（肝），以三化汤及麻仁丸下之。中血脉者，病在半表半里，外无六经之证，内无二便之闭，但见口眼㖞斜，半身作痛。不可过汗，恐虚其卫；不可大下，恐损其营，唯当养血顺气，以大秦艽汤、羌活愈风汤和之。中腑者，多兼中脏，如脉证见胆兼肝，用犀角散；胞络兼心，用加味牛黄散；胃兼脾，用防风散；大肠兼肺，用五味子汤；膀胱兼肾，用独活散。又有气血之分。气虚者，右手足不仁，用六君子加钩藤、姜汁；血虚者，左手足不仁，四物汤加钩藤、竹沥、姜汁；气血俱虚者，左右手足皆不仁，八珍汤加钩藤、竹沥、姜汁。凡中风昏倒，先须顺气，然后治风，用竹沥、姜汁调苏合香丸灌之，如口噤，抉不开，用牙皂、生半夏、细辛为末，吹入鼻内，有嚏可治，无嚏则死。最要分别闭与脱二证。如牙关紧闭，两手握固，即是闭证，用苏合香丸或三生饮之类开之。若口开，心绝；手撒，脾绝；眼合，肝绝；遗尿，肾绝；声如鼾，肺绝，即是脱证。更有吐沫、直视、肉脱、筋骨痛、发直、摇头上窜、面赤如妆、汗出如珠，皆脱绝之证，急以大剂理中汤灌之，及灸脐下，或有生者。若误服苏合香丸、牛黄、至宝之类，即不可救，此不可不细辨也。故唯中脏证，是闭而非脱者宜之；若中腑与中血脉，苏合之类便不宜也。

● 【校注】

［1］经曰……发为偏枯：语出《灵枢·刺节真邪》："虚邪偏客于身半，其入深，内居荣卫，荣卫稍衰，则真气去，邪气独留，发为偏枯。其邪气浅者，脉偏痛。"偏枯，指半身不遂，症见一侧上下肢偏废不用。可见于脑血管意外后遗症等。

［2］痱：一种中风后遗症。类似偏枯。

［3］痱之为病……可治：语出《灵枢·热病》："痱之为病也，身无痛者，四肢不收，智乱不甚，其言微知，可治，甚则不能言，不可治也。"

［4］偏枯……乃可复也：语出《灵枢·热病》："偏枯，身偏不用而痛，言不变，志不乱，病在分腠之间，巨针取之，益其不足，损其有余，乃可复也。"

● 【评析】

中风有真中风、类中风。何元长《伤寒辨类》中有"因于风者真中风；因于火、气、湿者，类中风，而非真中风也"的说法，可见中风一证的病因，可由外中风邪而致，亦可因肾阴不足，心火炽盛，肝阳上亢，肝风内动而成，或气血亏虚，或湿痰壅盛，化热生风所致。辨证需分中络、中经、中腑、中脏，对猝然昏仆，不省人事者，又当辨闭证和脱证。本证可见于脑血管意外、中毒性脑病等疾病中。

角弓反张、口噤、不语、手足不随、半身不遂、口眼㖞斜

● 【原文】

阴阳经络，周环于身，风气乘虚入于诸阳之经，则腰背反折挛急如角弓之状，宜小续命汤。（无汗恶寒曰刚痉，有汗不恶寒曰柔痉。）

手三阳（大、小肠、三焦）之筋，结入于颔颊；足阳明之筋，上夹于口，风寒乘虚入其筋则挛，故令牙关紧而口噤，宜秦艽升麻汤。用甘草寸许长二段，涂麻油，炭火上炙干，抉开牙关，令咬定，约人行数里，又换一段，然后灌药，极效。

脾脉络胃，夹咽，连舌本，散舌下；心之别脉系舌本。心脾受风，故舌强不语，亦有因肾脉不上循喉咙、夹舌本者。喉咙者，气之所以上下；会厌者，音声之户；舌者，声之机；唇者，声之扇。风寒客于会厌，故卒然无音。若因痰迷心窍，当清心火；因湿痰，当清脾热；因风热，当清肝火；因风痰，当导痰涎；因虚火上炎，当壮水之主；因虚寒厥逆，当益火之原。（神仙解语丹、涤痰汤、加味转舌膏、八味丸随证选用。）

手足不随，肌肤尽痛，诸阳之经皆起于手足而循行于身体。风寒客于肌肤，始为痹，复伤阳经，随其虚处而停滞，与血气相搏，故风痹而手足不随。实者，脾土太过，当泻其湿；虚者，脾土不足，当补其气。血枯筋急者，四物汤；木旺风淫者，四物汤加钩藤、秦艽、防风；痰多者，六君子加秦艽、天麻、竹沥、姜汁。

半身不遂，如树木一边津液不萌注而枝叶偏枯，故知偏枯证由气血不周也。《经》曰：风气通于肝[1]。风搏则热盛，热盛则水干，水干则气不荣，精乃亡，此风病所由作也。故曰：治风先治血，血行风自灭。（顺风匀气散、虎骨散、虎胫骨酒选用。）

㖞斜多属胃土，而有筋脉之分。经云：足之阳明，手之太阳，筋急则口目为僻，眦急不能卒视[2]。此胃土之筋病也。又云：足阳明之脉，夹口环唇[3]。此胃土之脉病也。先烧皂角熏之，以逐外邪，次烧乳香熏之，以顺血脉，酒煎桂枝，软布浸收，左㖞溻右，右㖞溻左，服清阳汤、秦艽升麻汤。

● 【校注】

[1] 风气通于肝：语出《素问·阴阳应象大论》："天气通于肺，地气通于嗌，风气通于肝，雷气通于心，谷气通于脾，雨气通于肾。"故风病多责之于肝。

[2] 经云……眦急不能卒视：语出《灵枢·经筋》："足之阳明，手之太阳，筋急则口目为僻，眦急不能卒视，治皆如右方也。"

[3] 足阳明之脉，夹口环唇：语出《灵枢·经脉》："胃足阳明之脉，起于鼻之交頞中，旁纳太阳之脉，下循鼻外，入上齿中，还出夹口环唇，下交承浆。"

● 【评析】

角弓反张、口噤、不语、手足不随、半身不遂、口眼㖞斜等症均可在中风证中出现，但有外风、内风所致病证的不同。如角弓反张，多见于痉病、破伤风等外中风邪的病证。口噤可见于痉病、惊厥等病证，但亦可见于脑血管意外等内风所致病证中。不语，即语言謇涩，常伴有半身不遂、口眼㖞斜，多见于脑溢血、脑梗死等中风病证。不语如表现为音哑，当属外受风寒之邪所致。口眼㖞斜亦可见于面瘫，即外中风邪病证，文中所述外治法当为面瘫所设。手足不随，文中所述伴有肌肤疼痛，是为痹症，乃外受风寒湿邪所致。

自汗

● 【原文】

自汗，风多者桂枝汤；表虚者玉屏风散；阳气虚者芪附汤；兼盗汗者，补中益气汤送六味地黄丸或当归六黄汤。

● 【评析】

自汗可因外感风寒，营卫不和所致，或因卫表气虚，甚则卫阳虚导致。盗汗多由阴虚内热导致。中风病人常可见自汗或盗汗，临证当分辨。

小便不利、遗尿、多食

● 【原文】

中风小便不利，不可以药利之。自汗则津液外亡，小便自少，清热止汗，小便自行也。

遗尿多属气虚，宜参芪汤，少加益智仁，频频啜之。

风木盛则克脾，脾受克，求助于食，当泻肝理风以安脾，脾安则食自如常也。

● 【评析】

小便不利、遗尿、多食等症可在许多病证中出现，病机亦寒热虚实各异。文中所说因汗多伤津液而致小便少、气虚不摄而遗尿、肝旺胃热而多食的病况，在中风证中较常见。

痰涎壅盛、身痛、昏冒

● 【原文】

痰涎壅盛宜用吐法，稀涎散或橘红一片，逆流水七碗，煎至二碗，顿服，白汤导之，吐痰之圣药也。服二陈汤、星香散加竹沥、姜汁。虚者，六君子同星香散。脉沉伏，无热者，三生饮加全蝎一个，或养正丹，可以坠下痰涎、镇安元气。肥人多中，气盛于外而歉于内也，肥则必气急而肺盛，肺金克肝木，故痰盛，治法以理气为急。

中腑者，多身痛，为风气所束，经脉不和，宜铁弹丸，虚寒者，十味锉散。

昏冒痰滞于心包络，致心神不清，宜至宝丹或牛黄清心丸。

● 【评析】

痰涎壅盛而蒙蔽心窍，上犯清空，可症见昏冒，或阻滞经脉，在中风证中是属常见，治疗总以祛痰为先，或兼以清心开窍。身痛多见于风寒之邪中经络者。

预防中风、脉候

● 【原文】

《宝鉴》云：凡大指、次指麻木或不用者，三年内有中风之患[1]。薛立斋云[2]：预防者，当养气血、节饮食、戒七情、远帏幄。若服愈风汤、天麻丸等，适所以招风取中也。

中风之脉，每见沉伏，亦有脉随气奔而洪盛者。浮迟者吉，坚大急疾者凶。浮大为风，浮迟为寒，浮数为热，亦为风，大为火，滑为痰。

● 【校注】

［1］《宝鉴》云……中风之患：语出《卫生宝鉴》："凡人初觉大指、次指麻木不仁或不用者，三年内有中风之疾也。"

［2］薛立斋云：见《内科摘要·元气亏损内伤外感等症》："愚谓预防之理，当养气血，节饮食，戒七情，远帏幕可也。若服前丸（指搜风、天麻二丸）以预防，适所以招风取中也。"

附：验案

忽然昏仆，遗尿（肾绝），手撒（脾绝），汗出如珠，属绝证矣，用大剂参、附，又参、芪、术、附，加姜汁、竹沥而安。素多郁多思，又为劳神，昏冒痰壅，口㖞语涩，四肢不随，时欲悲泣，脉大而软，此脾肺气虚，风在经络，用补中益气去黄芪，加秦艽、防风、天麻、半夏，后更加竹沥、姜汁，倍人参，兼与八味丸而愈。

自远方归，忽然中风昏冒，牙关紧闭，先以皂角末取嚏，次进苏合香丸二丸，然后以防风散投之，汗出如洗，邪已外解矣。乃去麻黄、独活、羚角，加秦艽、半夏、胆星、钩藤、姜汁，后服六君子加竹沥、姜汁、钩藤而痊。

中风昏聩，语言不出，面赤时笑，是心脏中风也。时孟秋，六部皆得石脉，石者，冬令之脉，先见于非时，当其时，岂能再见耶？果至冬而殁。

类中风

（火中、虚中、湿中、寒中、暑中、气中、食中、恶中）

● 【原文】

火中：河间曰：瘫痪者，非肝木之风，亦非外中于风，良由将息失宜，心火暴甚，热气怫郁，心神昏冒，筋骨不用，卒倒无知。因喜、怒、悲、愁、恐五志过极而热甚也。心火盛者，凉膈散；肝火动者，小柴胡汤；水虚火炎者，六味地黄丸；痰多者，贝母瓜蒌散。

虚中：东垣以卒倒昏聩，皆属气虚。由过于劳役，耗损真元，脾胃虚衰，痰升气壅，宜六君子汤；虚而下陷者，补中益气汤；因于房劳者，六味地黄丸。

湿中：丹溪曰：东南之人，多由湿土生痰，痰生热，热生风。清燥汤主之。内中湿者，脾土本虚，不能制湿，或食生冷水湿之物，或厚味醇酒停于三焦，注于肌肉，则湿从内中矣，宜渗湿汤。外中湿者，或山岚瘴气，或天雨湿蒸，或远行涉水，或久卧湿地，则湿从外中矣。其证头重体痛，四肢倦怠，腿膝肿痛，大便泄泻，小便黄赤，宜除湿羌活汤，虚者独活寄生汤。

寒中：身体强直，口噤不语，四肢战掉，卒然眩晕，身无汗者，此寒毒所中也。宜姜附汤或附子麻黄汤。

暑中：面垢闷倒，冷汗自出，手足微冷，或吐或泻，或喘或满，或渴，先灌苏合香丸，或以来复丹研末，白汤灌之，或研蒜水灌之，或剥蒜肉入鼻，皆取其通窍也。静而得之为中暑，阴证也。或纳凉于广厦，或过食于生冷，头痛恶寒，肢节痛，大热无汗，此阴寒所遏，阳气不得发越（当发散），轻则香薷饮，重则大顺散。动而得之为中暍，阳证也。热伤元气，非形体受病也。或行役于长途，或务农于赤日，头痛燥热大渴，多汗少气，苍术白虎汤主之。热死人，切勿与冷水、卧冷地，宜置日中，以热汤灌之即活。

气中：七情内伤，气逆为病，痰潮昏塞，牙关紧急，极与中风相似。但风中身温，气中身冷；风中脉浮，应人迎，气中脉沉，应气口。以气药治风犹可，以风药治气，则不可。急以苏合香丸灌之，候醒，以八味顺气散加香附，或木香调气散。有痰者，星香散。若其人本虚，痰气上逆，关格不通，宜养正丹、苏合香丸。

食中：醉饱过度，或感风寒，或着气恼，以致填塞胸中，胃气不行，忽然厥逆昏迷，口不能言，肢不能举，若误作中风、中气治之，必死。宜煎姜盐汤探吐。风寒者，藿香正气散；气滞者，八味顺气散。吐后别无他证，只以苍术、白术、陈皮、厚朴、甘草之类调之。

恶中：登塚入庙，吊死问丧，飞尸鬼击，卒厥客忤，手足逆冷，肌肤粟起，头面青黑，精神不守，或错言妄语，牙闭口噤，昏昏不知人，宜苏合香丸灌之，俟苏，服调气平胃散。

● 【评析】

此类中风八证，病因各异，且有诸医家的观点，其内容包括外来病邪及内生病邪，所生病有属于中风范畴，亦有非中风之患，如湿阻、中暑、食积等。

附：验案

忽然晕倒，用中风药不效，其脉左关弦急，右关滑大而软，本因元气不足，又因怒后食停，先进理气消食药，得解黑屎，继以六君子加姜汁，服之而晕止。此虚中兼食中。

六月间，晕绝不知，得之生冷太过，以新汲水灌皂角灰，更焚沉檀，俾香气达窍而苏，进十味香茹饮而安。此暑中夹虚。

先患胸腹痛，次日卒然晕倒，手足厥逆，六脉皆伏，唯气口稍动，此食满胸中，阴阳痞隔，升降不通，故脉伏而气口独见也。用陈皮、砂仁、姜、盐煎汤，以指探吐，得宿食而六脉俱见矣。左关弦大，胸腹痛甚，知为大怒所伤也。用木香、青皮、橘红、白术、香附而痛止，更以六君子加木香、乌药调理而瘥。此食中兼气中。

虚劳

● 【原文】

《经》曰：阴虚生内热[1]（阴者水之属，肾水不足则虚火燔炎，故内热。此言血虚之劳也）。又曰：劳则喘且汗出，内外皆越，故气耗矣[2]。又曰：有所劳倦，形气衰少，谷气不盛，上焦不行，下脘不通，而胃气热，热气熏胸中，故内热[1]（劳字从力从火，劳力则二火炎于高巅，气急而喘，内越也；气蒸而汗，外越也，内外皆越，故气耗矣。劳则伤脾，脾主四肢，故困倦无气以动；脾主肌肉，故形气衰少；脾主消谷，脾虚不运，故谷气不盛。脾者，肺之母也，肺处上焦，主气以下布者也。土虚不能生金，则肺薄而浊气不能达于下脘，地气不升，天气不降，清气陷下，浊气逆上，故内热。此言气虚之劳也）。

按：《内经》之言虚劳，唯是气血两端。是以脾肾分主气血，约而该，确而可守也。夫人之虚，不属于气，即属于血，五脏六腑莫能外焉。而独举脾肾者，水为万物之元，土为万物之母，二脏安和，一身皆治，疾何从生？脾具土德，脾安则土不凌水，水安其位，故脾安则肾愈安也；肾兼水火，肾安则水不上泛而凌土，且火能益土，运行而化精微，故肾安则脾愈安也。救肾者，必本于阴血，血主濡之，血属阴，主下降，虚则上升，当敛而抑，六味丸是也；救脾者，必本于阳气，气主煦之，气属阳，主上升，虚则下陷，当升而举，补中益气汤是也。四物知柏皆阴，行秋冬之令，非所以生长万物者也。丹溪有言：实火可泻，虚火当补。至论桂附，唯火衰者所宜，若施之血气燥热之人，则助火为害。

补脾保肺，法难兼行，以脾喜温燥，肺喜清润，两者并衡而较重脾者，以脾有生肺之能，肺无扶脾之力，且脾土上交于心、下交于肾故也。不见劳证之死，多死于泄泻，泄泻之因，多因于清润乎？东垣曰：甘温能除大热。又曰：血脱补气。又曰：独阴不长。春夏之温，可以发育；秋冬之寒，不能生长。虚者，必补以人参之甘温，阳升阴长之理也。且虚劳证，受补者可治，不受补者不治。故葛可久[3]、朱丹溪治劳，用参者皆十之七。王好古[4]肺热伤肺、节斋[5]服参必死之说，贻误不浅。岂知肺经自有热者，肺脉按之而实，与参诚不相宜，若火来乘金者，肺脉按之而虚，金气大伤，非参不保。前哲有言曰：土旺而金生，勿拘拘于保肺；水壮而火熄，勿汲汲于清心。

● 【校注】

[1] 阴虚生内热：语出《素问·调经论》"帝曰：阴虚生内热奈何？岐伯曰：有所劳倦，形气衰少，谷气不盛，上焦不行，下脘不通，胃气热，热气熏于胸中，故内热。"

[2] 劳则喘且汗出，内外皆越，故气耗矣：语出《素问·举痛论》。

[3] 葛可久：元代医学家。名葛乾孙，字可久。长洲（今江苏苏州）人。世医出身，其父葛应雷是当时名医。他年轻时喜用武术方法治病，收效甚好。著有《十药神书》《医学启蒙》等书。对痨瘵的治疗较有经验。

[4] 王好古：元代医家。字进之，号海藏。赵州（今河北赵县）人。曾

跟随李东垣学习，主张温补脾肾。著有《阴证略例》《汤液本草》《医垒元戎》《此事难知》《斑疹论》《伤寒辨惑论》等书。

[5] 节斋：指王节斋。明代官吏兼医学家。名王纶，字汝言，号节斋。慈溪人。成化二十年（一说弘治年间）举进士，官至右副都御史。并在宦余为人治病，常有良效。他将朱丹溪、李东垣学说结合起来，加上自己的经验，编成《明医杂著》，并编纂《本草集要》。

● 【评析】

本节虚劳主要论述痨瘵（肺结核），阴虚内热是主要病机。病在肺，治宜清润，然病变累及脾肾，故补脾益肾当兼施。十九世何嗣宗著《虚劳心传》提出治虚劳三大法：培脾土、补肾水、慎调摄。可参。

传尸痨瘵

● 【原文】

虚痨热毒，积久则生恶虫，食人脏腑，其证蒸热咳嗽，胸闷背痛，两目不明，四肢无力，腰膝酸疼，卧而不寐，或面色脱白，或两颊时红，常怀忿怒，梦与鬼交。法当补虚以复其元，杀虫以绝其根，此症最易传染，甚至灭门。即视此病者，不宜饥饿，并须佩安息香、麝香，斯虫鬼不敢侵也。

● 【评析】

传尸痨瘵，是一种相互传染而广泛流行的病证，系指现代医学的结核病。治宜益气养阴，清热杀虫。方如獭爪丸、百部清金汤等。

吐血、咳嗽血、咯血、咳嗽、死证、脉法

● 【原文】

上盛下虚，血随气上，法当顺气，气顺则血随之而归经矣，苏子降气汤。

脉来微软，精神困倦，是气虚不能摄血，人参饮子或独参汤。脉洪有力，精神不倦，胸中满痛，或吐血块，用生地、赤芍、当归、丹皮、桃仁、大黄之属，从大便导之。血以上出为逆，下出为顺，苟非大虚泄泻者，皆当行之，此釜底抽薪之妙法。怒气伤肝者，丹皮、芍药、木香之属；劳心者，莲子、糯米、柏仁、远志、枣仁、茯神之属；酒伤者，干葛、茅花、侧柏、荆芥之属；饮食伤胃者，白术、陈皮、甘草、谷芽、砂仁之属；血色黯，脉迟而寒者，理中汤；劳力者，苏子降气汤加阿胶。

涎唾中有少血散漫者，此肾虚火炎之血也，六味地黄丸加童便、阿胶。血如红缕，在痰中嗽出者，此肺血也，二冬、二母、紫菀、阿胶、苡仁、甘草、百合、桔梗之属。肺痿吐脓血，日服苡仁粥。凡血证久，古人多以胃药收功，四君子汤。

不嗽而血从咯出，此肾血也。地黄、牛膝、丹皮、茯苓、当归、青黛、玄参、童便之属。

有声无痰曰咳，肺因火烁也，新定清宁膏；有痰有声曰嗽，脾受湿侵也，二陈汤。脾虚倦怠者，六君子汤。

虚痨不服参芪，为不受补者死。痨嗽声哑者死。一边不能睡者死。痨证久泻者死。大肉去者死。吐血浅红色，似肉似肺，谓之咳白血，必死。

寸口脉浮而迟，浮则为虚，迟则为痨。左脉细，右脉浮大劲急，为正虚邪盛，必死。久病脉沉细而数者死。中空外急为革脉，妇人主半产漏下，男子主亡血失精。脉结者、代者，皆死。

● 【评析】

咳嗽、咳血、咯血是痨瘵的常见症状，清热凉血、润肺补脾滋肾是主要治法。十九世何嗣宗《虚劳心传》有自制清金散，方用麦冬、天冬、百合养阴润肺止咳；桑白皮、枇杷叶泻肺清肺；花粉、贝母清热散结化痰；薄荷、地骨皮透热，泄热凉血；茯苓、米仁健脾渗湿，合以人乳、牛乳、白蜜、饴糖滋养和胃，以增疗效。又有加味清宁膏，是在清金散基础上去天冬、花粉、地骨皮、牛乳、人乳，加生地、玉竹、白芍、百部、款冬、桔梗、橘红、山药、甘草、桂圆肉、大枣而成。新定清宁膏用麦冬、生地、橘红、桔梗、桂圆肉、甘草、薏仁、贝母、薄荷组成。其清肺滋补作用当不及清金散和加味清宁膏。

附：验案

发热困倦，目昏耳鸣，脚软不能行，大便燥结，手足麻痹，腰胯疼痛，尺脉迟软，此肾虚不能上交，心虚不能下济，用八味、十全加员眼[1]。

气暴阴伤，形瘁于劳，精摇于梦，汗出乎寐，而柴栅其中，误服四物、知、柏、芩、连、二冬而病益甚，其脉大而数，按之极软，此中气大寒，反为药苦。乃用归脾，入肉桂、人参，更用还少丹兼补中益气而瘥。

下血甚多，面色萎黄，发热，倦怠，盗汗，遗精，此脾虚不能统血，肾虚不能闭藏。用补中益气及六味丸而安。

吐血痰嗽，时六月，两尺如烂绵，两寸大而数，想金以火为仇，肺不浮涩，反得洪大，贼脉见矣。秋令而死。

髫[2]年发热，咳嗽羸弱，头眩，右脉虚软，此脾肺气虚，火不生土。用补中益气加五味、苡仁、姜、桂而安。

发热干咳，呼吸喘急，用苏子降气及八味而喘益甚，视其两颊俱赤，六脉数大，系肺肝蕴热也。用逍遥散加丹皮、苡仁、兰叶而喘止，再以八仙加龟胶丸而安。

董玄宰少妾吐血蒸嗽，清火补中俱不效，两尺脉沉实，少腹按之痛，此怒后蓄血，久不愈乃蒸热，热甚而吐血，阴伤之甚也。与四物加郁金、桃仁、穿山甲、大黄，下黑血块尽而腹痛止，虚倦异常，与独参汤并十全大补而安。

女子发热咳嗽已及半载，后吐鲜血甚多，日唯食粥一盏，大肉消陷，大便溏泄，脉来七至，法在不治矣。乃服人参、桂、附、芪、术、归、芍、陈皮甘剂及壮水丸而愈。

年近五旬，荒于酒色，忽然头痛发热，用散药而汗出不止且昏晕不苏，灸关元十壮而醒，用四君子加姜、桂少安。复以劳怒发厥，用好参、熟附、煨姜稍醒，但一转侧即厥，唯大进大参，更以羊肉羹、糯米粥与之，至五日而厥定，用参药经年而安。

肺痈神汤（肺痈者，劳伤气血，内有积热，外受风寒，胸中满急隐隐痛，咽干口燥，时出浊唾腥臭，吐脓如米粥者，死。脉滑数，或实大，右胁按之痛）。

桔梗三钱　银花一钱　苡仁五钱　甘草节一钱二分　黄芪一钱（炒）　贝母一钱六分　陈皮一钱二分　白及一钱　甜葶苈一钱（炒）　姜一片

新起加防风一钱，去芪，溃后加人参。

何时希按：元长先生虚劳大法，首揭《内经》"阴虚生内热"及"有所劳倦"二条，为气血脾肾两大纲。既不从仲景劳者温之之法，又不阿丹溪阴虚相火之说，诚温阳之足以助火、清相之足以伤脾，又引"土旺而金生，毋拘拘于保肺；水壮而火熄，勿汲汲于清心"之论。如是，于五脏之中，独推崇于脾肾，法理俱备，探骊龙而得颔珠矣。钦服。

癸亥大暑裔孙时希记于东吴客次

● 【校注】

［1］员眼：即桂圆。

［2］髫（tiáo）：古时小孩的下垂头发，引申以指童年。

水肿胀满、死证、脉法

● 【原文】

寸口脉大坚以涩者，胀也（邪盛则大，邪实则坚，涩者气血虚而不流利也。洪大之脉，阴气必衰；坚强之脉，胃气必损。故大坚以涩，病当胀）。五脏六腑各有畔界，其病各有形状。心胀者，烦心短气，卧不安；肺胀者，虚满而喘咳；肝胀者，胁下满而痛引小腹；脾胀者，善哕，四肢烦悗[1]，体重不能胜衣，卧不安；肾胀者，腹满引背，央央然腰髀痛（此五脏之胀也）。胃胀者，腹满，胃脘痛，鼻闻焦臭，妨于食，大便难；大肠胀者，肠鸣濯濯（水声）而痛，冬日重感于寒，则飧泄不化；小肠胀者，少腹䐜胀，引腰而痛；膀胱胀者，少腹满而气癃（癃者，膀胱气闭，小水不通也）；三焦胀者，气满于皮肤中，轻轻然而不坚；胆胀者，胁下痛胀，口中苦，善太息（此六腑之胀也）。厥气在下，营卫留止，寒气逆上，真邪相攻，乃合为胀（厥逆之气，自下而上，营卫失常，故真邪相攻而合为胀也）。水始起也，目窠上微肿，如新卧起之状，时咳（水之标在肺，故咳），阴股间寒，足胫肿，腹乃大，按其腹随手而起，如裹水之状。

肤胀者，寒气客于皮肤之间（阳气不行），𩩲𩩲然（鼓声，病在气分，故有声如鼓）不坚（气无形也），腹大，身尽肿（气无所不至也，若因于水，则有水处肿，无水处不肿也），皮厚，按其腹，窅[2]而不起（按散则不能猝聚），腹色不变（皮厚故也）。按此上两条，未得仅以按腹起与不起为辨，当察皮厚色苍，或一身尽肿，或自上而下者，多属气；若皮薄色泽，或肿有分界，或自下而上者，多属水。

鼓胀者，腹胀，身皆大，色苍黄，腹筋起（内伤脾肾，胸腹胀满，日食则不能暮食，中空无物，反绷急，其象如鼓，故名。状与肤胀无异，但以腹有筋起为别。肤胀属肺，鼓胀属脾）。

肠覃者，寒气客于肠外，与卫气相搏，因有所系着，癖积乃起，瘜肉乃生。始如鸡卵，后如怀子。按之则坚，推之则移。月事以时下（寒客肠外，不在胞中，故无妨于月事，其非血病可知，盖由汁沫所聚而生也）。

石瘕生于胞中，寒气客于子门，子门闭，寒气不得通，恶血当泻不泻，衃（凝败之血也）以留止，日大如怀子状，月事不以时下，可导而下（其坚如石，故曰石瘕）。

黄帝有五脏阳竭（不能通调水道），津液充郭（充满于皮郭），四极急而动中（四肢肿急，喘而动中），**气拒于内**（气逆而拒于内），**行施于外**（形大而施于外），**治之奈何之问。岐伯对以平治于权衡**（权衡阴阳，各得其平），**去菀**（积也）**陈**（久也）**莝**（腐也），**微动四极**（运动四肢也），**开**（发汗也）**鬼门**（即腠理），**洁**（渗利也）**净府**（即膀胱），**精以时服**（阳气既和，阴精时服），**五阳以布，疏涤五脏**（由是而五阳宣布，阴水尽涤矣）。（此段言胃土阳虚，不能制水溢之阴。）

石水者，《阴阳别论》曰：阴阳结邪，多阴少阳曰石水，少腹肿[3]。其脉当沉。

胃脉实则胀，脾气实则腹胀，经溲不利[4]。浊气在上则生䐜胀。胃中寒则胀满。脏寒生满病。胃风，隔寒不通，失衣则䐜胀[5]。又有湿胜之肿胀，寒胜之肿胀，火胜之肿胀（热胜则肿），木邪侮土之肿胀。然《经》有提其纲者曰：诸湿肿满，皆属于脾[6]。又曰：其本在肾，其末在肺，皆聚水也。又曰：肾者胃之关也，关门不利，故聚水而从其类也[7]。可见，肿胀不外脾肺肾三经。盖脾土主运行，肺金主气化，肾水主五液也。先胀于内而后肿于外者，为实；先肿于外而后胀于里者，为虚。小便黄赤，大便秘结，为实；小便清白，大便溏泄，为虚。脉滑数有力为实；弦浮微细为虚。色红气粗为实；色悴声短为虚。凡诸实证，或六淫外客，或饮食内伤，阳邪急速，其至必暴。若是虚证，或情志多劳，或酒色过度，日积月累，其来有渐。虚人气胀者，脾虚不能运气也。虚人水肿者，土虚不能制水也。水虽制于脾，实则统于肾，肾本水脏，而元阳寓焉。命门火衰，既不能自制阴寒，又不能温养脾土，则阴不从阳，而精化为水，故水肿之证，多属火衰也。丹溪以为湿热，宜养金以制木，使脾无贼邪之患；滋水以制火，使肺得清化之权。夫制火固可保金，独不虑其害土乎？唯属热者宜之。若阳虚者，岂不益病哉？更有不明虚实，专守"下则胀已"之法，暂得少宽，而真气愈衰，必至肿胀复作而莫救。总之，查其实者，直清阳明；苟涉虚者，温补脾肾；其虚实半者，先清利而后补中。又有标实本虚，如鼓胀、蛊胀二证。鼓胀者，中空无物，腹皮绷急，多属于气也；蛊胀者，中实有物，腹形充大，非虫即血也。在女科有气分、血分之殊。气分者，心胸坚大，病发于上，先病水胀而后经断；血分者，血结胞门，病发于下，先因经断而后水胀。治法有理肺、理脾之殊。先喘后胀，治在肺；先胀后喘，治在脾。又有四肢不肿，但腹胀者，名单腹胀，难愈。

腹胀身热者死。腹胀寒热如疟者死。腹大胀，四末清，脱形泄甚为逆。腹胀便血，脉大时绝者死。（以上胀满。）唇黑或肿，肝伤；缺盆平，心伤；脐突，脾伤；足心平，肾伤；背平，肺伤。五伤者死。阴囊及茎肿腐者死。泻后腹胀，有青筋者死。大便滑泄，水肿不消者死。水肿先起于腹，后散四肢者，可治；先起于四肢，后归于腹者死。（以上水肿。）

盛而紧、大坚以涩、迟而滑，皆胀满。沉而滑、浮而迟、弦而紧，皆水肿。二病之脉，实大者可治，虚微者难治。

●【校注】

［1］悗（mán）：烦闷。《灵枢·五乱》曰："清浊相干，乱于胸中，是谓大悗。"

［2］窅（yǎo）：形容所见深邃貌。

［3］阴阳结邪……少腹肿：语出《素问·阴阳别论》："阴阳结斜，多阴少阳曰石水，少腹肿。"

［4］脾气实则腹胀，经溲不利：语出《灵枢·本神》："脾气虚则四肢不用，五脏不安，实则腹胀，经溲不利。"

［5］胃风……失衣则䐜胀：语出《素问·风论》："胃风之状，颈多汗恶风，食饮不下，隔塞不通，腹善满，失衣则䐜胀，食寒则泄，诊形瘦而腹大。"

［6］诸湿肿满，皆属于脾：语出《素问·至真要大论》。

［7］其本在肾……故聚水而从其类也：语出《素问·水热穴论》。

●【评析】

本节水肿胀满，所述病证包括水肿、鼓胀、积聚等多种病证。病变涉及五脏六腑、气血阴阳，其中尤以肺脾肾三脏为要。治疗当辨明虚实，病在气分抑或血分，对于本虚标实之证，应权衡先后缓急，以正确施治。

附：验案

夏月饮水多，腹如抱瓮，气高而喘，皮薄而光，六脉坚实，此水停不化，逐水而愈。

大怒复大醉，目下如卧蚕，体肿烦闷，脉沉且坚，逐水而愈。

酒色无度，腹胀后而遍体肿，脐突背平，用金匮肾气丸兼理中汤不效，乃用人参、生附、牛膝、茯苓而瘥。

积劳多郁，肢体胀满，用胃苓汤而转加痞闷，其脉沉涩而软，其色黄白而枯，此虚证也。宜大温大补，用人参、桂、附。

某夫人腹满而痛，喘急异常，用理气利水不效，脉大而数，右尺尤甚，按腹手不可近，此大肠痈也。脉数为脓已成，用黄芪、皂刺、白芷之类加葵根而脓血大下，昏晕不支，与独参汤并十全大补而愈。

积聚、脉法

● 【原文】

《经》曰：清湿袭虚，病起于下[1]（阴邪之在表，故起于下）；风雨袭虚，病起于上[2]（阳邪之在表，故起于上）。言风雨袭阴之虚，病起于上而积生也。

积之始生，得寒乃生，厥（逆也）乃成积也。寒气上入于肠胃，则䐜胀（阳气不化也），肠外之汁沫迫聚不得散，日以成积。卒然多食饮，则肠满，起居不节，用力过度，则络脉伤，阳络伤则血外溢而为衄血也，阴络伤则血内溢而为后血。肠胃之络伤，则血溢于肠外，肠外有寒汁沫与血相搏，则并合凝聚不得散而积成矣。卒然外中于寒，若内伤于忧怒，则气上逆，六输不通，温气不行，凝血蕴里而不散，津液涩渗，著而不去，而积成矣[3]。（以上三节是清湿袭阴之虚，病起于下而成积也。）

《难经》曰：积者，五脏所生，其始发有常处，其痛不离其部；聚者，六腑所成，其始发无根本，上下无所留止，其痛无常处。肝积曰肥气，在左胁下，如覆杯，令人呕逆，或两胁痛引小腹，足寒转筋。肺积曰息贲，在右胁下，如覆杯，气逆背痛，久则喘咳。心积曰伏梁，起脐上，大如臂，上至心下，令人烦心。脾积曰痞气，在胃脘，如覆杯，痞塞吐泄，久则饮食不为肌肤。肾积曰奔豚，发于少腹，上至心，若豚状，上下无时，久则喘逆，骨痿少气[4]。癥者，按之应手，亦如五积之不移；瘕者，假物成形，如血鳖石瘕之类。疝，皮厚也，在肌肉之间而可见也；癖者，僻也，内结于隐僻，外不可见也。

经云：大积大聚，其可犯也，衰其大半而止[5]。故去积及半，纯与甘温调养，使脾土健运，则破残之余积，不攻自走。

坚强者生，虚弱者死。细沉附骨者，积脉也。沉而有力为积。沉紧者有寒积。浮而牢，积聚也。

● 【校注】

[1] 清湿袭虚，病起于下：语出《灵枢·百病始生》。

[2] 风雨袭虚，病起于上：语出《灵枢·百病始生》。

[3] 积之始生……而积成矣：语出《灵枢·百病始生》。

[4] 《难经》曰……骨痿少气：见《难经·五十六难》。

[5] 经云……衰其大半而止：语出《素问·六元正纪大论》："大积大聚，其可犯也，衰其太半而止，过者死。"

● 【评析】

积聚相当于现代之肿瘤病证，其病多因正气内虚，饮食起居不当，邪气侵袭，气血凝滞而日久成积。治疗当扶正祛邪，然祛邪不可过度，以免伤正，故有养正则积自消之说。

附：验案

每酒后腹痛，渐坚硬，得食辄痛，脉浮大而长。此脾有大积，然两尺软，不可峻攻，用四君子兼攻积丸而安。

腹中嘈痛，按左胁，手不可近，凡饮食到口，喉间若有一物接之者，然脉大而数，面色萎黄，呕涎。此虚而有湿，湿热相兼，虫乃生焉。与人参汤送槟黄丸以下虫积。

反胃噎塞

● 【原文】

《经》曰：三阳结，谓之隔。（三阳，大小肠、膀胱也。结者，结热也。小肠结热，则血脉燥；大肠结热，则后不圊；膀胱结热，则津液涸。三阳俱结，前后秘涩，下既不通，必反上行，此所以噎食不下，虽下而复出也。）

按：反胃噎膈，总是血液衰耗，胃脘干槁。槁在上者，水饮可行，食物难入，名曰噎塞。槁在下者，食虽可入，良久复出，名曰反胃。二病总名为膈。洁古[1]分吐证为三端：上焦吐者，皆从于气，食则暴吐；中焦吐者，皆从于积，或先吐而痛，或先痛而吐；下焦吐者，皆从于寒，朝食暮吐，暮食朝吐。张鸡峰[2]以为神思间病，法当内观静养。大抵气血亏损，复因悲思忧恚[3]，郁气生痰，痰塞不通，气上不下，妨碍道路，饮食难进，噎塞所由成也。脾胃虚伤，运行失职，不能熟腐五谷，变化精微，朝食暮吐、暮食朝吐，反胃所由成也。王太仆[4]云：食不得入，是有火也；食入反出，是无火也。噎塞大都属热，反胃大都属寒。然脉大有力为热，脉小无力为寒，色黄白而枯为虚寒，色红赤而泽为实热。所贵以脉合证，以色合脉。又忧恚不舒，火郁闭结，神不大衰，脉犹有力，当以小小汤丸下之。

何元长医著二种校评

死证

年满五旬者难治。粪如羊屎者不治。口吐白沫者不治。胸腹嘈痛如刀割者死。

脉候

紧而滑者，吐逆。小弱而涩者，反胃。沉缓无力，或大而弱，为气虚。数而无力，或涩小，为血虚。弦为痰。滑为痰。寸紧尺涩，胸满不能食，则吐。革则吐逆。

● 【校注】

[1]洁古：指张洁古。金代著名医家。名张元素，字洁古。易州（今河北易县）人。倡导"运气不齐，古今异轨，古方新病不相能也"的见解，善于化裁古方，自制新方，以适实际需要。撰《医学起源》《珍珠囊》《脏腑标本用药式》《药注难经》等书。

[2]张鸡峰：指张锐，宋代医家。字子刚，蜀（今四川）人。精通医术，相传曾撰《鸡峰普济方》，共30卷，现存26卷。

[3]恚（huì）：愤怒，怨恨。

[4]王太仆：指王冰，唐代医家，自号启玄子，曾官太仆令。公元762年撰成《注黄帝素问》24卷，是继全元起注《黄帝素问》后又一次整理注释，故世称《次注黄帝素问》。王冰的著作对后世有很大影响。

● 【评析】

本节重在论述噎塞，即噎膈，初起水饮可行，食物难入，最后水饮亦难以下行。反胃可在肠胃病证中出现，亦是噎膈的主症之一。本病属本虚标实，阴血亏虚，痰瘀阻滞，上下不通，治宜养阴清火，理气化痰，活血祛瘀，方如通幽汤。

附：案

某夫人忧怒之余，得食辄噎，胸中隐隐痛，脉紧而滑，此痰在上脘。用二陈加姜汁、竹沥，继用大半夏汤而愈。

年近六旬，多愁善怒，患噎三月，六脉细软，此虚寒之候。用理中汤加人乳、姜汁、白蜜、半夏而安。

口吐白沫，脉犹未败，用参、芪、归、术、陈皮、桃仁、牛乳、蜜、姜汁。

少年以鼓盆[1]过哀，致随食随吐，二便闭涩，脉有力，用酒蒸大黄、桃仁、当归、砂仁、陈皮，蜜丸服，而下燥屎干血，乃愈。

● **【校注】**

［1］鼓盆：为丧妻的代称。

疟疾

● **【原文】**

《经》曰：痎疟皆生于风。（凡疟皆名痎。）其始发也，先起于毫毛，伸欠乃作，寒栗鼓颔，腰脊俱痛，寒去则内外皆热，头痛如破，渴欲冷饮[1]。又曰：得之夏，伤于暑，热气藏于皮肤之内，是营气之所舍也。其人汗空疏，腠理开，因得秋气，汗出遇风，及得之以浴，水气舍于皮肤之内，与卫气并居[2]。（阳暑伤气，其证多汗，感而即发，邪不能留；阴暑无汗，故留藏也。疟必因于盛暑贪凉，不避风寒，或浴凉水，或食生冷。壮者邪不能干，怯者舍于营卫。但外感于寒者多为疟，内伤于冷者多为痢也。）

温疟者，得之冬，中于风，寒气藏于骨髓，因遇大暑，腠理发泄，或有所用力，邪气与汗皆出。此病藏于肾，其气先自内出之于外也。如是者，阴虚而阳盛，阳盛则热矣；衰则气复返入，入则阳虚，阳虚则寒矣，故先热而后寒。瘅疟者，肺素有热，气盛于身而不外泄，有所用力，腠理开，风寒舍于皮肤之内、分肉之间而发，发则阳气盛，其气不及于阴，故但热而不寒。

须知风与暑，阳邪也；寒与水，阴邪也。然风为阳中之凉气，暑为热中之寒邪，则四者皆属于寒矣。夫夏伤于暑，汗出腠开，当风浴水，凄怆之寒，伏于皮肤，及遇秋风，新凉束之，表邪不能外越，阴欲入而阳拒之，阳欲出而阴遏之，阴阳相薄而疟作矣。浅者病在三阳，随卫气以为出入，故一日一作；深者病在三阴，邪气不能与卫气并出，或间日、或三四日而作。古法：有汗欲其无汗，养正为先；无汗欲其有汗，散邪为急。总之，脉实证实，攻邪以治标；脉虚证虚，补正以治本。久疟必虚，唯人参、生姜为妙，贫者代以白术，血虚代以当归。

风疟：恶寒自汗，烦躁头疼，先热后寒。宜柴胡、苏叶、细辛、白芷、羌活、生姜之类。

温疟：受冬寒，因暑风而发，亦先热后寒。热多小柴胡，寒多小柴加桂。

寒疟：纳凉之风寒，沐浴之水寒，先受于腠中，又因秋风凉肃而发，先寒后热。宜羌活、紫苏、生姜之类，散其太阴之邪，次用柴胡汤。

瘅疟：肺素有热，阴气先绝，阳气独发。少气烦悗，手足热而呕，但热而不寒。盛暑发者，人参白虎汤；秋凉发者，小柴胡汤。

湿疟：汗出澡浴，或冒雨，或湿袭，其证身重而痛，呕逆胀满。胃苓汤加羌活、紫苏。

牝疟：阳气素虚，当盛暑时，乘凉饮冷，阴盛阳虚，故但寒而不热。柴胡姜桂汤。

食疟：或肥甘过度，或生冷受伤，食滞痰生。其证饥而不能食，食则胀满，呕吐腹痛。青皮、草果、豆蔻、砂仁、神曲、山楂之类。

瘴疟：岭南地方，天气炎，山气湿，多有岚瘴之毒，发时迷闷，甚则狂妄，亦有不能言者，皆由血瘀于心、涎聚于脾。须疏通大腑，凉膈散或小柴胡加大黄、木香。

劳疟：或素有弱证，或因疟成痨。十全大补汤，有热者去桂。

疟母：治之失宜，营卫亏损，邪伏肝经，胁下有块。此以补虚为主，六君子加木香、肉桂、蓬术、鳖甲。

鬼疟：俗以夜发者为鬼疟，非也，邪入阴分，发于六阴。宜四物加知母、红花、升麻、柴胡，提起阳分，方可截之。唯时行疫气，真鬼疟也，宜平胃散加雄黄、桃仁。

脉候

疟脉自弦。弦数多热。弦迟多寒。弦而浮大，可吐之。微则为虚。代散者死。

● 【校注】

[1]《经》曰……渴欲冷饮：见《素问·疟论》："黄帝问曰：夫痎疟皆生于风，其蓄作有时者何也？岐伯曰：疟之始发也，先起于毫毛，伸欠乃作，寒栗鼓颔，腰脊俱痛；寒去则内外皆热，头痛如破，渴欲冷饮。"

[2]又曰……与卫气并居：语出《素问·疟论》："此皆得之夏伤于暑，热气盛，藏于皮肤之内，肠胃之外，此荣气之所舍也。此令人汗空疏，腠理开，因得秋气，汗出遇风，及得之以浴，水气舍于皮肤之内，与卫气并居；卫气者，昼日行于阳，夜行于阴，此气得阳而外出，得阴而内薄，内外相薄，是以日作。"

● 【评析】

疟疾是以间歇性寒战、高热、汗出为主症的一种传染病。古人观察到本病多发生于夏秋季，以及山林多蚊地带。临床据其表现不同而分为风疟、暑疟、湿疟、寒疟、温疟、食疟等；按发病的时间分类，有间日疟、三日疟、夜疟、鬼疟、久疟等；按诱发因素及流行特点分类，则有劳疟、虚疟、瘴疟、疫疟等。治疗除辨证用药外，常加入常山、草果、蜀漆、青蒿等药物。

附：案

间日疟，脉弦紧，用升麻、柴胡提阳气上升，黄芩、知母引阴气下降，生姜、甘草和阴阳而痊。

日发虐，连绵一月而困顿，然仍头痛恶寒，脉浮而大。表邪方张，此非失汗，乃误截也。用石膏、黄芩（抑阳明热）、白蔻、生姜（散太阴寒）、半夏、槟榔（去胸中痰）、苏叶（发太阳邪）、干菖（断阳明路）而止，改用小柴胡倍人参而安。

痢疾

（《经》名肠澼，古称滞下）

● 【原文】

《经》曰：**肠澼便血，身热则死，寒则生。**（肠中下痢曰肠澼，便血，赤痢也。阳盛阴衰，则身热，故死；营气未伤，则身不热，故生。）**肠澼下白沫，脉沉则生，浮则死**[1]。（白沫，白痢也。病属阴而见阴脉，为顺，故沉则生；阳脉为逆，故浮则死。若属热者，不拘此例）**肠澼下脓血，脉悬绝则死，滑大则生**[2]。（脓血者，赤白兼下也。悬绝者，脉至如丝，悬悬欲绝也，邪实正虚，故死；滑大因血盛气未伤，故生。）夫痢起夏秋，湿蒸热郁，本乎天也，因热求凉，过吞生冷，由于人也。气壮而伤于天者，郁热居多；气弱而伤于人者，阴寒为甚。湿土寄旺四时，或从于火，则阳土有余，而湿热为病，《经》所谓"敦阜[3]"是也；或从于水，则阴土不足，而寒湿为病，《经》所谓"卑监[4]"是也。须知寒者必虚，热者必实。胀满恶食，急痛惧按者，实也；烦渴引饮，喜冷畏热者，热也；脉强而实者，实也；脉数而滑者，热也。外此，则靡非虚寒矣。而有相似者，如口渴，似实热矣，不知泻痢必亡津液，液亡于下，则津涸于上，安得不渴？当以喜热喜冷分虚实也。腹痛似实热矣，不知痢出于脏，肠胃必伤，脓血剥肤，安得不痛？当以痛之缓急、按之可否、腹之胀与不胀、脉之有力无力分虚实也。小便黄赤短少，似实热矣，不知水从痢去，溲必不长，液以阴亡，溺因色变，当以便之热与不热、液之涸与不涸、色之泽与不泽分虚实也。里急后重，似实热矣，不知气陷则仓廪不藏、阴亡则门户不闭，当以痛之新久、质之强弱、脉之盛衰分虚实也。

治法：新感而实者，通因通用；久病而虚者，塞因塞用。下陷不可行气；中虚不可攻积。湿热伤血者，调血；津亡作渴者，止泄。又不可守"痛无补法"之语，以因虚而痛者，愈攻则愈虚而痛也。其尤要者，在脾肾二脏，脾司仓廪，土为万物之母；肾主蛰藏，水为万物之元。如先泻而后痢者，脾传肾为贼邪，难疗；先痢而后泻者，肾传脾为微邪，易治。肾为胃关，开窍于二阴，未有久痢而肾不损者，故治痢不知补肾，非其治也。凡四君、归脾、十全、补中，皆补脾虚。若病在火衰，土位无母，设非桂、附大补命门以复肾中之阳，以救脾家之母，痢何由愈耶？

积分新旧：旧积者，湿热食痰也，宜下之；新积者，下后又生者也，或调或补，不可轻攻。若因虚而痢者，宜仿丹溪先用参、术，或异功散，补完胃气而后下，亦妙法也。

色黑有二：焦黑者，热极反兼胜己之化，芍药汤。黑如漆之光者，瘀血也，桃仁承气汤。

里急：里急而不得便者，火也，重者承气汤，轻者芍药汤。里急频见污衣者，虚也，补中益气汤去当归，加肉果。

后重：邪迫而后重者，至圊稍减，未几复甚，芍药汤。虚滑而后重者，圊后不减，以得解愈虚故也，真人养脏汤。下后仍后重者，宜甘草缓之、升麻举之。

虚坐努责：虚坐而不得大便，血虚故里急，宜归、芍、地黄、陈皮之属。

噤口：食不得入，到口即吐，有邪在上膈，火气冲逆者，黄连、木香、桔梗、橘红、茯苓、菖蒲。有胃虚呕逆者，治中汤。有阳气不足，宿食未消者，理中汤加砂仁、陈皮、木香、豆蔻。有肝气呕逆者，木香、黄连、吴萸、青皮、芍药之类。有水饮停聚者，五苓散，重者加甘遂。有积秽在下，恶气熏蒸者，承气汤。丹溪用人参、黄连浓煎，加姜汁细细呷之，下咽便开。

休息痢：屡止屡发，久不愈者，多因兜涩太早，积热未清，香连丸加参、术、甘草、茯苓、枳实。有调理失宜者，随证治之。有虚滑甚者，用东引樗根白皮，水浸一日，去黄皮，每两配人参一两、煨木香二钱、粳米三钱，煎汤饮之，或大断下丸。

腹痛：因肺金之气郁在大肠之间，宜桔梗开之，兼用归、芍、甘草、陈皮、木香，恶寒加干姜，恶热加黄连。

肛门痛：热留于下，宜槐花、木香，夹寒者，理中汤。

蛲虫痢：其形极细，九虫之一也。胃弱肠虚，则蛲虫乘之，或痒，或从谷道中溢出，用雄黄锐散，内服桃仁、槐子、芜荑。

死证

下纯血者死。如屋漏水者死。大孔如竹筒者死。唇若涂朱者死。发热不休者死。色如鱼脑、如猪肝，半死半生。脉细，皮寒，气少，泄利前后饮食不入，是谓五虚，死。

脉候

沉小微细者吉。洪大滑数者死。沉弦者重。大者，为未止。微弱者，为欲自止，虽发热，不死。

● 【校注】

[1]《经曰》……浮则死：见《素问·通评虚实论》。

[2]肠澼下脓血……滑大则生：见《素问·通评虚实论》。

[3]敦阜：语出《素问·五常政大论》："帝曰：太过何谓？岐伯曰；木曰发生，火曰赫曦，土曰敦阜，金曰坚成，水曰流衍。"

[4]卑监：语出《素问·五常政大论》："卑监之纪，是谓减化。"

● 【评析】

痢疾是以腹痛、大便次数增多而量少、便脓血、里急后重为主症的病证。多因外受六淫邪气及疫毒之气而成。从病因分，有风痢、暑痢、热痢、疫痢等；从大便性状分，有赤痢、白痢、血痢、赤白痢、脓血痢等；从病情轻重和病程分，有噤口痢、休息痢、久痢、虚痢等。治疗以清热化湿、凉血解毒为主，久痢正虚，宜扶正祛邪兼顾。本病常见于细菌性痢疾、阿米巴痢疾、溃疡性结肠炎等疾病中。

附：案

某夫人痢月余，口干发热，饮食不进，腹中胀闷，完谷不化，尚有谓其邪热不杀谷者。诊其脉，大而数，按之豁然，腹痛而喜手按，小便清利，此火衰不能生土，内真寒而外假热也。用附子理中汤而安。

某媛，痢疾腹痛，脉微而软，此气虚不能运化，其窘迫后重，乃下陷也。先用升阳散火汤，继补中益气汤而愈。

秋间患痢，用香、连、枳、朴，两月不愈。脉滑而有力，此失下之故也。即以前药加大黄，下秽物尽而愈。

痢如鱼脑，肠鸣切痛，闻食则呕，脉洪大，而按之无力，右尺倍软。此命门火衰，不能生土，用人参、熟附、炮姜、白术而安。

泄泻

● 【原文】

《经》曰：春伤于风，夏生飧泄[1]。邪气留连，乃为洞泄[2]。（肝应于春，属木，主风。春伤于风，肝受邪也，木旺则贼土，夏令助其湿气，则生飧泄。飧泄者，下利清谷也。邪气久而不去，脾土大虚，木来侮之，则仓廪不藏而为洞泄。洞泄者，下利清水也。）又曰：清气在下，则生飧泄[3]。（清气本上升，虚则陷下，陷下则不能收而飧泄。）又曰：湿胜则濡泄[4]。（土强制水，湿邪不干，肠胃自固。土虚湿胜，濡泄至矣。）又曰：暴注下迫，皆属于热[5]。（暴注者，卒暴注泄也。肠胃有热，传化失常，火性急速，故暴注也。下迫者，后重里急也。火性急速而能燥物故也。）又曰：**诸病水液，澄澈清冷，皆属于寒**[6]。（水谷不化，澄澈清冷，皆得寒水之化也。夫火热之证，必以暴至；水寒之证，必以渐成。故曰：暴泄非阴，久泄非阳也。）又曰：**湿多成五泄**。

　　治法有九：一曰淡渗，使湿从小便去。经云：治湿不利小便，非其治也。一曰升提，气属阳，本上升，胃气注迫，则下陷，宜升、柴、羌、葛之属，鼓舞胃气上腾，则注下自止。如地上潮湿，风之即干，故风药多燥，且湿为土病，风乃木药，木可胜土，风亦胜湿。所谓下者举之是也。一曰清凉，热淫所至，暴注下迫，宜苦寒以涤燔蒸，犹溽暑伊郁之时，而商飚飒然倏动，则炎歊如失矣。所谓热者清之是也。一曰疏利，痰凝气滞，食积水停，皆令人泻，随证祛逐，勿使稽留。《经》云"实者泄之"，又云"通因通用"是也。一曰甘缓，泄利不已，急而下趋，愈趋愈下，甘能缓中，善禁急速，且稼穑作甘，甘为土味，所谓急者缓之是也。一曰酸收，泻下有日，则气散而不收，酸味能助收肃。《经》云"散者收之"是也。一曰燥脾，土德无惭，水邪不滥，泻皆成于土湿，湿皆本于脾虚，仓廪得职，水谷善分。《经》云"虚者补之"是也。一曰温肾，肾主二便，封藏之本，属水而寓真阳，少火生气，火为土母，此火一衰，便不能运行三焦、熟腐五谷，故积虚者必夹寒，脾虚者必补肾。《经》云"寒者温之"是也。一曰固涩，注泄日久，幽门道滑，温补无功，须行涩剂。所谓滑者涩之是也。

　　《难经》五泄：胃泄，饮食不化，色黄，承气汤。脾泄，腹胀满，泄注，食即呕吐，建中汤、理中汤。大肠泄，食已窘迫，大便色白，肠鸣切痛，干姜附子汤。小肠泄，溲而便脓血，少腹痛，承气汤。大瘕泄，里急后重，数至圊而不能便，茎中痛，承气汤。

　　肾泄：五更溏泄，是肾虚失闭藏之职也，五味子散。亦有食积，香砂枳术丸。寒积，理中汤。酒积，葛花解酲汤。

　　鹜泄：中寒，糟粕不化，色如鸭粪，澄澈清冷，小便清白，附子理中汤。

　　飧泄：水谷不化而完出也，《史记》名迥风。风邪干胃，木来贼土，清气在下，升阳除湿汤。

　　洞泄：一名濡泄。泻下多水也，胃苓汤。水液去多，甚而转筋，血伤故筋急，升阳除湿汤。

痰泄：痰留于肺，大肠不固，脉必弦滑，以药探吐，其人神必不悴，色必不衰，二陈汤加苍术、木香。

火泄：腹痛，泻水，肠鸣，痛一阵，泻一阵，火也，黄芩芍药汤。即长沙[7]云协热自利。

直肠泄：食方入口而即下，极为难治，大断下丸。

脉候

胃脉虚则泄。脉滑，按之虚者，必下利。肾脉小甚为洞泄。肺脉小甚为泄。泄脉洪大者，逆。下利日十余行，脉反实者，死。腹鸣而满，四肢清，泄甚，脉大者，死。腹大胀，四末清，脱形泄甚，死。下泄泻，上吐痰，皆不已，为上下俱脱，死。

● **【校注】**

[1] 春伤于风，夏生飧泄：语出《素问·阴阳应象大论》。

[2] 邪气留连，乃为洞泄：语出《素问·生气通天论》："是以春伤于风，邪气留连，乃为洞泄。"

[3] 清气在下，则生飧泄：语出《素问·阴阳应象大论》。

[4] 湿胜则濡泄：语出《素问·六元正纪大论》。

[5] 暴注下迫，皆属于热：语出《素问·至真要大论》。

[6] 诸病水液，澄澈清冷，皆属于寒：语出《素问·至真要大论》。

[7] 长沙：指张仲景。

● **【评析】**

泄泻是以大便稀薄，甚至水样，次数增多为主症的病证。可因外感六淫、饮食不节、情志失调，或元气不足、脾肾虚衰等引起。由于病因、表现不同，而有风泄、寒泄、热泄、湿泻、暑泄、伤食泄、五更泄、飧泄、洞泄、直肠泄、大肠泄等各名。治分虚实，实者祛邪为主，虚者健脾补肾为主。

附：案

董玄宰，夏初水泄，完谷不化，服胃苓、四君不效，系春伤于风，夏生飧泄而为完谷，用升阳除湿汤加人参而愈。

头痛

● 【原文】

《经》曰：风气循风府而上，则为脑风。新沐中风，则为首风。首风之状，头面多汗恶风[1]。（风府，督脉穴。太阳之脉连风府，太阳受风，则脑痛而为脑风。濯首曰沐，沐则腠开风客，乃为首风。风伤卫，故汗出而恶风。）头痛数岁不已，当犯大寒，内至骨髓。髓以脑为主，脑逆，故头痛齿亦痛，名曰厥逆。（髓以脑为主者，诸髓皆属于脑也。大寒入髓，则脑痛，其邪深，故数岁不已。髓为骨之充，齿为骨之余，故头痛齿亦痛。是邪逆于上，故名厥逆。）头痛巅疾，下虚上实，过在足少阴、巨阳。（头痛，巨阳病也，太阳之脉，交巅上，其直行者，从巅入络脑。下虚，少阴肾虚也；上实，巨阳膀胱实也。肾虚不能揆巨阳之气，故虚邪上行而为头痛也。）头痛甚则脑尽痛，手足寒至节，死不治。（三阳受邪，伏而不去，久则阳气败绝，故手足之寒上至于节也。）

按：头为天象，六腑清阳之气、五脏精华之血皆会于此，故天气六淫之邪、人气五贼之变，皆能上干清道而为害。或蔽覆其清明，或瘀塞其经络，与真气相薄，郁而成热，脉满而痛。若邪气稽留，脉满而气血乱，则痛乃甚，此实痛也。寒湿所侵，真气虚弱，虽不相薄成热，然邪客于脉外，则血泣脉寒，卷缩紧急，外引小络而痛，得温则痛止，此虚痛也。因风痛者，抽掣恶风。因热痛者，烦心恶热。因湿痛者，头重而天阴转甚。因痰痛者，昏重而欲吐不休。因寒痛者，绌急而恶寒战栗。气虚痛者，恶劳动而脉大。血虚痛者，善惊惕而脉芤。其因虽多，而古方每用风药，以高巅之上唯风可到耳。新而暴者名头痛，深而久者名头风。头风必害眼者，《经》所谓东风生于春，病在肝[2]。目者肝之窍，肝风动则邪害空窍也。

风湿夹热头痛：上壅损目，及脑痛、偏正头痛，年深不愈。并以清空膏主之，痛甚加细辛。

痰厥头痛：太阴脉缓。清空膏去羌、防，加半夏、天麻。

阳明头痛：发热而渴。白虎汤加白芷。

肾厥头痛：即经所谓"下虚上实"，其脉举之则弦，按之则坚。玉真丸、来复丹。

伤食头痛：胸满咽酸，噫败卵臭，恶食，虽发热而身不痛。香砂枳术丸。

伤酒头痛：葛花解醒汤。

怒气伤肝头痛：沉香降气散，或苏子降气汤。

气虚头痛：九窍不利。补中益气汤加芍药、川芎、细辛。

血虚头痛：眉尖后近发际曰鱼尾，鱼尾上攻。四物汤加薄荷。

动作头痛：胃热也。酒炒大黄，浓茶煎服。

心烦头痛：清空膏加麦冬、丹参。

上热头痛：目赤，下寒，足体为甚，大便微秘。既济解毒汤。

偏头风：半边头痛，左为血虚，右为气热。用蓖麻子五钱（去壳），大枣十五枚（去核），共捣研如泥，卷纳鼻中，取下清涕，极效，或服芎犀丸。

雷头风：头痛而起核块，或头中如雷鸣。清震汤。有因痰火，耳如雷鸣，用半夏一两，煨大黄二两，天麻六钱，黄芩六钱，薄荷叶三钱，甘草三钱，水泛丸。

真头疼：手足青至节者不治。脑为髓海，受邪则死，灸百会穴，猛进大剂参、附，亦有生者。

大头痛：头大如斗，天行时疫也。感非时之气，甚则溃裂出脓，此邪客上焦，普济消毒饮子。轻者名发颐，在两耳前后，甘桔汤加薄荷、荆芥、大力子、连翘、黄芩。

眉棱骨疼：外夹风寒，内成郁热，上攻头脑，下注目睛所致也。有属心肝壅热者，有风痰上攻者，有湿气内郁者，俱选奇汤。

戴元礼云：眼眶痛有二证，俱属肝经，肝虚，见光则痛，生熟地黄丸；肝经停饮，痛不可开，昼静夜剧，导痰汤。

脉候

寸口紧急，或短或弦或浮，皆头痛。浮滑为风痰，易治。短涩为虚，难治。浮弦为风。浮洪为火。细或缓为湿。

● 【校注】

[1]《经》曰……头面多汗恶风：见《素问·风论》。

[2]东风生于春，病在肝：语出《素问·金匮真言论》。

● 【评析】

头痛，包括整个头部以及头的前、后、偏侧部的疼痛。可因外感六淫、脏腑内伤、气血亏损等引起。治疗当分外感、内伤，外感者以祛风散寒或清热解毒为主；内伤属实证者，治有清热、化痰、祛瘀、平肝、降逆等；内伤属虚者，治有益气、温阳、养血、滋阴等。

附：案

头痛如破，昏重不宁，风血痰药俱无效。其脉尺微寸滑，此肾虚水泛为痰也。用六味去萸肉加沉香，更以七味丸，用人参汤送而愈。

心腹诸痛

（心痛、胃脘痛、胸痛、腹痛、少腹痛、胁痛）

● 【原文】

心为君主，义不受邪，受邪则本经自病，名真心痛，必死。《经》云：邪在心则病心痛，善悲，时眩仆[1]。此胞络受邪，在腑不在脏也。又云：手少阴之脉，动则病嗌干心痛，渴而欲饮[2]。此别络受邪，在络不在经也。其络与腑之受邪，皆因怵惕思虑、伤神涸血所致。而方论复分九种：曰饮、曰食、曰冷、曰热、曰气、曰血、曰悸、曰虫、曰疰。须辨别治之。胃处中焦，凡偏冷偏热、水停食积，皆能与真气相搏而痛，肝木乘之为贼邪，肾寒厥逆为微邪，夹他脏而见证，似与心痛同，但或满、或胀、或呕吐、或不能食、或吞酸、或大便难、或泻利、面浮而黄，本病与客邪必参杂而见。胸痛即膈痛，其与心痛别者，心痛在歧骨陷处，胸痛则横满胸间也；其与胃脘痛别者，胃脘在心之下，胸痛在心之上也。《经》曰：南风生于夏，病在心，俞在胸胁[3]。此以胸属心也；肝虚则胸痛引背胁，肝实则胸痛不能转侧，此又以胸属肝也。夫胸中实肺家之分野，其言心者，以心脉从心系却上肺也；其言肝者，以肝脉贯膈上注肺也。胁痛旧从肝治。腹痛分三部：脐以上痛，为太阴脾；当脐而痛，为少阴肾；少腹痛，为厥阴肝及冲任、大小肠。

心痛

有停饮则恶心烦闷，时吐黄水，甚则摇之作水声，小胃丹或胃苓汤。食积则饱闷，噫气如败卵，得食辄甚，香砂枳术丸加神曲、莪术。火痛忽增忽减，口渴便秘，清中汤。外受寒、内食冷，草豆蔻丸。虚寒者，归脾汤加姜、桂、菖蒲。气壅攻刺而痛，沉香降气散。死血脉必涩，饮下作呃，手拈散，甚者桃仁承气汤。心痛而烦，发热动悸，此为虚伤，妙香散。虫痛，面上白斑，唇红能食，或食后即痛，或痛后即能食，或口中沫出，上半月虫头向上，易治，下半月虫头向下，难治。先以鸡肉汁或蜜糖饮之，引虫头向上，随服剪红丸。蛔虫啮心，痛有休止，或吐蛔虫，蛔动则恶心呕吐，乌梅丸、芜荑散。鬼疰心痛，昏瞶妄言，苏合香丸。热厥心痛，金铃子散。寒厥心痛，术附汤。

胃脘痛

治法与心痛相仿。但有食积，按而满痛者，下之。大柴胡汤，虚寒者，理中汤。

胸痛

肝虚者，痛引背胁，补肝汤。肝实者，不得转侧，善太息，柴胡疏肝散。有痰，二陈汤加姜汁。

胁痛

左痛多留血，代抵当汤。右痛多厥气，推气散。左为肝邪，枳芎散。右为肝移邪于肺，推气汤。夹寒，理中汤加枳壳。死血，日轻夜重，或午后热，脉数实，桃仁承气汤加枳壳、鳖甲。痰饮，导痰汤加白芥子。食积，有一条扛起，枳术丸加吴萸、黄连、神曲、山楂。肝火盛，龙荟丸。虚冷，理中汤送黑锡丹。肝脉软，补肝汤。惊伤胁痛，桂枝散。

腹痛

腹痛，芍药甘草汤主之。稼穑作甘，甘者，己也；曲直作酸，酸者，甲也，甲己化土，仲景妙方也。脉缓，伤水，加桂枝、生姜；脉洪，伤金，加黄芩、大枣；脉涩，伤血，加当归；脉弦，伤气，加芍药；脉迟，伤火，加干姜。绵绵痛而无增减，欲得热手按及喜热饮食，脉迟者，寒也，香砂理中汤。冷痛用温药不效，大便秘者，当微利之，藿香正气散加官桂、木香、大黄。时痛时止，热手按而不散，脉大而数，热也，大金花丸或黄连解毒汤。暑痛，十味香薷饮。湿痛，小便不利，大便溏，脉细缓，胃苓汤。痰痛，或眩晕、或吐冷涩、或下白积、或小便不利、或得辛辣热汤则暂止，脉必滑，轻者，二陈汤加枳壳、姜汁，重者礞石滚痰丸。食积痛甚，大便后减，脉弦或沉滑，平胃散加枳壳、山楂、麦芽、砂仁、木香，甚者加大黄。酒积痛，葛花解醒汤加三棱、莪术、茵陈。气滞，必腹胀脉沉，木香顺气散。死血作痛，痛有定在而不移，虚者，四物加大黄、蜜丸服；实者，桃仁承气汤，或用丹皮、山甲、降香、红花、苏木、玄胡索、归尾、桃仁、童便、韭汁、酒。虫痛，心腹懊，往来上下，痛有休止，或有块耕起，腹热善渴，面色乍青乍白乍赤，吐清水者，虫也。或鸡汁吞万应丸下之，或椒汤吞乌梅丸安之。干霍乱，一名搅肠沙，又疝痛内痈，皆腹痛，各详本门。

有以该痛属实，痛无补法者；有以通则不痛，痛则不通者；有以痛随利减者，皆非定论。须知痛而胀闭者，多实；爱热者多虚。饱则甚者多实；饥则甚者多虚。脉实气粗者多实；脉虚气少者多虚。新病年壮者多实；久痛年衰者多虚。痛在经者，脉多弦大；痛在脏者，脉多沉微。表虚而痛，阳不足也，宜温经；里虚而痛，阴不足也，宜养营。上虚而痛，脾伤也，宜补中；下虚而痛，脾肾败也，宜温补命门。

脉候

弦为痛为食。涩为痛。短数为痛。大为病久。痛甚者，脉必伏。细小沉迟者生。实大浮长滑数者死。大痛而喘，人中黑者死。

● 【校注】

［1］邪在心则病心痛，善悲，时眩仆：语出《灵枢·五邪》。

［2］手少阴之脉……渴而欲饮：见《灵枢·经脉》。

［3］南风生于夏，病在心，俞在胸胁：语出《素问·金匮真言论》。

● 【评析】

心痛是胸脘部疼痛的统称，如《赤水玄珠·心痛门》："今之治例，皆非真心痛也，以其在心之部位而名，或心之脉络，或手心主之脉络……或食伤、或寒伤、或气逆、或痰饮、或死血、或虫、或郁火，皆致痛也。"又指胃脘痛。古代文献对心痛有多种记载，如真心痛、厥心痛、九种心痛等等。胁痛是指一侧或两侧胁肋部疼痛，本属肝胆二经，但心、肺、脾、胃、肾与膀胱亦可有胁痛之症，证分外感、内伤，当辨证治之。腹痛指脘腹、脐腹、少腹部的疼痛。有外感、内伤、寒热虚实之分，实者以祛邪止痛为主，虚者以健理脾胃、调养气血为主。

附：案

暑月自外归，心中大痛，服香薷饮而痛益甚，其脉寸口弦急，此痰食交接也。用香砂二陈汤，继以胃苓汤加半夏、大黄，下黑屎、胶痰而安。

胃脘痛，顺气化食不效，脉沉而迟，此客寒犯胃也。用参苏饮加草蔻煎成，加生姜自然汁而安。

心口痛甚，不能饮食，寸口涩而软。与归脾汤加人参、官桂而愈。

郁怒之余，胸腹胀痛，消痰、疏气、化食不效，又大黄下之，又人参补之，皆不效。其脉弦而数，此内有郁热，为寒凉饮食壅之而痛。用黄连、栀子、橘红、白蔻、钩藤、木香、官桂，加姜汁而痛止，后加干姜、人参而痊。

当脐切痛，作气食治，不效，盖当脐者，少阴肾之部位也，脉亦沉而弱，以八味丸料煎饮而愈。

少腹痛连于两胁，服疏肝药无效，左关尺俱沉迟，用理中汤加吴萸而安。

腰痛

● 【原文】

《经》云：太阳所至，为腰痛[1]。（膀胱脉下项夹脊抵腰中，邪客之则项如板，夹脊痛，腰似折而痛。）又云：腰者，肾之府，转摇不能，肾将惫矣[2]。

按:《经》言太阳腰痛者，外感六气也，风热少而寒湿多；肾经腰痛者，内伤房欲也。总之，作强之官，果其闭蛰封藏，则州都之地，真气布护，六气自弗之能害，唯竭其精而散其真，则肾既虚伤，膀胱之腑，安能独足？因之，六气乘虚，侵犯太阳矣。

寒：感寒而痛，脉必紧，腰间如冰，得热则减，得寒则增。五积散去桔梗，加吴萸，或姜附汤加肉桂、杜仲，外用摩腰膏，兼寒湿者，五积散加苍术、麻黄。

湿：伤湿，如坐水中，肾属水，久坐水湿，或伤雨露，雨水相得，以致腰痛身重，脉缓，天阴必发。渗湿汤、肾着汤，兼风湿，独活寄生汤。

风：有风脉浮，痛无常处，牵引两足。五积散加防风，或小续命汤。杜仲一味，姜汁炒为末，酒送一钱，治肾气腰痛，又治风冷，牛膝酒亦佳。

热：脉洪数，发渴便闭。甘豆汤加川断、天麻。

闪挫：或跌扑损伤，乳香趁痛散及黑神散和复元通气散酒调下，不效，必有恶血，四物汤加桃仁、山甲、大黄。劳后负重而痛，十补汤下青蛾丸。

瘀血：脉涩，转动如刀刺，大便黑，小便或黄或黑，日轻夜重。调营活络饮，或桃仁酒调黑神散。

气滞：脉沉。乌药顺气散加五加皮、木香，或降香、檀香、沉香，煎汤服。

痰积：脉滑。二陈汤加南星、香附、乌药、枳壳，脉有力者，二陈加大黄。

肾虚：腰肢痿弱，脚膝痠软，脉或大或细，按之无力，痛亦攸攸隐隐而不甚，脉细而软，力怯短气，小便清利。肾气丸、茴香丸、鹿茸、羊肾之类。脉大而软，小便黄，此虚火炎，六味丸、封髓丹。丹溪云：久腰痛，必用官桂开之方止[3]。

● 【校注】

[1] 太阳所至，为腰痛：语出《素问·六元正纪大论》。

[2] 腰者……肾将惫矣：语出《素问·脉要精微论》。

［3］久腰痛，必用官桂开之方止：见《丹溪心法·腰痛七十三》。

● 【评析】

　　腰痛指腰部疼痛，大凡外邪、外伤所致者，以急性腰痛居多，治宜祛邪疏通为主。内伤虚损导致者，以慢性为多，治以补肾强筋为主。

卷
三

疝气

● 【原文】

《经》曰：任脉为病，男子内结七疝，女子带下瘕聚[1]。（任脉起于中极之下，以上毛际，循腹里，上关元，总诸阴之会，故诸种疝证，无不由任脉为之原，诸经为之派。瘕聚者，女子之疝也。）从少腹上冲心而痛，不得前后，为冲疝[2]。（既上冲心，又不得大小便，能上而不能下也。）肝所生病，为狐疝[3]。（卧则入腹，立则出腹入囊，似狐之昼出穴而溺，夜入穴而不溺，故名之也。盖环阴器、上抵少腹者，乃肝经之部分，是受疝之处也。一切疝证，非肝木受邪，即肝木自病，此狐疝乃肝经自病也。）三阳为病，发寒热，其传为癫疝[4]。（三阳，手太阳小肠、足太阳膀胱、足少阳胆也。小肠、膀胱皆在下部，胆与肝为夫妇，其支脉出气街、绕毛际，故三阳皆能病疝也。癫者，顽痹不仁，睾丸肿大如升如斗者是也。）黄脉之至也，大而虚，积气在腹中，有厥气，名曰厥疝[5]。（黄脉，土脉也。肝木乘脾，故大而虚也。厥，逆也，言厥逆上升也。肝主上升，怒则气上，故为厥疝。）脾传之肾，病名疝瘕，少腹冤热而痛，出白[6]。（脾受所不胜之邪，传于所胜，则脾失运化之常，入遇寒水之脏，则稽留而成有形之瘕。瘕即方书所云状如黄瓜者是也。气不得申曰冤，气聚而痛，白精自出。）足阳明之筋病，㿗疝，腹筋急[7]。又曰：肝脉滑甚为㿗疝[8]。（既曰阳明，又曰肝，知为肝木乘胃也。㿗者，裹大脓血，甚则下脓血也。）脾脉微大为疝气，滑甚为㿉癃。又曰：肾脉滑甚为㿉癃[9]。（内则裹脓血，外则小便闭，名㿉癃疝，此脾邪传肾也。）

按：任病为七疝证之原，诸疝为七疝之状。巢氏七疝[10]、子和七疝[11]皆谬。唯丹溪谓疝证始于湿热，大劳则火起于筋；醉饱则火起于胃；房劳则火起于肾；大怒则火起于肝。火郁久，湿气盛，浊液凝聚，并入血隧，流于厥阴，肝性急速，为寒所束，宜其痛甚。此可以补未备也。要之，寒则多痛，热则多纵，湿则肿坠，虚者亦肿坠。在血分者不移，在气分者多动。盖睾丸有两，左丸属水，水生肝木，木生心火，三部皆司血，统纳左之血者，肝也；右丸属火，火生脾土，土生肺金，三部皆司气，统纳右之气者，肺也。是故诸寒收引，则血泣而归肝，下注于左丸；诸气膹郁，则湿聚而归肺，下注于右丸。且睾丸所络之筋，非尽由厥阴，而太阴、阳明之筋，亦入络也。故患左丸者，痛多肿少；患右丸者，痛少肿多，此确然者耳。

冲疝：气上冲心，二便不通，木香散。

狐疝：卧则入腹，立则出腹。仲景用蜘蛛散[12]，或尸煅牡蛎、炒干姜为末，水调涂痛处，小便大利即愈。

癫疝：阴囊肿大，如升如斗，甚有栲栳[13]大者，三层茴香丸、荔枝散、宣胞丸。

木肾：不痛。南星、半夏、黄柏、苍术、枳实、山楂、白芷、神曲、滑石、茱萸、昆布，酒糊丸，空心盐汤下。又雄楮叶不结子者，晒干为末，酒丸，盐汤下。

厥疝：脾受肝邪，气逆有积，当归四逆汤、川苦楝散、木香楝子散。

瘕疝：脾邪传肾，少腹热痛，出白，丹溪所谓内郁湿热者，与此疝相似，乌头栀子汤或加橘核、桃仁、吴萸。

㿉疝：足阳明筋病，内有脓血，宜桃仁、玄胡索、甘草、茯苓、白术、枳壳、山楂、橘核、荔枝核。

㿗癞疝：内有脓血，小便不通，加味通心散或五苓散加桃仁、山楂。

小肠气：小肠之病，小腹引睾丸，连腰脊而痛。小肠虚，则风冷乘间而入，邪气既入，则厥而上冲肝肺，控引睾丸，上而不下，茴香、楝实、吴萸、陈皮、马蔺花（醋炒）各一两，芫花（醋炒）五钱，为末，水丸，酒送一二钱。又方：益智、蓬术各五钱，大茴、山茱萸、牛膝、川断、川芎、胡芦巴、防风、牵牛（炒）、甘草各二钱五分，为末，白汤调服三钱（水煎服亦可）。

膀胱疝：小腹肿痛，不得小便是也。五苓散一两，分三服，或葱白一茎、茴香一钱，盐八分，水煎，服三服。下小便如墨汁。

脉候

弦急搏皆疝脉，视在何部而知其脏。尺部脉滑，为寒疝。东垣曰：滑脉寸上见者为大热，阳与阳并也。尺部见滑，为大寒，丙丁不胜壬癸，从寒水之化也。

● 【校注】

[1] 任脉为病……女子带下瘕聚：语出《素问·骨空论》。

[2] 从少腹上冲心而痛……为冲疝：语出《素问·骨空论》。

[3] 肝所生病，为狐疝：语出《灵枢·经脉》："肝足厥阴之脉……是主肝所生病者，胸满呕逆飧泄，狐疝遗尿闭癃。"

[4] 三阳为病，发寒热，其传为癫疝：见《素问·阴阳别论》。

[5] 黄脉之至也……名曰厥疝：语出《素问·五脏生成》。

[6] 脾传之肾……出白：语出《素问·玉机真脏论》："脾传之肾，病名曰疝瘕，少腹冤热而痛，出白，一名曰蛊，当此之时，可按可药。"

[7] 足阳明之筋……腹筋急：见《灵枢·经筋》。

[8] 肝脉滑甚为癀疝：见《灵枢·邪气脏腑病形》。

[9] 脾脉微大为疝气……肾脉滑甚为癀癃：见《灵枢·邪气脏腑病形》。

[10] 巢氏七疝：见《诸病源候论》卷二十："七疝者，厥疝、癥疝、寒疝、气疝、盘疝、胕疝、狼疝，此名七疝也。"

[11] 子和七疝：见《儒门事亲》卷二："七疝者何，寒疝、水疝、筋疝、血疝、气疝、狐疝、癀疝，是谓七疝。"

[12] 蜘蛛散：出自《金匮要略·趺蹶手指臂肿转筋阴狐疝蛔虫病脉证治》。蜘蛛有破结通利作用，配以桂枝的辛温，引入厥阴肝经以散寒气。但蜘蛛有毒性，宜慎用。

[13] 栲（kǎo）栳（lǎo）：用竹篾或柳条编成的盛物器具。

● 【评析】

本节疝气论述的病证：一是指体腔内容物向外突出，并兼有气痛，或腹部剧烈疼痛而伴有二便不通等症状，如现代所说的腹股沟疝、股疝等。二是指生殖器、睾丸、阴囊部位的病证，如外生殖器肿溃流脓、溺窍流出败精浊物、睾丸或阴囊肿大疼痛等病证。本病多因邪聚阴分而成，且发病部位多为肝经所过，固有"诸疝皆属于肝"的观点。治可用疏肝理气、温通散寒、活血化瘀等法。

附：案

嗜火酒者，涉水腹痛甚，右丸肿大如斗，与肝剂及温热无效。盖嗜火酒，则湿热满中；涉大水，则湿寒外束，病在右，正是脾肺之湿下注睾丸。以胃苓汤加栀子、枳壳、黄柏、茴香，煎丸继进而愈。

十年患疝，形容枯槁，左胁有形大如箕，热手按之，辘辘有声，甚至上攻于心而闷绝。此《经》所谓厥疝也。用当归四逆汤继八味丸而愈。

淋证

（即癃证也。小便不通谓之闭，小便淋沥谓之癃）

● 【原文】

《经》曰：脾受积湿之气，小便黄赤，甚则淋[1]。（此湿传膀胱而成淋也。土受湿侵，积久则郁而为热，脾主转输水谷，湿热输于膀胱，淋证乃作。）风火郁于上而热，其病淋[2]。（此热传膀胱而成淋也。少阳甲胆为相火，主风，郁于上者，火邪类归心经，心移热于膀胱而淋证作矣。）

按：肾虚则小便数，膀胱热则水下涩数，淋沥不宣，小腹弦急，痛引于脐，分石、劳、血、气、膏、冷六种。石淋者，如沙石，膀胱蓄热而成；劳淋者，因劳倦而成，多属脾虚；血淋者，心主血，心移热于小肠，搏于血脉，血入胞中，与溲俱下；气淋者，肺主气，气化不及州都，胞中气胀，少腹满坚，溺有余沥；膏淋者，滴下胞液，如脂膏（从本节案例看，以淋证为主，有属木火下炽，湿热为患；有属木郁气阻；有因淋浊久而营液损伤）者，寒客下焦，水道不快，先见寒战，然后成淋。更有过服金石、入房太甚，败精强闭，流入胞中。亦有湿痰日久，注渗成淋。

　　　　　　　　　　　　　　　　　何元长医著二种校评

石淋：清其积热，涤去沙石，则水道自利。宜神效琥珀散、如圣散、独圣散。

劳淋：有脾劳、肾劳之分。多思多虑，负重远行，应酬纷扰，劳于脾也，宜补中益气汤与五苓散并进。专因思虑者，归脾汤。强力入房，施泄无度，劳于肾也，宜生地黄丸，或黄芪汤。肾虚而寒者，金匮肾气丸。

血淋：有血瘀、血虚、血冷、血热之分。小腹硬满，茎中作痛，血瘀也，一味牛膝膏酒服，大效。但虚人能损胃，宜四物汤加桃仁、通草、红花、牛膝、丹皮。血虚者，六味丸加侧柏叶、车前子、白芍，或人参汤送益元散。血色鲜红，心与小肠实热，脉必数而有力，柿蒂、侧柏、黄连、黄柏、生地、丹皮、白芍、木通、泽泻、茯苓。血色黑黯，面色枯白，脉沉迟，下元虚冷也，金匮肾气丸。

气淋：有虚实之分。如气滞不通，脐下妨闷而痛，沉香散、石韦散、瞿麦汤。气虚者，八珍汤加杜仲、牛膝倍茯苓。

膏淋：似淋非淋，小便色如米泔，此精溺俱出，精塞溺道，故欲出不快而痛，鹿角霜丸、大沉香散、沉香丸、海金沙散、菟丝子丸。

冷淋：多是肾虚，肉苁蓉丸、泽泻散、金匮肾气丸。

胞痹：膀胱者，州都之官，津液藏焉，气化则能出。风、寒、湿邪气客于胞中，则气不能化出，故胞满而水道不通，小腹、膀胱按之内痛，若沃以汤，涩于小便，上为清涕，以足太阳经，其直行者上交巅，入络脑，下灌鼻，则为清涕。肾着汤、肾沥汤、巴戟丸。

脉候

少阴脉数，妇人则阴中生疮，男子则气淋。盛大而实者生。虚小而涩者死。

● 【校注】

［1］小便黄赤，甚则淋：语出《素问·六元正纪大论》："凡此阳明司天之

政……小便黄赤，甚则淋。"

[2] 风火郁于上而热，其病淋：语出《素问·六元正纪大论》："其病淋，目瞑目赤，气郁于上而热。"

● 【评析】

淋证，古称"癃"。淋证是以小便涩痛，滴沥不尽，常伴有小便急迫短数为主症的病证，多因湿热下注膀胱，或中气下陷，或肾虚气化无力所致。淋证古有五淋、八淋等说，有寒热虚实之分，实者宜清热通利，虚者宜补虚固涩。本病可见于泌尿系感染、结石、肿瘤，以及前列腺炎或肥大、乳糜尿等疾病中。

附：案

患淋经年，痛如刀刺，清火、疏利益甚。其脉两尺数而无力，是虚火也。用八味地黄丸料，加车前、沉香、人参而痛减，继以朝服补中益气汤、晚服八味丸而安。

某夫人淋沥两载，两尺沉数，为有淤血停留，法当攻下。因在高年，宜于补养气血中，加琥珀、牛膝，以缓剂收功。

小便闭癃

● 【原文】

《经》云：足厥阴肝之脉过阴器，所生病者闭癃[1]。又云：督脉者，女子入系廷孔（廷，正也、直也。言正中之直孔，即溺窍也），其男子，循茎下至篡，与女子等。此生病不得前后[2]。（茎，阴茎也。不得前后，二便俱闭也。）又云：三焦下腧，足太阳之别络也，并太阳之正脉，入络膀胱，约三焦，实则闭癃，虚则遗溺[3]。又云：膀胱不利为癃，不约为遗溺[4]。（不约者，不能约

何元长医著二种校评

束收摄也。）

按：闭与癃二证也，新病为溺闭，点滴难通也；久病为溺癃，屡出而短少也。《经》分肝、督、三焦、膀胱四经，然太阳膀胱，但主藏溺，其主出溺者，皆肝与督脉、三焦也。又考膀胱为州都之官，津液藏焉，气化则能出，夫主气化者，太阴肺经也，若肺燥不能生水，则气化不及州都，当清金润肺，车前、紫菀、麦冬、茯苓、桑皮之类。如脾湿不运，而精不上升，致肺不能主水，当燥脾健胃，苍白术、茯苓、半夏之类。如肾水燥热，膀胱不利，当滋肾涤热，黄柏、知母、茯苓、泽泻之类。夫滋肾泻膀胱为正治，清金润燥为隔二之治，健胃燥脾为隔三之治。又有水液只渗大肠，小肠因而燥竭，宜以淡渗分利（猪、茯、通、泽），或气滞不能通调水道、下输膀胱，顺气为急，枳壳、木通、橘红之类。有实热者，非纯阴之剂则阳无以化，上焦热，栀子、黄芩；中焦热，黄连、芍药；下焦热，黄柏、知母。有大虚者，非温补之剂则水不能行，如金匮肾气丸、补中益气汤是也。

东垣治一人小便不通，目突腹胀，皮肤欲裂，服淡渗无效，思之良久而曰：膀胱必气化而能出，无阴则阳无以化，此淡渗皆阳药，所由气不化也。与滋肾丸群阴之剂而愈。丹溪曰：吾以吐法通小便，譬如滴水之器，上窍闭则下窍无以自通，必上窍开而后下窍之水出焉。气虚者，补中益气汤，先服后吐；血虚者，芎归汤，先服后吐；痰多者，二陈汤，先服后吐；气闭者，香附、木通探吐；有瘀血而小便闭者，牛膝、桃仁为要药。《别录》云：小便不利，审是气虚，独参汤如神。

妊娠小便不通：孕妇胎满压胞，多致小便闭塞，宜升举其气，补中益气汤探吐，或令眠榻上，将榻倒竖起，胎即不压而溺出。

产后小便不通：陈皮去白为末，酒调服，外用葱白及盐炒热，熨脐腹即通。

● 【校注】

[1]足厥阴肝之脉过阴器，所生病者闭癃：语出《灵枢·经脉》："肝足厥

阴之脉……过阴器……是主肝所生病者，胸满呕逆飧泄，狐疝遗尿闭癃。"

[2] 督脉者……此生病不得前后：语出《素问·骨空论》："督脉者，起于少腹以下骨中央，女子入系廷孔，其孔，溺孔之端也，其络循阴器合篡间……其男子循茎下至篡，与女子等……此生病，从少腹上冲心而痛，不得前后，为冲疝。"

[3] 三焦下腧……虚则遗溺：语出《灵枢·本输》："三焦下腧……是太阳络也。手少阳经也。三焦者，足少阳太阴之所将，太阳之别也，上踝五寸，别入贯月喘肠，出于委阳，并太阳之正，入络膀胱，约下焦，实则闭癃，虚则遗溺，遗溺则补之，闭癃则泻之。"

[4] 膀胱不利为癃，不约为遗溺：语出《素问·宣明五气》。

● 【评析】

小便闭癃，或称癃闭，古今含义有所不同，如《类证治裁·闭癃遗溺》："闭者小便不通，癃者小便不利。"今将小便排出甚少，或完全无尿排出，称为癃闭，相当于现代医学所说的尿潴留和尿闭。本病可因肺热气盛，膀胱气化失司，尿道阻塞，气虚，阴液不足，肾阳虚衰，转胞等所致。治分虚实，总以宣通气化，通利水道为要。

附：案

痰火喘嗽正甚，忽然小便不通，其脉右寸数大，是金燥不能生水之故。用紫菀五钱、麦冬三钱、五味十粒、人参二钱而愈。

盛夏郁怒之余，小便不通，气高而喘，服胃苓汤不效，其六脉见结，此气滞也。用枳壳八钱、生姜五片，急火煎服遂安。

劳神之后，忽然如丧神守，小便不通，其脉寸微而尺鼓，是水涸而神伤也。用地黄、知母各二钱，人参、丹参各三钱，茯苓一钱五分，黄柏一钱，十剂而安。

小便黄赤

● 【原文】

《经》云：肝[1]热病者，小便先黄[2]。又云：胃气盛，则身以前皆热，消谷善饥，溺色黄[3]。又云：肺气虚，则肩背痛寒，少气不足以息，溺色变[4]。又云：冬脉不及，令人眇清脊痛，小便变[5]。（上二段言肝胃有实热，下二段言肺肾有虚寒，四者皆令小便黄赤也。）中气不足，溲便为之变[6]。（此言脾虚也。）

● 【校注】

[1]肝：原为"脉"。疑误。

[2]肝热病者，小便先黄：语出《素问·刺热》。

[3]胃气盛……溺色黄：语出《灵枢·经脉》："胃足阳明之脉……气盛则身以前皆热，其有余于胃，则消谷善饥，溺色黄。"

[4]肺气虚……溺色变：语出《灵枢·经脉》："肺手太阴之脉……气虚则肩背痛寒，少气不足以息，溺色变。"

[5]冬脉不及……小便变：语出《素问·玉机真脏论》："帝曰：冬脉太过与不及，其病皆何如？岐伯曰：太过则令人解㑊，脊脉痛而少气不欲言；其不及则令人心悬如病饥，眇中清，脊中痛，少腹满，小便变。"

[6]中气不足，溲便为之变：语出《灵枢·口问》。

● 【评析】

小便黄赤指小便颜色较正常时黄，甚则带红色。其病机有寒热虚实之分，实热者治宜清热泻火，虚热或虚寒者，治宜养阴或益气。

小便不禁

● 【原文】

《经》曰：督脉生病为遗溺[1]。又曰：肝所生病为遗溺[2]。（督、肝二经，并循阴器、系廷孔，病则营卫不至，气血失常，莫能约束水道之窍，故遗失不禁。）又曰：膀胱不约为遗溺[3]。又曰：手太阴之别，名曰列缺，其病虚则欠㰦，小便遗数[4]。（肺从上焦，通调水道，下输膀胱，而肾又上连于肺，两脏为子母，母虚子亦虚而遗溺。）总之，肺者主气以下降，生水以下输；膀胱藏津液，气化则能出，水泉不止者，膀胱不藏也。肺虚当补气，补中益气汤，不愈，当以黄柏、生地、麦冬、清其热；膀胱虚，当涩脱，桑蛸、鸡肶胵之类。夹寒，家韭子丸、固脬丸、菟丝子散；滑脱，牡蛎丸；夹热，白薇散或鸡肠散。

更有睡则遗尿，皆责之虚，婴儿脬气未固，老人下元不足，多有此证，宜大菟丝子丸、猪脬炙研，煎汤送。

妊娠尿出不知：用白矾、牡蛎为末，酒调服二钱，或炙桑蛸、益智为末，米饮下。薛立斋云：脬中有热，加味逍遥散；脾肺气虚，补中益气汤加益智；肝肾阴虚，六味丸。

产后小便不禁：此气血虚，不能制水故也。立斋云：因损胞者，八珍汤兼补脬饮；膀胱气虚而小便数，当补脾肺；膀胱阴虚，补肝肾。

● 【校注】

[1]督脉生病为遗溺：语出《素问·骨空论》："督脉者，起于少腹以下骨中央，女子入系廷孔，其孔，溺孔之端也，其络循阴器合篡间……其男子循茎下至篡，与女子等……此生病，从少腹上冲心而痛，不得前后，为冲疝。其女子不孕，癃痔遗溺嗌干。"

[2]肝所生病为遗溺：语出《灵枢·邪气脏腑病形》："肝脉……微滑为遗溺。"

[3]膀胱不约为遗溺：语出《素问·宣明五气》："膀胱不利为癃，不约为遗溺。"

[4]手太阴之别……小便遗数：见《灵枢·经脉》。

● 【评析】

小便不禁，又称小便失禁，指清醒时小便自出不觉，或小便频数，难以自制。本证属虚为多，治宜补肾固摄。此外，在热病昏迷、中风、癫痫等病证中亦可见小便失禁，则当因证治宜。

附：案

某夫人饮食不进，小便不禁，其六脉沉迟，水泉不藏，是无火也。投以八味丸料，兼六君子加益智、肉桂而安。

忧愤经旬，小便不禁，用固脬、补肾而转甚，六脉举之则软，按之则坚，此肾肝之阴有伏热也。用丹皮、茯苓、苦参、甘草梢、黄连煎成，调黄鸡肠与服而安。此不宜补。

大便不通

● 【原文】

《经》曰：肾开窍于二阴[1]。（肾主五液，津液盛则大便调和，若饥饱劳役，损伤胃气，及过于辛热厚味，则火邪伏于血中，耗散真阴，津液亏少，致大便燥结。）总挈之，属少阴而为津液枯干。分析之，则有胃实、胃虚、热秘、冷秘、风秘、气秘之殊。胃实秘者，善饮食，小便赤，麻仁丸、七宣丸；胃虚秘者，不能饮食，小便清利，厚朴汤；热秘者，面赤身热，六脉数实，肠胃胀闷，时欲得冷，或口舌生疮，四顺清凉饮、润肠丸、木香槟榔丸，实者承气汤；冷秘者，面白或黑，六脉沉迟，小便清白，喜热恶冷，藿香正气散加官桂、枳壳，吞半硫丸；气秘者，气不升降，谷气不行，其人多噫，苏子降气汤加枳壳，吞养正丹；风秘者，风搏肺脏，传于大肠，小续命汤去附子，倍芍药，加竹沥，吞润肠丸；更有老年津液干枯，妇人产后亡血，及发汗、利小便，病后气血未复，皆能秘结，当补养气血，使津液生，则自通调，八珍汤加苏子、橘红、杏仁、苁蓉，倍用当归。若病证虽属阴寒，而脉实微躁，宜温药中略加苦寒，以去热躁，如阴躁欲坐井中者，两尺按之必虚，或沉细而迟，但煎理中汤冷服，或不应，用蜜煎导之。（盐五分、皂角末五分，入蜜煎中。）冷秘，于蜜煎中加生姜汁、草乌头末导之；有热者，猪胆汁导之。久虚者，煮猪血脏汤加酥食之，血以润血、脏以润脏，此妙法也。

● 【校注】

[1] 肾开窍于二阴：语出《素问·金匮真言论》。

● 【评析】

大便不通指大便秘结，壅塞不通，简称便秘。一般指大便排出困难，或三四天以上不大便者。有虚实之分，故有阳结、阴结、实秘、虚秘、热秘、冷秘、风秘、气秘等之不同。治有攻下、行气、润肠、外用导法等，可随证治之。

附：案

服五加皮酒，患大便秘结，腹中胀闷，服大黄通后仍结，此肾气衰少，津液不充，疏利则愈助其燥。用六味煎成，加人乳、白蜜即通。

素有风疾，大便秘，治风先治血，乃大法也。用十全大补汤加秦艽、麻仁、杏仁、防风、煨皂角仁，渐次而愈。

遗精
（梦与女交为梦遗，不因梦而自遗者，为滑精）

● 【原文】

《经》云：怵惕思虑则伤神，神伤则恐惧，流淫而不止[1]。（怵，恐也；惕，惊也；流淫，谓流出淫精也。思虑而兼怵惕则神伤而心怯，心怯则恐惧而伤肾，肾伤则精不固。此心肾不交，故不能收摄也。）又曰：五脏，主藏精者也，伤则失守^[2]。（此言五脏各主藏精，非独肾藏有精也。五脏一有所伤，则失其藏精之职而不能自守，所以精不能固而时遗泄也。）又曰：**肾者主水，受五脏六腑之精而藏之**^[3]。（食气入胃，散精于五脏，又水饮自脾肺而输之于肾，水精四布，五经并行，此水谷日生之精也，后天日生之精与先天生来之精互化生成，总归于肾也。）又曰：**厥气客于阴器，则梦接内**^[4]。（阴器者，宗筋之所系也。足太阴、阳明、少阴、厥阴之筋皆结聚于阴器，与冲、任、督三脉之所会，然厥阴主筋，故诸筋皆统属于厥阴也。肾为阴，主藏精；肝为阳，主疏泄。阴器乃泄精之窍，是故肾之阴虚则精不藏，肝之阳强则气不固。若遇阴邪客于其窍，与相火强阳相感，则梦寐之间，精气漏泄矣。）**不梦而自遗者，心肾之伤居多；梦而后遗者，相火之强为害。五脏得职，精藏而治。苟一脏不得其正，则必害心肾之主精者焉。**

治法：因肾病遗者，治肾，由他脏而遗者，则兼他脏治。如心病而遗者，必血脉空虚，本纵不收。肺病而遗者，必皮革毛焦，喘急不利。脾病而遗者，色黄肉消，四肢懈惰。肝病而遗者，色青而筋痿。肾病而遗者，色黑而髓空。更当以六脉参详，有用心过度，心不摄肾而失精者，宜远志丸，佐以灵砂丹。色欲不遂而致精泄者，四七汤吞白丸子，甚者耳闻目见，其精自出，名曰白淫，妙香散吞玉华白丹。色欲过度，精窍虚滑，正元散加牡蛎、苁蓉，吞灵砂丹，佐以鹿茸丸、山药丸、大菟丝子丸、固阳丸之类。壮年久旷，精满而溢，清心丸。饮酒厚味，痰火湿热，扰动精府，苍白术、橘、半、茯苓、甘草、升麻、柴胡，俾清升浊降，脾胃健运，则精滑自止。脾虚下陷，补中益气汤。肾虚不固，五倍子二两、茯苓四两，为丸服。鬼魅相感，其状不欲见人，如有对晤，时常悲泣，脉乍大乍小，乍有乍无，及脉来绵绵，不知度数，而颜色不变，乃其候也，宜朱砂、雄黄、麝香、鬼箭、虎头骨之类，或服苏合香丸。总之，精滑宜涩，涩而不效，即泻心火，泻而不效，以补中益气，重用升麻，举其气上而不下，法法有功。

【校注】

[1] 怵惕思虑则伤神……流淫而不止：语出《灵枢·本神》。

［2］五脏，主藏精者也，伤则失守：语出《灵枢·本神》："是故五脏，主藏精者也，不可伤，伤则失守而阴虚，阴虚则无气，无气则死矣。"

［3］肾者主水，受五脏六腑之精而藏之：语出《素问·上古天真论》。

［4］厥气客于阴器，则梦接内：见《灵枢·淫邪发梦》。

● 【评析】

遗精又称失精、遗泄，是指非性交时精液泄出的证候。多因烦劳思虑过度，房室不节损伤心肾所致，亦可因脾胃湿热下流，扰动精室而致。故临证当分虚实，清热化湿、滋阴降火、健脾温肾固摄等法随证选用。

附：案

劳神后精滑，小便后及梦寐间俱有遗失，此气虚而神动，服远志丸而愈。

禀强纵饮，小便毕有白精数点，后不小便亦有精出，且头目眩晕，固精涩脱无效。六脉滑大，此酒味湿热下于精脏也。用白术、茯苓、橘红、甘草、干葛、白蔻加黄柏少许而愈。

色欲过度，梦遗精滑，清相火及固涩俱不效，乃以玉华白丹，浓煎人参汤送二钱，兼进六味丸加莲须、芡实、远志、五味子，一月而愈。

赤白浊

● 【原文】

《经》曰：思想无穷，所愿不得，意淫于外，入房太甚，宗筋驰纵，发为筋痿，及为白淫[1]。（此已见遗精条矣，兹复首收者，以浊病仍在精窍，与淋病之在溺窍者不同也。故以五苓、八正治淋之法治之，每致增剧。）

按：浊病即精病，非溺病也。故患浊者，茎中如刀割火灼，而溺自清，唯窍端时有秽物，如疮之脓，如目之眵，淋沥不断，与便溺绝不相混。大抵由精败而腐者，十之六七，由湿热流注与虚者，十之二三。其有赤白者，以精乃血之所化，浊去太多，精化不及，赤未变白，故成赤浊，此虚之甚也。所以少年天癸未至，强力行房，所泄半精半血，壮年施泄无度，亦多精血杂出。总之，心动于欲，肾伤于色，或强忍房事，或多服淫方，败精流溢，乃为白浊。虚滑者，血不及变，乃为赤浊。夹寒则脉沉迟无力，小便清白，萆薢分清饮、八味丸、内补鹿茸丸。夹热则口渴便赤，脉必滑数有力，清心莲子饮、香苓散。有胃中痰湿流注，苍白二陈汤加升、柴。有属虚痨，六味丸加莲须、芡实、菟丝、五味、龙骨、牡蛎。有因伏暑，四苓散加香薷、麦冬、人参、石莲之类。有稠黏如胶，涩痛异常，乃精塞窍道，香苓散送八味丸或金匮肾气丸。有热者，萆薢分清饮、茯菟丸。有思想太过，心动烦扰，则精败下焦，加味清心饮、瑞莲丸。

脉候

大而涩，按之无力，或微细，或沉紧而涩，为虚。尺脉虚浮急疾者，皆难治。迟者易治。

● 【校注】

[1] 思想无穷……及为白淫：语出《素问·痿论》。

● 【评析】

赤白浊，即浊病，浊病有赤浊、白浊不同。赤白浊在古代文献中有指小便浑浊者，后人名为便浊、尿浊；有指阴茎口流浊物而小便不浑浊者，后人名为精浊。本节所述当为精浊，多因酒色无度，败精瘀阻，或肾精亏虚，相火妄动，败精夹火而出，或湿热下注精室所致。可见于淋病慢性前列腺炎、精囊炎等疾病。治宜分虚实，实者清热化湿、滋阴降火，虚者补肾固摄。

附：案

白浊，服五苓不效，两尺大而涩，是龙火虚炎，精瘀窍道，用牛膝、茯苓、黄柏、麦冬、山药、远志、甘草数剂而安。

闭精行房，有文字之劳，患白浊，茎中痛如刀刺，泻火、疏利及补肾皆不效，此败精久蓄，又因劳心，水火不交，坎离顺用也。用萆薢分清饮加茯神、远志、肉桂、黄连，四剂而效，继补中益气汤而愈。

痰饮

（稠浓者为痰，清稀者为饮）

● 【原文】

《经》曰：太阴在泉，湿淫所胜，民病饮积[1]。又曰：岁土太过，雨湿流行，甚则饮发[2]。按：《经》论痰饮，皆因湿土为害。故先哲云"脾为生痰之源"。又曰：治痰不理脾胃，非其治也。夫饮食入胃，游溢精气，上输于脾，脾气散精，上归于肺，通调水道，下输膀胱，水精四布，五经并行，何痰之有？唯脾土虚湿，清者难升，浊者难降，留中滞隔，瘀而成痰。故治痰必先补脾，脾复健运之常，而痰自化矣。析而言之，痰有五，饮亦有五，而治法亦别。在脾经者，曰湿痰，脉缓面黄，肢体沉重，嗜卧，腹胀食滞，其痰滑而易出，二陈汤、白术丸，夹虚者，六君子汤；酒伤者，二陈加白蔻、干葛；夹食者，保和丸；夹暑者，消暑丸。惊痰，妙应丸（即控涎丹加朱砂、全蝎）。在肺经者，曰燥痰，脉涩面白，气上喘促，洒淅恶寒，悲愁不乐，其痰涩而难出，利金汤、润肺饮。在肝经者，曰风痰，脉弦面青，四肢满闷，便溺秘涩，时有躁怒，其痰青而多泡，水煮金花丸、防风丸、川芎丸。在心经者，曰热痰，脉洪面赤，烦热心痛，口干唇燥，时多喜笑，其痰坚而成块，小黄丸、天[3]黄汤。在肾经者，曰寒痰，脉沉面黑，小便急痛，足寒而逆，心多恐怖，其痰有黑点而多稀，姜桂丸、八味丸、胡椒理中丸。其人素肥今瘦，水走肠间，辘辘有声，名曰痰饮，心下极冷，以温药和之，桂苓甘术汤主之。饮后水流在胁下，咳唾引痛，名悬饮，十枣汤下之。饮水流于四肢，当汗不汗，身体疼重，名溢饮，大青龙汤汗之。咳逆倚息，短气不得卧，其形如肿，名支饮，五苓散、泽泻汤利之。膈满呕吐，喘咳寒热，腰背痛，目泪出，振振恶寒，身眴惕者，名伏饮，倍术丸。更有非痰非饮，时吐白沫，不甚稠黏，此脾虚不能约束津液，宜六君子汤加益智仁以摄之。脾肺二家之痰，尤不可混。脾为湿土，喜温燥而恶寒润，故二术、星、夏为要药；肺为燥金，喜凉润而恶温燥，故二母、二冬、地黄、桔梗为要药。

脉候

经曰：肝脉软而散，色泽者，当病溢饮[4]。偏弦为饮。浮而滑为饮。沉而滑者，悬饮。饮脉皆弦微沉滑。左右关脉实者，膈上有痰，可吐之。眼胞及眼下如烟煤者，痰也。痰得涩脉，难愈。

● 【校注】

[1] 太阴在泉，湿淫所胜，民病饮积：语出《素问·至真要大论》："岁太阴在泉，草乃早荣，湿淫所胜……民病饮积。"

[2] 岁土太过……甚则饮发：语出《素问·气交变大论》："岁土太过，雨湿流行，肾水受邪。民病腹痛，清厥意不乐，体重烦冤，上应镇星。甚则肌肉萎，足痿不收，行善瘛，脚下痛，饮发中满食减，四支不举。"

[3] 天：原为"大"。疑误。

[4] 肝脉软而散……当病溢饮：语出《素问·脉要精微论》："肝脉……其软而散，色泽者，当病溢饮。"

● 【评析】

痰饮指体内水湿不化而生饮酿痰的病证，是多种饮证、痰证的总称。《金匮要略·痰饮咳嗽病脉证治》有痰饮、悬饮、支饮、溢饮、留饮、伏饮等辨治，并提出"病痰饮者，当以温药和之"的治疗大法，代表方为茯苓桂枝白术甘草汤。

附：案

劳且怒后，神气昏倦，汗出如浴，语言错乱，其脉大而滑且软，此气虚有痰也。用补中益气汤，重用人参，加熟附子、半夏而稍苏，更以六君子加姜汁，兼进八味丸而安。

痰嗽，服清气化痰丸，渐至气促不能食，此高年脾土不足，用六君子汤加煨姜、益智而痰清，即以六君为丸而愈。

劳而无度，醉而使内，汗出多痰，为宽膈化痰而反滞闷，其脉沉而涩，两尺尤甚，此痰得涩脉，本属难愈，况尺中涩甚，精伤之象也。果不治。

遍体如虫螫，口舌糜烂，朝起必见二鬼执盘食以献，其寸脉乍大乍小，意其为鬼祟，及察两关，弦滑且大，知为痰饮病也。初投滚痰丸三钱，继以小胃丹二钱，乃下痰积及水十余碗，而体痛减，鬼亦不见矣。更以人参、白术煎汤送小胃丹三钱，大泻而病若失，服六君子丸而痊。

咳嗽

（有声无痰曰咳，有痰无声曰嗽，有痰有声曰咳嗽）

● 【原文】

岐伯曰：五脏六腑皆令人咳，非独肺也。皮毛者，肺之合也[1]。（肺主皮毛，肺为内应，而皮毛为外合也。）皮毛先受邪气，邪气以从其合也。其寒饮食入胃，从肺脉上至于肺则肺寒。（肺脉循胃口上膈，故胃受寒则从肺脉上至于肺也。）肺寒则外内合邪，而为肺咳。（外则皮毛受邪，内则肺经受寒，故咳。所谓形寒饮冷则伤肺也。）五脏各以其时受病，非其时各传以与之。（各以时者，如春肝、夏心、长夏脾、秋肺、冬肾是也。非其时而病者，乃他脏相传也。）**秋则肺先受之，春则肝先受之。**（曰先受之者，则次及于肺而为咳矣。）**肺咳之状，咳而喘息有音，甚则唾血。**（肺属金，主音声，自病，故喘息有音。唾血者，随咳而出，与呕血、咯血不同。）**心咳之状，咳则心痛，喉中介介如梗状，甚则咽肿喉痹。**（心脉上夹咽，故病喉如梗，肿痹与梗，皆妨碍之意。）**肝咳之状，咳则两胁下痛，甚则不可以转，转则两胠下满。**（肝脉布胁肋。胠者，腋下胁也。）**脾咳之状，咳则右胠下痛，阴阴引肩背，甚则不可以动，动则咳剧。**（脾脉隶右，故右胠下痛，阴阴然痛引肩背者，脾土体静，故不可以动也。）**肾咳之状，咳则腰背相引而痛，甚则咳涎。**（肾系于腰背，其脉贯脊，故相引而痛。肾主五液，且其脉直者入肺循喉咙，故甚则咳涎也。）**脾咳不已，则胃受之，胃咳之状，咳而呕，呕甚则长虫出。**（胃不能容邪，则气逆而呕。长虫，蛔虫也，居肠胃之中，呕甚则随气而上出矣。）**肝咳不已，则胆受之，胆咳之状，咳呕胆汁**（苦汁也）。**肺咳不已，则大肠受之，大肠咳状，咳而遗矢。心咳不已，则小肠受之，小肠咳状，咳而失气。**（小肠之下则大肠也，大肠之气由于小肠之化，故小肠受邪而咳，则下奔失气。）**肾咳不已，则膀胱受之，膀胱咳状，咳而遗溺。**（膀胱为津液之腑，故邪气下之，咳而遗溺。）**久咳不已，则三焦受之，三焦咳状，咳而腹满，不欲食饮。**（久咳则上、中、下三焦俱病，出纳升降皆失其和，且三焦火衰不能生土，故腹满不能食饮。）**此皆聚于胃，关于肺，使人多涕唾而面浮肿气逆也。**（诸咳皆聚胃关肺者，胃为脏腑之本根，肺为脏腑之华盖，如上文所云，皮毛先受邪，及寒饮食入胃者，皆肺胃之候也。阳明之脉，起于鼻，会于面，出于口，故多涕唾而面浮肿。肺主气，故令人气逆也。）**治脏者治其俞，治腑者治其合，浮肿者治其经**[2]。（脉之所注者为俞，所入者为合，所行者为经，诸脏腑皆然也，乃刺法也。）**咳嗽烦冤者，肾气之逆也**[3]。（肾虚而龙火元上，则乘金而为咳嗽，烦热冤苦，此虚痨之候也。）

总其纲领，内伤外感而已。风寒暑湿伤其外，则先中于皮毛，自肺而后传于诸脏；劳欲情志伤其内，则先伤于阴分，自诸脏而后传于肺。自表入者，病在阳，宜辛温以散邪；自内生者，病在阴，宜甘以壮水、润以养金。治表，药不宜静，静则留连不解，变生他病，故忌寒凉收敛，所谓"肺欲辛[4]"是也；治内，药不宜动，动则虚火不宁，燥痒愈甚，故忌辛香燥热，所谓"辛走气，气病无多食辛[5]"是也。然治表虽宜动以散邪，若形病俱虚者，又当补中气而佐以和解，恐散则肺益弱而腠益疏，邪乘虚入也；治内虽宜静以养阴，若命门火衰，不能归元，则参、芪、桂、附在所必用，否则气不化水，终无补于阴也。

分条治咳法

肺咳，麻黄汤。心咳，桔梗汤。肝咳，小柴胡汤。脾咳，升麻汤。肾咳，麻黄附子细辛汤。胃咳，乌梅丸。胆咳，黄芩加半夏生姜汤。大肠咳，赤石脂禹余粮汤，不止，用猪苓分水散。小肠咳，芍药甘草汤。膀胱咳，茯苓甘草汤。三焦咳，钱氏异功散。

感风者，恶风自汗，鼻流清涕，脉浮，桂枝汤加防风、杏仁、前胡。感寒者，恶寒无汗，鼻流清涕，脉紧，二陈汤加紫苏、干葛、杏仁、桔梗。春月风寒所伤，头痛声重，金沸草散。夏月喘嗽，面赤脉洪，黄连解毒汤。秋月身热自汗，口干便赤，脉虚大，白虎汤。冬月风寒，形气病气俱实者，加减麻黄汤。感湿者，身体重痛，白术酒。热嗽，咽喉干痛，鼻出热气，痰浓腥臭，金沸草散去麻黄、半夏，加薄荷、枇杷叶、五味、杏仁、桑皮、贝母、茯苓、桔梗。乍寒亦嗽，乍热亦嗽，金沸草散、消风散并用。七情饥饱，邪气上逆，四七汤加杏仁、五味、桑皮、人参、麦冬、枇杷叶。饮冷致嗽，紫菀饮。嗽吐，痰食俱出，二陈汤加杏仁、枳壳、木香。食积痰嗽，二陈汤加瓜蒌、莱菔子、山楂、枳实、神曲。声哑，外感寒包热者，细辛、半夏、生姜，辛以散之；内伤火来克金者，为坏证，宜壮水清金。经年久嗽，服药不瘥，余无他证，与劳嗽异，一味百部膏。咳嗽烦冤，八味丸。咳而上气，喉中作水鸡声，射干麻黄汤。醋呛而嗽，猪胆汁浸甘草炙末，蜜丸，临卧茶清服二钱。食咸哮嗽，用白面二钱、砂糖二钱、轻粉四钱，糊，炒熟作饼食之，以吐为佳。肺胀，咳而上气，鼻扇抬肩，脉浮大者，越婢加半夏汤主之。肺胀燥喘，脉浮，心下有水，小青龙汤加石膏。肺胀而左右不得眠，此痰夹瘀血，碍气而病，四物加桃仁、青皮、竹沥、韭汁。

脉候

脉出鱼际，为逆气喘息。咳而脉虚，必苦冒。喘而气逆，脉数有热，不得卧，难治。上气喘嗽，面肿肩息，脉浮大者死。久嗽脉弱者生；实大数者死。上气喘嗽，脉滑，手足湿者生；脉涩，四肢寒者死。咳而脱形身热，脉小坚急以疾，死。咳嗽羸瘦，脉形坚大者死。咳嗽，脉沉紧者死，浮直者生，浮软者死，小沉伏匿者死。咳而呕，腹满泄泻，脉弦急欲绝者死。

● 【校注】

［1］岐伯曰……肺之合也：语出《素问·咳论》。

［2］皮毛先受邪气……浮肿者治其经：见《素问·咳论》。

［3］咳嗽烦冤者，肾气之逆也：语出《素问·示从容论》。

［4］肺欲辛：语出《素问·五脏生成》。

［5］辛走气，气病无多食辛：语出《素问·宣明五气》。

● 【评析】

咳嗽多因外邪犯肺，或脏腑内伤累及于肺所致。外感者，治以祛邪宣肺为主；内伤者，治宜调理脏腑、气血为主。

附：案

咳而上气，清火润肺、化痰理气皆不效。其肾脉大而软，此气虚，火不归元。用人参汤送八味丸而减，继以补中益气汤加桂、附，并八味丸而安。

经年久嗽，其脉不数不虚，唯右寸浮大而滑，是风痰未解，以每服酸收，故久而弥甚。用麻黄、杏仁、半夏、前胡、桔梗、甘草、橘红、苏子数剂而愈。

三年久嗽，服药无效。其上唇白点如粃[1]者十余处，问其饥时，胸中大痛，此虫啮其肺。用一味百部膏加乌梅、槟榔，不十日而痛若失，咳亦止矣。令人从净桶中视之，有寸白虫四十余条，自后不发。

● 【校注】

[1] 粃：碎米。

喘

● 【原文】

（喘者，促促气急，喝喝痰声，张口抬肩，摇身撷肚。短气者，呼吸虽急而不能接续，似喘而无痰声，亦不抬肩，但肺壅而不能下。哮者，与喘相类，但不似喘开口出气之多，而有呀呷之音。呀，口闭；呷，口开，开口闭口皆有音声，以痰结喉间，与气相击，故作声也。）

《经》曰：诸病喘满，皆属于热[1]。（寒病则气衰而息微，热病则气盛而息粗。）秋脉不及，则令人喘，呼吸少气[2]。（秋脉不及，肺金虚也。肺虚则短气，故呼吸少气。）劳则喘息汗出[3]。（疲劳过度，则阳气动于阴分，故上奔于肺而喘，外达于表而汗。）邪入六腑则身热，不时卧，上为喘呼[4]。（外伤于邪，则阳受之而入腑，阳邪在表，故身热。不时卧者，不以时卧也。邪盛则实，故为喘呼也。）二阳之病发心脾，其传为息贲[5]。（二阳，阳明也，胃与大肠也。心脾为子母，故胃病必传于脾，脾受伤必窃母气以自救，则心亦病也。土不能生金，而心火复刑之，则肺伤，故息上贲而喘急。）肝脉若搏，因血在胁下，令人喘逆[6]。（肝为血海，血瘀则脉搏，木病则气上，故为喘逆。）肾者水脏，主津液，主卧与喘也[7]。（肾主纳气，肾水不足，虚火上越，则不得静而卧乃动而喘也。）喘咳者，是水气并阳明也[8]。（土虚不能制水，则水邪泛滥并于胃腑，气道不利，故为喘咳。）夜行则喘出于肾，淫气病肺。（喘属气病，在阳也。阴受气于夜，主静。夜行则劳动，肾主阴气，故喘出于肾。阴伤阳盛，故病肺。）**有所堕恐，喘出于肝，淫气害脾。**（堕恐者，伤筋损血，故喘出于肝。木淫乘土，故害脾也。）**有所惊恐，喘出于肺，淫气害心。**（惊恐则神气散乱，肺藏气，故喘出于肺；心藏神，故淫气伤之。）**渡水跌仆，喘出于肾与骨**[9]。（水气通于肾，跌仆伤于骨，故喘出焉。）**总不越乎火逆上而气不降也。夹虚者，非子母情牵即仇。仇肆虐，害乎肺金之气，使天道不能下济而光明者，孰非火之咎耶？然火分虚实，丹溪曰：虚火可补，参、芪之属；实火可泻，芩、连之属**[10]**。巢氏、严氏止言实热，独王海藏云：肺气果盛，则清肃下行，岂复为喘？皆以火烁真气，气衰而喘。所谓盛者非肺气也，肺中之火也**[11]**。斯言真高出前古。**

气虚而火入于肺者，补气为先，六君子汤、补中益气汤。阴虚而火来乘金者，壮水为亟，六味地黄丸。风寒者解其邪，三拗汤、华盖散。湿气者利其水，渗湿汤。暑邪者涤其烦，白虎汤、香薷汤。肺热者清其上，二冬、二母、甘、桔、栀、芩。痰壅者消之，二陈汤。气郁者疏之，四七汤。饮停者吐之，吐之不愈，木防己汤主之。火实者清之，白虎汤加蒌仁、枳壳、黄芩。肺壅而喘，保金化毒，苡仁、桔梗、甘草节、贝母、防风、银花、橘红、麦冬。肺胀而喘，利水散邪（肺胀之状，咳而上气，喘而烦躁，目如脱状），脉浮大者，越婢加半夏汤；脉浮者，心下有水，小青龙汤加石膏主之。肾虚火不归经，导龙入海，八味丸。肾虚水邪泛滥，逐水下流，金匮肾气丸。哮证，由痰火郁于内、风寒束其外，或因坐卧寒湿，或因过食酸咸，或因积火熏蒸，病根深久，难以速愈，须避风寒、节厚味，禁凉剂，恐风邪难解，禁热剂，恐痰火易升，理气疏风，勿忘根本，为善治也。苏子、枳壳、桔梗、防风、半夏、瓜蒌、茯苓、甘草，冬月风甚加麻黄，夏月痰多加石膏，夹寒多用生姜。哮发冬初者多，先于八九月未寒之时，用大承气下其热，至冬寒，则无热可包，乃为妙法。

脉候

喘逆上气，脉数有热，不得卧者死。上气，面浮肿肩息，脉浮大者危。上气，喘息低昂，脉滑，手足温者生；脉涩，四肢寒者死。右寸沉实而紧，为肺感寒邪，亦有六部俱伏者，宜发散则热退而喘定。喘脉宜浮迟，不宜急疾。

● 【校注】

[1] 诸病喘满，皆属于热：《素问·至真要大论》中无此说，与此相关的有"诸胀腹大，皆属于热""诸痿喘呕，皆属于上"。

[2] 秋脉不及……呼吸少气：语出《素问·玉机真脏论》："帝曰：秋脉太过与不及，其病皆何如？岐伯曰：太过则令人逆气而背痛，愠愠然；其不及则令人喘，呼吸少气而咳，上气见血，下闻病音。"

[3] 劳则喘息汗出：语出《素问·举痛论》。

[4] 邪入六腑则身热……上为喘呼：见《素问·太阴阳明论》。

[5] 二阳之病发心脾，其传为息贲：语出《素问·阴阳别论》："二阳之病发心脾，有不得隐曲，女子不月；其传为风消，其传为息贲者，死不治。"

[6] 肝脉若搏……令人喘逆：语出《素问·脉要精微论》："肝脉搏坚而长，色不青，当病坠若搏，因血在胁下，令人喘逆。"

[7] 肾者水藏……主卧与喘也：语出《素问·逆调论》。

[8] 喘咳者，是水气并阳明也：语出《素问·示从容论》。

[9] 夜行则喘出于肾……喘出于肾与骨：语出《素问·经脉别论》。

[10] 丹溪曰……芩、连之属：见《丹溪心法·火》。

[11] 王海藏云……肺中之火也：见《此事难知·喘论》："肺气果盛，又为有余，则当清肃下行而不喘。以其火入于肺，衰与不足而为喘焉，故言盛者，非言肺气盛也，言肺中之火盛也；言有余者，非言肺气有余也，言肺中之火有余。"

● 【评析】

喘证，又称喘逆、喘促，古称上气、喘息。以呼吸急促为主症。五脏病证皆可致喘，但与肺肾关系尤为密切。证有虚实之分，实证多由六淫所伤，或痰饮等病邪内伏，肺气为之不利所致，治以祛邪降逆为主；虚证多为素体虚弱，元气亏损，肺气失主，肾不纳气所致，治以培本摄纳为主。如喘而声高气粗，喉中痰鸣如拉锯者，称为哮或哮喘，此多呈反复发作性，治宜扶正祛邪并用，发作时祛邪涤痰平喘，缓解时培补脾肾。

附：案

喘急多痰，坐不能卧，俯不能仰，两尺独大而软，是上盛下虚。用地黄丸一两，以桔梗三钱，枳壳二钱，甘草、半夏各一钱，煎汤送下，数剂而安。

中气大虚，发热自汗，喘急，脉大而数，按之如无。此内有真寒，外见假热。宜理中汤冷饮。

某媛，中气素虚，食少神倦，春初，忽喘急闷绝，手足俱冷。此气虚极而金不清肃，不能下行。急宜温补，人参一两，干姜、熟附各三钱，白术五钱，遂苏。

某媛，久嗽而喘，顺气化痰、清金降火俱不效。一日喘甚，烦躁，目则胀出，鼻则鼓扇，脉则浮而且大，肺胀无疑矣。用越婢汤加半夏汤，再剂而愈，继以参、术补之，助养金气，使清肃下行。

十年哮嗽，百药无功，两寸数而涩。涩者，痰火风寒久久盘踞，根深蒂固矣，须补养月余，行吐下之法，再补再吐下，乃愈。

痹

● 【原文】

《经》曰：风寒湿三气杂至，合而为痹也。（痹，闭也。风寒湿杂合，则壅闭经络，血气不行，乃为痹也。）**其风气胜者为行痹。**（风善行而数变，故行而不定，凡走注、历节疼痛，俗名流火是也。）**寒气胜者为痛痹。**（寒气凝结，阳气不行，故痛甚，俗名痛风是也。）**湿气胜者为着痹。**（肢体重着不移，或痛或不仁，湿从土化，病多发于肌肉，俗名麻木是也。）**以冬遇此者为骨痹，以春**

遇此者为筋痹，以夏遇此者为脉痹，以至阴遇此者为肌痹，以秋遇此者为皮痹[1]。（即风寒湿三痹，又以所遇之时、所客之处而命其名，非三痹外别有五痹也。）**骨痹复感邪则舍**（邪入而居之也）**肾，筋痹复感邪则舍肝，脉痹复感邪则舍心，肌痹复感邪则舍脾，皮痹复感邪则舍肺[2]。肺痹者，烦满，喘而呕。**（肺在上焦，其脉循胃口，故烦满喘呕也。）**心痹者，脉不通，烦则心下鼓，暴上气而喘，嗌干善噫，厥气上则恐。**（心合脉而痹气居之，故脉不通。心脉起心中，支者上夹咽，直者上肺，故鼓喘嗌干而噫。厥气，阴气也，心火衰则邪乘之，故神怯而恐。）**肝痹者，夜卧则惊，多饮，数小便。**（肝藏魂，肝气痹则魂不安，故卧则惊。肝脉下者过阴器，抵少腹，故数便。）**肾痹者，善胀，尻以代踵，脊以代头。**（肾者胃之关，肾气痹则阴邪乘胃，故善胀。尻代踵，足挛不能伸也。脊代头，身偻不能直也，肾脉入跟贯脊，故病是。）**脾痹者，四肢懈惰，发咳呕汁，上为大塞[3]。**（脾主四肢，故懈惰。其脉络胃、上膈、夹咽，气痹不行，故咳呕，甚则上焦痞隔，为大塞不通也。）**肠痹者，数饮而出不得，中气喘争，时发飧泄。**（肠兼大小肠言。痹则下焦之气不化，故数饮而小便不得出。小便不出，则本末俱病，故与中气喘争，致清浊不分而时发飧泄。）**胞痹者，少腹膀胱按之内痛，若沃以汤，涩于小便，上为清涕[4]。**（胞者，膀胱之脬也。膀胱气闭，故按之痛。水闭则蓄而为热，故若沃汤，涩小便也。膀胱之脉从巅入络脑，故上为清涕。）

治行痹，散风为主，御寒利湿仍不可废，大抵参以补血之剂，盖治风先治血，血行风自灭也。治痛痹，散寒为主，疏风燥湿仍不可缺，大抵参以补火之剂，非辛温不能释凝寒也。治着痹，利湿为主，祛风解寒亦不可缺，大抵参以补脾补气之剂，盖土强可以胜湿，气足自无顽麻也。

筋痹，即风痹，游行不定，上下左右，随其虚邪与血气相搏，聚于关节，或赤或肿，筋脉弛纵，古称"走注"，今名"流火"，防风汤、如意通圣散、桂心散、没药散、虎骨丸、十生丹、乳香应痛丸。脉痹，即热痹，脏腑移热，复遇外邪，客搏经络，留而不行，故瘅[5]痹，肌肉热极，唇口裂，肤色变，升麻汤。肌痹，即着痹、湿痹，留而不移，汗多，四肢缓弱，皮肤不仁，精神昏塞，今名"麻木"，神效黄芪汤。皮痹，邪在皮毛，瘾疹风疮，搔之不痛，宜疏风养血。骨痹即寒痹、痛痹，痛苦切心，四肢挛急，关节浮肿，五积散。肠痹，五苓散加桑皮、木通、麦冬。胞痹，肾着汤、肾沥汤。五脏痹，五痹汤，肝痹加枣仁、柴胡；心痹加茯神、远志、麦冬、犀角；脾痹加厚朴、枳实、砂仁、神曲；肺痹加半夏、紫菀、杏仁、麻黄；肾痹加独活、官桂、杜仲、牛膝、黄芪、萆薢。

脉候

大而涩为痹。脉急亦为痹。肺脉微为肺痹。心脉微为心痹。右寸沉而迟涩为皮痹。左寸结不流利，为血痹。右关脉举按皆无力而涩，为肉痹。左关弦紧而数，浮沉有力，为筋痹。

● 【校注】

［1］《经》曰……以秋遇此者为皮痹：语出《素问·痹论》。

［2］骨痹复感邪则舍肾……皮痹复感邪则舍肺：语出《素问·痹论》："岐伯曰：五脏皆有合，病久而不去者，内舍于其合也。故骨痹不已，复感于邪，内舍于肾；筋痹不已，复感于邪，内舍于肝；脉痹不已，复感于邪，内舍于心；肌痹不已，复感于邪，内舍于脾；皮痹不已，复感于邪，内舍于肺。所谓痹者，各以其时重感于风寒湿之气也。"

［3］塞：原为"寒"。疑误。

［4］肺痹者……上为清涕：语出《素问·痹论》。

［5］瘤（qún）：《中华字海》：麻木。《素问·五常政大论》谓："中满不食，皮瘤肉苛，筋脉不利，甚则胕肿身后痈。"

● 【评析】

痹证，一指风寒湿邪侵袭经络、肌肉、骨节，痹阻气血，引起关节、肌肉酸痛，甚则活动不利的病证，如称为行痹、痛痹、湿痹等证。二指病邪痹阻脏腑经络所致的各种病证，如痛风、走注、心痹、肝痹、脾痹、肺痹、肾痹、胞痹、肠痹等病证。治疗总以祛邪通络、扶正疏经为要。

痿

（手足痿软而无力，百节缓纵而不收）

● 【原文】

《经》曰：肺热叶焦，则皮毛虚弱急薄，著则生痿躄也。（肺痿者，皮毛痿也。盖热乘肺金，内为叶焦，外为皮毛虚弱急薄，若热气留着，入于筋脉、骨肉则生痿躄。躄者，足弱不能行也。）心气热则下脉厥而上，上则下脉虚，虚则生脉痿。枢折挈，胫纵而不任地也。（心痿者，脉痿也。心热则火炎，故三阴在下之脉亦皆厥逆而上，上逆则下虚乃生。脉痿者，四肢关节之处如枢纽之折而不能提挈，足胫缓纵而不能任地也。）肝气热则胆泄口苦，筋膜干则筋急而挛，发为筋痿。（肝痿者，筋痿也。胆附于肝，肝热则胆泄，故口苦。筋膜受热则血液干，故拘挛而为筋痿也。）脾气热则胃干而渴，肌肉不仁，发为肉痿。（脾痿者，肉痿也。脾与胃以膜相连而开窍于口，故脾热则胃干而渴。脾主肌肉，热蓄于内则精气耗伤，故肌肉不仁而为肉痿。）肾气热则腰脊不举，骨枯而髓减，发为骨痿。（肾痿者，骨痿也。腰者肾之府，其脉贯脊，主骨髓，故肾热而为病。）肺为脏之长、心之盖，有所失亡，所求不得，则发肺鸣，鸣则肺热叶焦。（失亡不得则悲哀动中而伤肺，气郁生火，故呼吸有声而发肺鸣。金病则失清肃之化，故热而叶焦。）五脏因肺热叶焦发为痿躄。（肺主气以行营卫，为相傅以节制五脏，则一身皆治，五脏之痿皆因于肺者，以气热则五脏之阴皆不足，此痿躄所以生于肺也。五痿总名痿躄。）治痿独取阳明。阳明者，五脏六腑之海，主润宗筋。宗筋主束骨而利机关也。（阳明胃土，主纳水谷、化精微以滋养表里，故为脏腑之海，而下润宗筋。宗筋者，前阴所聚之筋也，为诸筋之会，凡腰脊、溪谷之筋，皆聚于此，故主束骨而利机关也。）故阳明虚则宗筋纵、带脉不引，故足痿不用也[1]（阳明虚则血气少，不能润养宗筋，故弛纵。宗筋纵则带脉不能收引，故足痿不用，所以当治阳明也。）治法之独取阳明者，《灵枢》所谓真气所受于天，与谷气并而充身[2]。阳明虚则五脏无所禀，不能行血气、濡筋骨、利关节，故百体中，随其不得受水谷处，不用而为痿也。丹溪云：泻南方则肺金清而东方不实，何胃伤之有？补北方则心火降而西方不虚，何肺热之有[3]？斯言当矣。然若胃虚减食，宜用芳香辛温，如藿香养胃汤，若拘泻南之说，则胃愈伤矣。

心热脉痿：铁粉、银箔、黄连、苦参、胆草、牛黄、龙齿、秦艽、白鲜皮、丹皮、地骨皮、犀角之属。

肝热筋痿：生地、天冬、百合、白蒺、杜仲、萆薢、菟丝、川膝、防风、黄芩、黄连。

脾热肉痿：二术、二陈、霞天胶。

肾热骨痿：金刚丸、牛膝丸、加味四斤丸、煨肾丸。

肺热痿：黄芪、天麦冬、石斛、百合、山药、杏仁、犀角、通草、桔梗、枯芩、山栀、秦艽。

夹气热：健步丸加黄柏、苍术、黄芩，或清燥汤。

湿痰：二陈、二妙、竹沥、姜汁。

血虚：四物汤、二妙散、补阴丸。

气虚：四君子汤合二妙散。

气血俱虚：十全大补汤。

食积：木香槟榔丸。

死血：桃仁、红花、蓬术、山甲、四物汤。

实而有积：三化汤、承气汤。

肾肝下虚：补益肾肝丸、神龟滋阴丸、补益丸、虎潜丸。

● 【校注】

[1]《经曰》……故足痿不用也：见《素问·痿论》。

[2]真气所受于天，与谷气并而充身：语出《灵枢·刺节真邪》："真气者，所受于天，与谷气并而充身也。"

[3]丹溪云……何肺热之有：见《局方发挥》。

● 【评析】

痿证是以四肢痿软无力，日久不用而致肌肉萎缩，不能随意运动为主症的病患。其病因有五脏之热，肺热叶焦，又有阳明经脉虚血气少，失于濡养宗筋，或劳累过度、居住潮湿等，均可导致本证。治法有"独取阳明"，清热润燥、燥湿化痰、行瘀通络、益气养血、补益肝肾等。

附：案

八年痿废，六脉有力，饮食如常，此实热内蒸，心阳独亢，证名脉痿。用承气汤而下，再用大承气而又下，四肢能展动，更用连、芩、大黄、蜜丸，参汤送，而积滞尽，继以三才膏而愈。

四年不起床，其脉大而无力，此营卫交虚。以十全大补加秦艽、熟附，朝服之，夕用八味丸加牛膝、杜仲、远志、萆薢、虎骨、龟板、黄柏，温酒送而安。

惊

● 【原文】

《经》曰：东方青色，入通于肝，其病发惊骇[1]。（肝应东方，于象为风，风木多振动，故病惊骇。）又曰：足阳明之脉病，恶人与火，闻木音则惕然而惊者，土恶木也[2]。（阳明多气多血，血气壅则热，热则恶火；阳明气厥则为忧惊，故恶人之烦扰也。）

按：外有危险，心胆怯者，触而易惊；气郁生涎，涎与气搏，变生诸证，或短气，或自汗：并宜温胆汤，呕则以人参代竹茹。眠多异梦，随即惊觉：温胆汤加枣仁，以金、银煎下，或镇心丹、远志丸、妙香散、琥珀养心丹、定志丸。卧多惊魇，口中有声：珍珠母丸、独活汤。外物卒惊：宜行镇重，黄连安神丸。热郁生痰：寒水石散。气郁生痰：加味四七汤。丹溪曰：惊则神出于

　　　　　　　　　　　　　何元长医著二种校评

舍，舍空，得痰涎系于胞络之间[3]，控涎丹加辰砂、远志。

脉候

寸口脉动为惊。惊者，其脉止而复来。（其人目睛不转，不能呼气。）

● 【校注】

[1]《经》曰……其病发惊骇：语出《素问·金匮真言论》：“东方青色，入通于肝，开窍于目，藏精于肝，其病发惊骇。”

[2]又曰……土恶木也：见《素问·阳明脉解》。

[3]丹溪曰……得痰涎系于胞络之间：语出《丹溪心法·惊悸怔忡》：“假如病因惊而得，惊则神出其舍，舍空则痰生也。”

● 【评析】

惊，指遇事易惊，或无故自惊的表现。多因心病所致，但亦可因肝胆脾胃病，或肾虚所致。治法有清心养血、温胆祛痰、补肾定志等。

悸
（悸，心忪也，筑筑然跳动也）

● 【原文】

《经》曰：心痹者，脉不通，烦则心下鼓[1]。（闭而不通，病热郁而为涎，涎盛则烦。心下鼓动，跳动如击鼓也。五痹汤加茯神、远志、半夏。）又经文及《原病式》云：水衰火旺，心胸躁动[2]，天王补心丹主之。《伤寒论》曰：心为火而恶水，水停心下，筑筑然跳动，不能自安[3]，半夏麻黄丸、茯苓饮子。汗、吐、下后，正气虚而悸，不得卧者，温胆汤。丹溪责之虚与痰[4]，辰砂远志丸，有饮者，控涎丹。总不外乎心伤火动，火郁而生涎也。

[1] 心痹者……烦则心下鼓：语出《素问·痹论》。

[2] 水衰火旺，心胸躁动：语出《素问玄机原病式·火类》："由水衰火旺，而犹炎之动也，故心胸躁动，谓之怔忡，俗云心忪，皆为热也。"

[3] 心为火而恶水……不能自安：此说非出自《伤寒论》。语出《伤寒明理论·悸》："其停饮者，由水停心下，心为火而恶水，水既内停，心不自安，则为悸也。"

[4] 丹溪责之虚与痰：见《丹溪心法·惊悸怔忡》附录："心虚而郁痰，则耳闻大声，目击异物，遇险临危，触事丧志，心为之忤，使人有惕惕之状，是则为惊；心虚而停水，则胸中渗漉，虚气流动，水既上乘，心火恶之，心不自安，使人有怏怏之状，是则为悸。"

● 【评析】

本节所述"悸"，是指心悸，又称心忪、怔忡，是以心动不宁或又恐惧不安为主症的病证。多因气血虚损，心失所养，或痰饮内停，水气凌心，或气滞火郁，心血瘀阻等导致。治宜祛邪扶正，宁心安神。

恐

● 【原文】

《经》曰：**在脏为肾，在志为恐**[1]。又云：**精气并于肾则恐**[2]。（恐者，肾之情志，他脏亦莫不由于肾也。）**肝藏血，血不足则恐**[3]。（肝为肾之子，水强则胆壮，水薄则血虚而恐矣。）**胃为恐**[4]。（胃为土，肾属水，土邪伤水则为恐也。）**心怵惕思虑则伤神，神伤则恐惧自失**[5]。（心藏神，神伤则心怯，故恐惧自失，火伤水故也。）

治肾伤者，宜味厚，枸杞、远志、地黄、山茱萸、茯神、牛膝、杜仲。治肝胆者，宜养阴，枣仁、山萸、丹皮、白芍、甘草、龙齿。治阳明者，壮其气，四君子汤倍茯苓。治心君者，镇其神，朱砂、琥珀、犀角、金银箔、龙齿。

● 【校注】

[1] 在脏为肾，在志为恐：见《素问·阴阳应象大论》。

[2] 精气并于肾则恐：语出《素问·宣明五气》："五精所并：精气并于心则喜，并于肺则悲，并于肝则忧，并于脾则畏，并于肾则恐，是谓五并，虚而相并者也。"

[3] 肝藏血，血不足则恐：见《素问·调经论》："血有余则怒，不足则恐。"《灵枢·本神》："肝藏血，血舍魂，肝气虚则恐，实则怒。"

[4] 胃为恐：语出《素问·宣明五气》："胃为气逆，为哕，为恐。"

[5] 心怵惕思虑则伤神，神伤则恐惧自失：《灵枢·本神》："心怵惕思虑则伤神，神伤则恐惧自失，破䐃脱肉，毛悴色夭，死于冬。"

● 【评析】

恐为七情之一，因恐惧过度引致脏腑病变，常见为肝、肾受损。治宜补养定志。

附：案

一儒久困场屋，吐衄，尪羸，梦斗争恐怖，过劳即发，用补心安神不效。盖魂藏于肝，肝藏血，作文苦、衄血多则魂失养，故交睫即魇[1]。非峻补不可，而草木力薄，以酒溶鹿角胶，空腹服之，久而安。以其补精血，血旺则神自安也。

● 【校注】

[1] 魇（yǎn）：梦魇。指梦中遇可怕的事而呻吟、惊叫。

健忘

● 【原文】

《经》曰：上气不足，下气有余，肠胃实而心气虚，虚则营卫留于下，久之不以时上，故善忘[1]。（上气者，心家之清气也；下气者，肠胃之浊气也。营卫留于下，则肾中之精气不能时时上交于心，故健忘。）肾盛怒而不止则伤志，志伤则喜忘其前言[2]。（怒本肝之志，而亦伤肾者，肝肾为子母，气相通也，肾藏志，志伤则意失，而善忘其前言也。）血并于下，气并于上，乱而善忘[3]。（血并于下则无以养其心，气并于上则无以充其肾，水下火上，坎离不交，乱其揆度，故喜忘也。）按：《经》旨健忘证俱责之心肾不交，心不下交于肾，浊火乱其神明；肾不上交于心，精气伏而不用。火居上则因而生痰，水居下则因而生躁，纷扰不宁，乃为健忘。故补肾而使之时上，养心而使之善下，则神气清明，志意常治。

思虑过度：归脾汤。精神衰倦：人参养荣汤，宁志膏。痰迷心窍：导痰汤送寿星丸。心肾不交：朱雀丸。

● 【校注】

[1]《经》曰……故善忘：语出《灵枢·大惑论》："上气不足，下气有余，肠胃实而心肺虚，虚则营卫留于下，久之不以时上，故善忘也。"

[2]肾盛怒而不止则伤志，志伤则喜忘其前言：语出《灵枢·本神》。

[3]血并于下……乱而善忘：语出《素问·调经论》："血并于下，气并于上，乱而喜忘。"

● 【评析】

健忘，又称善忘、喜忘、多忘，是指记忆力减退，遇事易忘的病证。多因心、肾、脑髓不足导致。治宜养心补肾健脑。然亦有因邪气干犯神明，或上犯清窍而致喜忘，常见有痰热、瘀热等，如《伤寒论》中阳明蓄血证，即症见喜忘。治宜清热、化痰、逐瘀。

不得卧

● 【原文】

《经》曰：卫气不得入于阴，常留于阳。留于阳则阳气满而阳跷盛，不得入于阴则阴气虚，故目不瞑矣[1]。（行阳则寤，行阴则寐，此其常也。失其常则不得静而藏魂，目不得瞑。）胃气下行，逆则不得从其道，故不卧。故曰胃不和则卧不安[2]。（寤从阳而主上，寐从阴而主下，胃气上逆，则壅于肺而息有音，不得从其阴阳之道，故卧不安也。）又曰：卧则喘者，水气之客也。夫水者，循津液而流。肾者水脏，主津液，主卧与喘也[3]。（卧则喘者，亦不得卧也。水病者，其本在肾，其末在肺，故不得卧而喘。）不寐之故，大约有五。气虚：六君子加枣仁、黄芪。阴虚：血少心烦，枣仁、生地、米煎。痰滞：温胆汤加南星、枣仁、雄黄末。水停：轻者，六君子加菖蒲、远志、苍术，重者控涎丹。胃不和：橘、半、茯苓、石斛、甘草、神曲、山楂。

● 【校注】

[1]《经》曰……故目不瞑矣：见《灵枢·大惑论》。

[2]胃气下行……胃不和则卧不安：语出《素问·逆调论》："阳明者胃脉也，胃者六府之海，其气亦下行，阳明逆不得从其道，故不得卧也。《下经》曰：胃不和则卧不安。此之谓也。"《下经》指上古经。

[3]卧则喘者……主卧与喘也：见《素问·逆调论》。

● 【评析】

不得卧，又称不寐、不得眠、失眠，是以睡眠时经常难以入眠，或睡眠短浅易醒，甚则整夜不能入眠为主症的病证。多因阴血亏损，中气不足，心脾两虚所致，治宜补养气血，宁心安神。亦可因外感时邪和内邪阻逆所致，如里热烦躁、痰浊内阻、肝胆火扰、胃中不和等，治宜祛邪安神。

不能食

● 【原文】

许学士云：不能食者，不可全作脾治，肾气虚弱，不能消化饮食，譬之釜中水谷，下无火力，何能热熟[1]？严用和云：房劳过度，真阳衰弱，不能上蒸脾土，中州不运，以致饮食不进，或胀满痞塞，或滞痛不消，此须补肾。气若壮，丹田火盛，上蒸脾土，脾土温和，中焦自治，而能食矣[2]。

脾胃俱坤顺之德，有乾健之运，故坤德或惭，补土以培其卑监；乾健稍弛，益火以助其运输。盖土强则出纳自如，火强则转输不息。火者土之母也，虚则补母，治病之常经也。脾虚：四君子汤、补中益气汤。补之不效，当补其母：八味丸、二神丸。夹痰宜化：六君子汤；夹郁宜开：育气汤；仇木宜安：异功散加木香、沉香。子金宜顾：肺金虚则盗窃土母之气以自救，而脾益虚，甘、桔、参、苓之属。

● 【校注】

[1]许学士云……何能热熟：见《普济本事方·心小肠脾胃病》："此病不可全作脾虚。盖因肾气怯弱，真元衰劣，自是不能消化饮食，譬如鼎釜之中，置诸米谷，下无火力，虽终日米不熟，其何能化？"许学士即许叔微，宋代医家。字知可，真州白沙（今江苏仪征）人。绍兴二年科举考试中进士，曾任集贤院学士。对《伤寒论》颇有研究，著有《伤寒百证歌》《伤寒发微论》《伤寒九十论》等。

[2]严用和云……而能食矣：见《济生方·五脏门·脾胃虚实论治》："房劳真阳衰虚，坎火不温，不能上蒸脾土，冲和失布，中州不运，是致饮食不进，胸不食而胀满，或已食而不消，大腑溏泄，此皆真火衰虚，不能蒸蕴脾土而然。古人云不如补脾，余谓补脾不若补肾，肾气若壮，丹田火经上蒸脾土，

　　　　　　　　　　　　　何元长医著二种校评

脾土温和，中焦自治，膈开能食矣。"严用和，南宋医家。字子礼，庐山人。于 1253 年编成《济生方》10 卷。

● 【评析】

不能食，指食欲减退，甚则不进饮食的病证。证有虚实，实证多因邪气积聚，或宿食内滞所致，治宜祛邪消导；虚证多为脾胃虚弱，肾阳不足所致，治以健脾温肾。

附：案

累劳积郁，饱闷不食，凡消食、理气、行痰、开郁、清火皆不效。其脉大而软，两尺如丝，明是火衰不能生土，用六君子汤加益智、干姜、肉桂，继加附子兼八味丸而安。

腹闷，唯食粥，偶食蒸饼，遂发热作渴，头痛呕逆，或认伤寒，或化食破气俱不效。其脉无停滞之象，按之软且涩，是脾土大虚之候也，用四君子加沉香、炮姜而安。

汗

（睡则汗出，醒则倏收曰盗汗；不分寤寐，不因劳动，自然汗出曰自汗）

● 【原文】

《经》曰：阳气有余为身热无汗，阴气有余为多汗身寒[1]。（阳有余者阴不足，故身热无汗；阴有余者阳不足，故多汗身寒。以汗本属阴也。）**饮食饱甚，汗出于胃；惊而夺精，汗出于心；持重远行，汗出于肾；疾走恐惧，汗出于肝；摇体劳苦，汗出于脾**[2]。**血之与气**[3]，**异名同类，故夺血者无汗，夺汗者无血**[4]。（夺则重伤其阴，主死。夺者，迫之使出。）**肾病者，寝汗憎风**[5]。（肾伤则阴虚，故寝而盗汗出也。）

按：心之所藏，在内者为血，在外者为汗。汗者，心之液也，而肾主五液，故汗证未有不由心肾虚而得者。心阳虚不能卫外而为固，则外伤而自汗；肾阴虚不能内营而退藏，则内伤而盗汗。然二汗又分冷热，因寒气乘阳虚而发者，汗必冷；因热气乘阴虚而发者，汗必热。然热火过极，反兼胜己之化而为冷者亦有之，此又不可不察。

肺虚者，固其皮毛，黄芪六一汤、玉屏风散。脾虚者，壮其中气，补中益气汤、四君子汤。心虚者，益其血脉，当归六黄汤；肝虚者，禁其疏泄，白芍、枣仁、乌梅；肾虚者，助其封藏，五味、山萸、龙骨、牡蛎、地骨皮、远志、首乌、五倍子。

● 【校注】

[1]《经》曰……阴气有余为多汗身寒：语出《素问·脉要精微论》。

[2]饮食饱甚……汗出于脾：语出《素问·经脉别论》。

[3]气：原为"汗"。疑误。

[4]血之与气异名同类……夺汗者无血：语出《灵枢·营卫生会》。

[5]肾病者，寝汗憎风：语出《素问·脏气法时论》："肾病者，腹大胫肿，喘咳身重，寝汗出，憎风。"

● 【评析】

汗证指汗出异常的证候，可分自汗、盗汗两类。自汗多为气虚，责之于肺脾；盗汗多为阴虚，责之于心肾。然亦有阳气衰亡而致冷汗出，或里热盛而热汗出，或正气奋起欲祛邪外出之战汗等，当辨证治之。

黄疸

● 【原文】

《经》曰：溺黄赤，安卧者，黄疸。(《论疾诊尺》篇曰：身痛色微黄，齿垢黄，爪甲黄，黄疸也。溺黄赤，安卧，脉小而寒，不嗜食[2]。《正理论》谓其得之女劳也。）**已食如饥者，胃疸。**（消谷善饥，胃有热也。《论疾诊尺》篇曰：脉小而涩，不嗜食，寒也。）**目黄者，曰黄疸**[1]。（目者，宗脉所聚，诸经有热上熏于目，故黄。）

黄者，中央戊己之色，故黄疸多属太阴脾经，脾不能胜湿，复夹火热，则郁而生黄，譬之盦[3]面，以湿物而当暑月，又加覆盖，湿热相搏，其黄乃成。然湿与热有别，湿家之黄，色暗不明；热家之黄，色光而润。又有脾肾虚寒，脉沉而细，身冷自汗，泻利溺白，此名阴黄，茵陈姜附汤、理中汤、八味丸。汗出染衣，色如蘖汁，此名黄汗，黄芪汤、芪芍桂苦酒汤。夹表者，脉浮，汗之而愈，桂枝加黄芪汤。夹里者，腹胀，下之而安，大黄硝石汤。食伤名谷疸，茯苓茵陈栀子汤。酒伤，名酒疸，葛花解醒汤加茵陈叶。若御女劳伤，则膀胱急而小便自利，微汗出而额上色黑，手足心热，发以薄暮，加味四君子汤、东垣肾疸汤。总以清热导湿为主，如茯苓渗湿汤。假令病久，脾衰胃薄，必以补中，宜参术健脾汤。

脉候

脉洪，泄利而渴者死。脉小，溺利不渴者生。疸毒入腹，喘满者死。年壮气实，脉大，易愈。老人气虚，脉微，难痊。

● 【校注】

［1］《经》曰……曰黄疸：语出《素问·平人气象论》。

［2］《论疾诊尺》篇曰……不嗜食：语出《灵枢·论疾诊尺》："寒热身痛而色微黄，齿垢黄，爪甲上黄，黄疸也，安卧，小便黄赤，脉小而涩者，不嗜食。"

［3］盦（ān）：覆盖义。《中华大字典》："覆盖物过性也。"

● 【评析】

黄疸是以目黄、皮肤黄、小便黄为主症的病证。一般分为阳黄、阴黄两大类，阳黄属实，湿热为患，治宜清热利湿；阴黄属虚，寒湿为患，治以健脾祛湿。本证可见于肝细胞损伤、坏死，胆道阻塞、胆汁郁滞、溶血性黄疸等疾病中。

霍乱

● 【原文】

《经》曰：太阴所至为中满，霍乱吐下。又曰：土郁之发，民病呕吐，霍乱注下。（此二条言受湿霍乱也，宜五苓散、理中丸之类。）热至则身热，霍乱吐下[1]。（此火热霍乱，宜香薷散。）清气在阴，浊气在阳，清浊相干，乱于肠胃，则为霍乱[2]。（此言厥气上逆，清浊不分，饮食不节，乃为霍乱。）

按：霍乱者挥霍变乱，起于仓猝，心腹大痛，呕吐泻利，憎寒壮热，头痛眩晕。先心痛则先吐，先腹痛则先泻，心腹俱痛吐泻并作，甚者转筋，入腹则毙。（转筋者，以阳明养宗筋，属胃与大肠，吐下顿亡津液，宗筋失养，必致挛缩，甚则舌卷囊缩，难治。）干霍乱者，心腹胀满搅痛，欲吐不吐，欲泻不泻，躁乱昏瞆，俗名"搅肠沙"。此由脾土郁极，不得发越，以致火热内扰；不可过攻，恐脾愈虚；不可过热，恐火愈炽；不可过寒，恐火捍格，古方用熬盐调童便，不独降火，兼能行血，最稳而妙。霍乱多起夏秋，皆外受暑热，内伤饮食所致。（虽冬月患之，亦由夏月伏暑也。）转筋者兼风木，建中加木瓜柴胡汤。厥冷、唇青兼寒气，建中加附子干姜汤。身热、烦渴、气粗兼暑热，桂苓白术散或香薷散。体重、骨节烦疼兼湿化，除湿汤。风暑合病，石膏理中汤。暑湿相搏，二香散。多食寒冷，六和汤倍藿香，煎成调苏合丸。情志郁结，七气汤。转筋逆冷，吴茱萸汤或通脉四逆汤。邪在上者宜吐，用盐汤热饮探之。吐利不止，元气耗散，或口渴喜冷，或恶寒逆冷，或发热烦躁、欲去衣被，此阴盛格阳，不得误认为热，理中汤，甚者附子理中汤、四逆汤，并宜冰冷与服。霍乱已透，余吐余泻未止，腹有余痛，宜一味报秋豆叶煎服，干者尤佳。

脉候

霍乱遍身转筋，肢冷腹痛欲绝，脉洪可治。脉微，舌卷囊缩者死。霍乱后，阳气已脱，或遗尿不知，或气少不语，或膏汗如珠，或大躁欲入水，或四肢不收，皆不可治。

● 【校注】

[1]《经》曰……霍乱吐下：见《素问·六元正纪大论》。

[2]清气在阴……则为霍乱：见《灵枢·五乱》。

● 【评析】

霍乱指突然剧烈吐泻、心腹绞痛的病证，多因外感六淫或饮食不节所致。又指剧烈吐泻而具有传染性的疾病，乃感受疫气所致。根据病因及症状不同，有干霍乱、湿霍乱、暑霍乱、热霍乱等名称。治以祛邪为主，然剧烈吐泻易伤及阳气阴液，则治当回阳救逆、益阴。本病可见于霍乱、副霍乱、急性胃肠炎、某些食物中毒等疾病，现代中医病名已逐步将霍乱限定于由霍乱弧菌引起的烈性传染病。

呕、吐、哕
（有声有物为呕，有物无声为吐，有声无物为哕）

● 【原文】

《经》曰：诸逆冲上，皆属于火；诸呕吐酸，皆属于热[1]。（火性炎上，故逆上皆属火。然诸脏诸经各有逆气，则阴阳虚实，各自不同，实火可泻，芩连之属；虚火可补，参芪之属。胃热则呕，而酸者肝之味也，火盛金伤，不能制木，则肝木自甚，在《素问》以为热者，言始受热中；东垣又以吐酸为寒者，言末传寒中也。总之，壮盛人多热，虚弱人多寒。）又曰：寒气客于肠胃，厥逆上出，故痛而呕[2]。（此《经》言呕，亦主寒客。）**食则呕者，物盛满而上溢**[3]。（脾不运化则满而呕，盖虚证也。）**足太阴病，舌本强，食则呕**[4]。（脾脉连舌本，故强而呕。）**故寒气与新谷气，俱还入于胃，新故相乱，真邪相攻，气并相逆，复出于胃，故为哕**[5]。（东垣以有声无物为哕，盖指干呕也。《经》所谓哕者，呃逆也。即其论针刺有云：病深者其声哕[6]。又曰：哕者，以草刺鼻，嚏而已，无息而疾迎引之，立已。大惊之，亦可已[7]。此皆治呃逆之法。）

古人以呕属阳明，多气多血，故有声有物，气血俱病也；吐属太阳，多血少气，故有物无声，血病也；哕属少阳，多气少血，故有声无物，气病也。独东垣以呕、吐、哕俱属脾胃虚弱，或寒气所客，或饮食所伤，致上逆而食不得下也。洁古老人从三焦分气、积、寒三因，上焦在胃口，上通天气，主纳而不出；中焦在中脘，上通天气，下通地气，主熟腐水谷；下焦在脐下，下通地气，主出而不纳。故上焦吐者，皆从于气，气者天之阳也，其脉浮而洪，其证食已即吐，渴欲饮水，治当降气和中；中焦吐者，皆从于积，有阴有阳，气食相假，其脉浮而弦，其证或先痛后吐，或先吐后痛，法当去积和气；下焦吐者，皆从于寒，地道也，其脉大而迟，其证朝食暮吐，暮食朝吐，小便清利，大便不通，法当通其闭塞，温其寒气。后世更分食刹则吐，谓之呕（刹者，顷刻也。食才入口即吐出，用小半夏汤）；**食入则吐，谓之暴吐**（食才下咽即便吐出，生姜橘皮汤）；**食已则吐，谓之呕吐**（食毕然后吐，橘皮半夏汤）；**食久则吐，谓之反胃**（食久则既入于胃矣，胃中不能别清浊、化精微则复反而出，水煮金花丸）；**食再则吐，谓之翻胃**（初食不吐，再食则吐，直从胃之下口翻腾吐出，易老紫沉丸）；**旦食暮吐，暮食朝吐**（积一旦之食至一时之久然后吐，此下焦病，半夏生姜大黄汤）。

总之，吐愈速则愈在上，吐愈久则愈在下。古方通用半夏、生姜，独东垣云：生姜止呕，但治表实气壅，若胃虚谷气不行，当补胃，推扬谷气，故小半夏汤不愈，宜大半夏汤。夹寒者，喜热恶寒，肢冷脉小，二陈汤加丁香、炮姜，或理中汤加枳实，并须水冷与服，冷则不吐。诸药不效，用红豆丸；夹热者，喜冷恶热，躁渴脉洪，二陈加黄连、栀子、竹茹、枇杷叶、干葛、生姜、

何元长医著二种校评

芦根汁；气滞者，胀满不通，二陈加枳实、沉香、木香；痰饮者，遇冷即发，俗名"冷涎泛"，先以姜苏汤下灵砂丹，继以顺气；食积者，消导乃安，枳实、厚朴、苍术、神曲、麦芽、山楂、砂仁。吐而诸药不效，必假重镇以坠之，灵砂丹、养正丹。吐而中气久虚，必借谷食以和之，宜焦白术、陈皮、茯苓、甘草、半夏、苡仁、陈米。先吐后泻，身热腹闷，名曰漏气，此因上焦伤风，邪气内着，麦门冬汤。二便不通，气逆不续，名曰走哺，此下焦实热，人参汤主之。干呕气逆，橘皮生姜汤。恶心胃伤，虚者，人参、橘红、茯苓、甘草、半夏、生姜；实者，枳壳、砂仁、橘红、半夏、白蔻、藿香。呕苦，邪在胆经，黄连、甘草、生姜、橘皮、柴胡。吐酸，责之肝脏，夹热者，左金丸加白蔻、生姜、竹茹、栀子；夹寒者，左金丸加丁香、干姜、白术、沉香。呕清水者，多气虚，六君子汤加赤石脂；吐蛔[8]虫者，皆胃冷，理中汤加川椒、槟榔，吞乌梅丸。

脉候

阳紧阴数为吐，阳浮而数亦为吐。寸紧尺涩，胸满而吐。寸口脉数者吐。紧而涩者难治。紧而滑者吐逆。脉弱而呕，小便利，身有微热，见厥者死。呕吐，胸脘大痛，色如青菜叶者死。

● 【校注】

［1］《经》曰……皆属于热：语出《素问·至真要大论》："诸逆冲上，皆属于火……诸呕吐酸，暴注下迫，皆属于热。"

［2］寒气客于肠胃……故痛而呕：语出《素问·举痛论》。

［3］食则呕者，物盛满而上溢：见《素问·脉解》。

［4］足太阴病，舌本强，食则呕：见《灵枢·经脉》。

［5］故寒气与新谷气……故为哕：语出《灵枢·口问》。

［6］病深者其声哕：语出《素问·宝命全形论》。

［7］哕者……亦可已：语出《灵枢·杂病》。

［8］蛦（tóng）：指黄色。《中华大字典》载："黄之色，光莹灿烂。"

● 【评析】

古代文献将呕与吐区分，现一般将胃内容物从口腔吐出者统称为呕吐。哕，指呃逆，又指干呕。呕吐哕总属胃气上逆，故治疗的通法是和胃降逆，然有虚实之分，实证多因外邪侵犯、宿食不消、痰饮停积等引起，治宜祛邪和胃；虚证多因脾胃虚弱所致，治当补益脾胃降逆。《伤寒论》中有胃气衰败而见哕者，病情危重，预后不佳。

附案

久患呕吐，气口脉大而软，此谷气少而药气多，且多犯辛剂，可以治表实气壅，不可以治中虚气弱，用人参、半夏、陈米、白蜜为剂而安。

夏月食瓜果多，得食辄呕，经二十日而困顿，手足如冰，其脉两尺按之有神，胃气亦不绝，此因中气本弱，复为寒冷所伤耳。用红豆丸而呕定，兼理中汤加丁香、沉香，十余日而安。

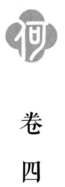

卷
四

附方二百八十一道（内新制者二道）

麻黄升麻汤　治大下后，脉沉迟，尺脉不至，咽喉不利，厥逆，泄利不止。

麻黄　升麻　干姜　桂枝　石膏　知母　黄芩　天冬　当归　白芍　白术　茯苓　葳蕤　甘草

麻黄连翘赤小豆汤　治瘀热在里，身目发黄，中湿身痛。

麻黄　连翘　赤小豆　杏仁　桑白皮　甘草　生姜　大枣

猪苓汤　治呕而渴，心烦不得眠，热在下焦，小便不利。

猪苓　泽泻　滑石　茯苓　阿胶

黄连阿胶汤　一名黄连鸡子汤。治温毒下利脓血，少阴烦躁不得卧。

黄连　阿胶　黄芩　芍药　鸡子黄　去渣，入胶入鸡子黄匀服。

黄芩半夏生姜汤　治干呕而利。

黄芩汤　加生姜、半夏

黄连犀角汤　治狐惑。

犀角（磨）　黄连　乌梅　木香（磨）

黄连泻心汤

黄连　生地　知母　甘草

升麻汤　治无汗而喘，小便不利而烦渴。

升麻　麻黄　石膏　黄芩　麦冬　大青　苍术　淡竹叶

升麻六物汤　治赤斑，口疮，赤烂。

升麻　栀子　大青　杏仁　黄芩　葱白

阳毒升麻汤　治阳毒赤斑，狂言，吐脓血。

升麻　犀角（磨）　射干　黄芩　人参　甘草

玄参升麻汤　治咽痛、发斑。

玄参　升麻　甘草

半夏桂甘汤　治非时暴寒伏于少阴，脉微弱，次必下利，一名肾寒。

半夏　桂枝　甘草　生姜

赤茯苓汤　治厥阴消渴，气上冲，吐下后身振摇，肉惕。

赤苓　陈皮　人参　白术　川芎　半夏

附子汤　治阴证脉沉身痛，少阴背恶寒，口中和。

附子　人参　白术　茯苓　白芍

甘草附子汤　治风温小便不利，大便反快。

炙草　附子　白术　桂枝

附子防风汤

附子　防风　柴胡　白术　桂心　干姜　茯苓　甘草　五味　生姜

霹雳散　治阴盛格阳，身冷，脉浮，烦躁欲水。

附子一只（炮）　同真腊茶一钱，研细末，分二服，水煎，入蜜一匙，冷服。

白通汤　少阴下利。

葱白　附子　干姜

正阳散　治阴毒，面青，四肢厥冷。

干姜五分　附子一钱　甘草五分　麝一分　皂荚一分　为末，煎服。

干姜黄芩黄连人参汤　治寒气内格，食入即吐，等分。

脾约丸　治津少，大便秘。

大黄　枳实　厚朴　白芍五钱　麻仁一两　杏仁三钱　蜜丸

金匮风引汤

大黄　干姜　龙骨　桂枝　甘草　牡蛎　凝水石　滑石　石膏　赤石脂　白石脂　紫石英

百合地黄汤　治百合病。

白合　生地汁　洗去白合白沫，先以水煎百合，入地黄汁，沸而服。

大青四物汤　一名阿胶大青汤，治赤斑。

大青　阿胶化　甘草　豉

黑膏　治温毒发斑，呕逆，使毒从皮中出。

生地二两六钱　好豉一两六钱　猪膏十两　合露之，煎令三分减一，绞去渣，入雄黄、麝香如豆大，搅和，分三服。

紫雪　治脚气及暑中三阳，所患必热，烦躁发斑。

升麻六钱　黄金十两　寒水石　石膏四两八钱　犀角一两　羚角一两　玄参一两六钱　沉香　木香　丁香五钱　甘草八钱　水五钟，煮金至三钟，去金，入药煎至一碗，去渣，入朴硝三两二钱，微火煎，柳条搅，候欲凝，入盆中，更下朱砂、麝香各三钱，搅匀，候冷凝成雪，每服一钱，细细咽之。

牛蒡根汤　汗不流，是汗出时盖覆不周，故腰背、手足抽掣。

牛蒡根、麻黄、牛膝、天南星，等分　为末，好酒同研，新布滤取汁，另用炭烧地坑赤，去火净，投药汁于坑内，烧令黑色，取出研末，酒调服五分，日三服。

地榆散　治伤寒热毒不解，晚即壮热，腹痛，便脓血。

地榆　犀角　黄连　黄芩　茜根　栀子仁　韭白

柏皮汤　热毒入深，吐血。

柏皮　黄连　黄芩　熔阿胶服

葳蕤汤　治风温、冬温、春月伤寒。

葳蕤　石膏　麻黄　白薇　羌活　杏仁　甘草　川芎　干葛　青木香

牡蛎泽泻汤　瘥后从腰以下有水气。

牡蛎　泽泻　蜀漆　商陆　葶苈　海藻　瓜蒌根

猪肤汤　少阴下利，咽痛，胸满而烦。

猪肤五两　水四钟，煎二钟，加白蜜十匙、白粉二合，熬香和匀。

鳖甲散　伤寒八九日不瘥，诸药不效者，名坏伤寒。

鳖甲　升麻　前胡　乌梅　黄芩　犀角　枳实　生地　甘草

猪胆鸡子汤　伤寒五六日出斑。

猪胆三个　鸡子一枚　苦酒十匙　和匀，煎三沸服。

葶苈苦酒汤　发狂烦躁，面赤咽痛，大下伤血，发热脉涩。

葶苈五钱　苦酒半碗　艾汁半碗　煎服。

治䘌桃仁汤　伤寒失汗，变成狐惑，唇口生疮，声哑不出。

桃仁、槐子、艾，各三钱　枣十个

雄黄锐散　治狐惑，唇疮声哑。

雄黄　桃仁　苦参　青葙子　黄连　等分，为末，艾汁丸如小指尖大，绵裹，纳下部中。

猳鼠粪汤　男女阴阳易。

韭根一握　猳鼠粪十四枚（两头尖者是）　水煎透，去渣，再煎一二沸服。

疏风汤　治表中风邪，半身不遂，语言微涩。（眉批：伤寒）

麻黄　杏仁　益智仁　升麻

三化汤

厚朴　大黄　枳实　羌活

麻仁丸

厚朴　大黄　枳实　芍药　麻仁　杏仁　蜜丸

大秦艽汤

羌活　独活　当归　白芍　防风　黄芩　白术　茯苓　石膏　白芷　秦艽
甘草　川芎　生地　熟地　细辛

天麻丸

附子　天麻（酒浸）　牛膝　草薢　玄参　杜仲　当归　羌活　生地
独活

犀角散　肝中风。

犀角　羚角　羌活　独活　人参　黄芪　当归　川芎　白术　枣仁　防风
黄芩　甘菊　天麻　枳壳　白芷　石膏　甘草

牛黄散　心中风。

牛黄　麝香　犀角　羚角　人参　沙参　麦冬　茯神　远志　龙齿　龙脑
升麻　天麻　防风　独活　甘草　朱砂　铁粉　天竺黄　白鲜皮

防风散　脾中风。

防风　麻黄　人参　黄芪　白术　枣仁　川芎　附子　桂心　茯苓　独活
桑皮　羚角　甘草

五味子汤　肺中风。

五味　杏仁　防风　桂心　川芎　赤芍　甘草　川椒

独活散　肾中风。

独活　附子　桂心　黄芪　白术　当归　川芎　山萸　丹参　牛膝　防风
天麻　枳壳　甘菊　细辛　草薢　菖蒲　甘草

养正丹　一名来复丹，一名黑锡丹，一名三和丹，治上盛下虚、内寒外热及伏暑泄泻如水。

硝石一两（同硫黄为末，微火炒，再研极细，名二气末）　太阴玄精石（水飞）一两，研　舶硫黄明者一两　五灵脂（水澄去沙，晒干）二两　青皮（去白）二两　陈皮（去白）二两　以灵脂、青陈皮为末，次入前末，醋糊丸，空心，米饮下三十丸

清阳汤　治口眼㖞斜，颊腮紧急，胃中火盛，汗不出而小便数。

黄芪　当归　升麻　葛根　黄柏　桂枝　红花　苏木　炙甘草　生甘草
酒煎。

秦艽升麻汤　治口眼㖞斜，四肢拘急，恶风寒。

升麻　葛根　炙草　芍药　人参　秦艽　白芷　防风　桂枝　葱白

虎骨散

当归　芍药　川芎　白术　藁本　虎骨　乌蛇肉

虎胫骨酒

石斛　石楠叶　防风　虎胫骨　茵芋叶　杜仲　川膝　川芎　狗脊　当归
川断　巴戟（去心）　酒渍热服。

加味转舌膏

连翘　栀子　远志　薄荷　柿霜　菖蒲　防风　桔梗　黄芩　甘草　犀角
川芎　玄明粉　酒大黄　为末，炼蜜丸弹子大，朱砂为衣，食后临卧薄荷汤送一丸。

铁蛋丸　极止疼痛，通络活血。

乳香一两　没药一两　川乌头一两五钱　五灵脂四两　麝一钱　滴水丸弹子大，磨服。

十味锉散　（眉批：真中风）

附子　当归　黄芪　白芍　川芎　防风　白术　肉桂　茯苓　熟地　加姜、枣煎服。

贝母瓜蒌散　治痰多，口眼㖞斜，手足麻痹。

贝母　瓜蒌　南星　荆芥　防风　羌活　黄柏　黄芩　黄连　白术　陈皮　半夏　薄荷　甘草　花粉　灵仙　姜

渗湿汤

苍术　白术　茯苓　陈皮　猪苓　泽泻　香附　抚芎　砂仁　厚朴　甘草　灯草　姜

除湿羌活汤　风湿相搏，一身重痛。

苍术　藁本　羌活　防风　升麻　柴胡

八味顺气散

白术　白茯苓　青皮　白芷　橘红　乌药　人参　甘草

木香调气散

白蔻　丁香　檀香　木香　藿香　炙草　砂仁

柴胡升麻

柴胡　前胡　升麻　干葛　赤芍　黄芩　桑皮　石膏　荆芥　淡豉

拯阴理痨汤　治阴虚火动，皮寒骨热，食少痰多，咳嗽短气，倦怠焦烦，即《内经》阴虚内热之方。

生地　当归　白芍　人参　麦冬　北五味　炙草　莲子　苡仁　橘红　丹皮

拯阳理痨汤　治劳伤气耗，倦怠懒言，动作喘乏，表热自汗，心烦，偏身作痛，即《内经》劳倦气耗之方。

黄芪　人参　白术　炙草　肉桂　当归　北味　陈皮

酸枣仁汤　治心肾不交，怔忡恍惚，夜卧不安，精血虚耗，脾胃泄泻。

枣仁　远志　黄芪　人参　莲肉　当归　茯神　陈皮　甘草　姜　枣

小甘露饮　治脾劳实热，身黄咽痛。

黄芩一钱　升麻五分　茵陈一钱　山栀八分　桔梗（炒）六分　生地一钱五分　石斛二钱　甘草四分　姜

温肺汤　治肺劳虚寒，胸满冷痛。

人参　炙草　半夏　肉桂　橘红　干姜　木香

凉肺汤　治肺劳实热，咳嗽喘急

知母　贝母　天冬　麦冬　黄芩　橘红　甘草　桑皮

温肾丸　治肾劳虚寒，胸痛足软，遗浊。

熟地煮膏　杜仲　菟丝　石斛　黄芪　川断　肉桂　磁石　牛膝　沉香
五加皮　山药　用雄羊肾二对、葱椒酒煮烂，和地黄膏丸。

凉肾汤　治肾劳实热，腹胀耳聋。

生地　赤苓　玄参　远志　知母　黄柏

三才封髓丹　降心火，益肾水。

天冬　熟地　人参　川柏　砂仁　甘草

人参饮子　治脾胃虚弱，气虚倦怠，衄血吐血。

人参　五味　黄芪　麦冬　当归　白芍　炙草

大阿胶丸　治嗽血、吐血。

阿胶　卷柏　生地　熟地　大蓟　鸡苏　五味　柏仁　茯苓　百部　远志
人参　麦冬　防风　山药

犀角地黄汤　治大热，血积胸中。

犀角　大黄　黄芩　黄连　生地

百花膏　治劳嗽吐血。

款冬花　百合　蜜丸

新定清宁膏　治劳嗽吐血。

麦冬十两　生地十两（酒炒）　橘红三两　桔梗二两　龙眼肉八两　甘草
二两　煎成加炒苡仁八两、炒川贝二两、苏州薄荷净叶五钱，晒燥，为极细
末，拌匀前膏，时时挑置口中噙化。

复元丹　治脾肾俱虚，遍身水肿，小便不通。（眉批：虚痨）

附子　木香　茴香　川椒　厚朴　独活　白术　橘红　吴萸　桂心　泽泻
肉果　槟榔

导水茯苓汤　治水肿，小便秘，喘急。

赤苓　麦冬　泽泻　白术　桑皮　紫苏　槟榔　木瓜　腹皮　陈皮　砂仁
木香

沉香琥珀丸　治水肿，小便闭。

琥珀　杏仁　紫苏　赤苓　泽泻　葶苈　郁李仁　沉香　陈皮　防己　蜜丸，以麝香为衣。

小胃丹

芫花（醋拌炒）、甘遂（浸透，煮，晒干）、大戟（煮、洗、晒）各五钱大黄（煨，切，酒炒）二两五钱　黄柏（炒）三两　为末，以白术膏丸如萝卜子大，白汤下。

加味枳术汤　治气为痰饮所隔，心下坚胀，名曰气分。

枳壳　官桂　紫苏　陈皮　槟榔　桔梗　白术　五灵脂　木香　半夏　茯苓　甘草　生姜

新制阴阳攻积丸　治五积六聚七癥八瘕，痃癖，虫血痰食，不问阴阳皆效。

吴黄　干姜　官桂　川乌　黄连　半夏　橘红　茯苓　槟榔　厚朴　枳实菖蒲　胡索　人参　沉香　琥珀　桔梗　巴霜　为末，用皂角煎汁泛丸，每服八分，生姜汤送。

香砂宽中汤　治气滞胸痞，胃寒噎塞。

木香　白术　陈皮　香附　白蔻　砂仁　青皮　槟榔　夏曲　茯苓　厚朴甘草　姜　蜜

滋血润肠汤　治血枯及死血在膈，大便燥结。

当归　芍药　生地　红花　桃仁　大黄　枳壳　韭汁

人参利膈丸　治血少便燥。

木香　槟榔　人参　当归　藿香　甘草　枳实　大黄　厚朴

禹余粮丸

蛇含石　禹粮石　真针砂　羌活　木香　茯苓　川芎　牛膝　桂心　白蔻大茴　干姜　附子　三棱　蓬术　青皮　白葵　当归

秦川剪红丸　治虫血成膈气。

雄黄　木香　槟榔　三棱（煨）　蓬术（煨）　贯众（去毛）　干漆（炒）陈皮　大黄　米饮下。

芍药汤 《经》曰：溲而便脓血，知气行而血止也。行血则便脓自愈，调气则后重自除。

芍药　当归　黄连　黄芩　大黄　桂　甘草　槟榔　木香

黄连丸

干姜　黄连　砂仁　川芎　阿胶（炒）　白术　乳香　枳壳　为末，盐梅肉少加醋，丸桐子大，白汤下二钱。

苍术地榆汤　治脾经受湿，下血痢。

苍术　地榆　郁金　槐花（炒）炙草

仓廪汤　治噤口痢，热毒冲心。

人参　茯苓　炙草　前胡　柴胡　羌活　独活　枳壳　桔梗　川芎　陈仓米　生姜

诃梨勒丸　治休息痢。

樗白皮二两　诃子（去核）五钱　母丁香三十粒

芜荑丸　治久痢及下部有虫。

芜荑（炒）　黄连三两　蚺蛇胆五钱　蜜丸。

瓜蒌散　治五色痢久不愈。

瓜蒌一枚（黄色者，炭火煨存性，盖地上一宿出火毒）　研末作一服，温酒调下。

大断下丸　治脏寒久痢。

高良姜　牡蛎　附子　干姜　细辛　龙骨　赤石脂　枯矾　肉蔻　诃子肉　石榴皮（炒）　醋糊丸，米饮下。

升阳除湿汤　治受风飧泄，小便黄赤，四肢困倦

苍术　柴胡　羌活　防风　神曲　泽泻　猪苓　陈皮　麦芽　甘草　升麻　姜

浆水散　治暴泻如水，一身尽冷汗出，脉弱，气少不能言，甚者呕吐，此为急病。

半夏二两　良姜二钱五分　干姜　肉桂　炙草　附子五钱

吴萸断下丸　治脏腑虚寒，腹痛泄泻。

吴萸（炒）二两　赤石脂　干姜一两五钱　艾叶（炒）　缩砂仁　肉蔻　附子一两

固肠丸

樗皮四两（醋炙）　滑石二两（水飞）　为末，粥丸。此丸性燥，滞气未尽者勿服。

安神散　治郁热头痛。

黄芪　生地　黄柏　知母　羌活　防风　柴胡　升麻　炙甘草　生甘草　蔓荆子　川芎

大川芎丸　治风寒痰饮，偏正头痛。

川芎　天麻　蜜丸。

玉壶丸　治风痰吐逆，头痛目炫，胸满吐涎。

南星　半夏　天麻　白面　水丸。

玉真丸　肾虚逆上头痛，谓之肾厥。

硫黄　石膏（煨）　半夏　硝石　等分，生姜汁丸。

既济解毒汤　治上热，头目赤肿而痛，烦闷不得安卧，下体寒，足胕尤甚，大便微秘。

大黄（便通者勿用）　黄连　黄芩　甘草　桔梗　柴胡　升麻　连翘　当归

茶调散　治风热上攻，头目昏痛。

黄芩　川芎　细茶　白芷　薄荷　荆芥穗　为末，茶送下。颠顶及脑痛，加细辛、藁本、蔓荆子。

菊花散　治风热头痛。

甘菊　旋覆花　防风　枳壳　羌活　蔓荆子　石膏　甘草

芎犀丸　偏正头风，鼻流涕。

川芎　朱砂　石膏　片脑　人参　茯苓　炙草　细辛　犀角　栀子　阿胶　麦冬

黑锡丹　治真头痛。

沉香　附子　肉桂　胡芦巴　茴香　破故纸　肉蔻　金铃子　木香　黑锡

硫黄 一方有阳起石、巴戟。

选奇汤 治眉棱骨痛。

防风 羌活 黄芩 甘草

生熟地黄丸 治肝虚，头痛目暗。

生地 熟地 甘菊 石斛 枳壳 防风 牛膝 羌活 杏仁

手拈散 治血滞，心腹作痛。

玄胡索（醋炒） 五灵脂（醋炒） 草果 没药 又，行瘀痛，用归尾、山甲、降香、肉桂、桃仁、大黄、芒硝。

清中汤 治火痛。

黄连 栀子 陈皮 茯苓 草蔻 半夏 甘草

草豆蔻丸 治客寒犯胃，心腹痛，热者亦可服。

草蔻（煨） 吴萸 益智 僵蚕（炒） 归身 青皮 神曲 姜黄 生甘草 桃仁 半夏 泽泻 麦芽 炙草 柴胡 人参 黄芪 陈皮 水法丸。

加味归脾汤 即归脾汤加菖蒲、桂心，治心虚悸动而痛。

芜荑散 治虫咬心痛，贯心则杀人，宜亟服之。

芜荑 雷丸 干漆（炒） 为末，水调服。

补肝汤

山萸 甘草 桂心 桃仁 细辛 柏仁 茯苓 防风 大枣

柴胡疏肝散

柴胡 陈皮 川芎 芍药 枳壳 甘草 香附

推气散 治右胁痛，胀满不食。

片姜黄 枳壳 桂心 炙草 为末，姜汤调下。

枳芎散 治左胁刺痛。

枳实 川芎 炙草 为末，姜汤下。

桂枝散 惊风伤肝，胁痛。

枳壳 桂枝 为末，姜枣汤下。

木香顺气散 治气滞腹痛

木香 香附 槟榔 青皮（醋炒） 陈皮 厚朴（姜制） 苍术（泔浸，

炒）　枳壳（麸炒）　砂仁　甘草　姜

万应丸　治虫积。

黑丑（取头，末）　大黄　槟榔八两　雷丸（醋煮）　木香一两　沉香五钱 将丑、黄、槟为末，以大皂角、苦楝皮各四两，煎汤泛丸，以雷、木、沉为 衣，每服三钱，五更用砂糖水送下。

牛膝酒

牛膝　川芎　羌活　地骨皮　五加皮　苡仁　甘草一两　海桐皮二两　生 地十两　为粗末，盛绢袋，浸好酒二七日，温服一杯。

渗湿汤　治寒湿所伤，身体重着如坐水中，小便赤涩，大便溏泄。

苍术　白术　甘草　茯苓　干姜　橘红　丁香　姜　枣

甘豆汤　治风热腰痛，二便不通。

黑豆二合　甘草二钱　生姜　煎服，兼服败毒散。

复元通气散

大茴香（炒）　穿山甲（炒）　玄胡索　白牵牛（炒）　橘红　甘草　木香 为末，酒调下。

青蛾丸　治肾虚腰痛。

补骨脂　杜仲（姜汁炒）　胡桃肉　蜜丸。

调荣活络饮　治失力腰闪或跌仆瘀血。

大黄　当归　牛膝　杏仁　赤芍　红花　羌活　生地　川芎　桂枝

无比山药丸　治肾虚腰痛。

赤石脂　茯神　山萸　熟地　巴戟　牛膝　泽泻　杜仲　菟丝　山药　北 五味　肉苁蓉　蜜丸。

补阴丸

龟板　黄柏　知母　侧柏叶　枸杞子　五味子　杜仲　砂仁　甘草　猪脊 髓　地黄膏　为丸。

蜘蛛散　仲景以之治狐疝。

蜘蛛十四枚（微炒）　桂五分　为末，每服一钱。

雷公云：蜘蛛勿用五色者及身有刺毛者、薄小者，须用屋西南有网、身小尻大、腹内有苍黄脓者佳，去头，须微炒，研。

三层茴香丸　治一切疝，癫疝尤为要药。

第一料：大茴香（和盐炒）、川楝子（去核炒）、沙参、木香各一两　为末，水煮，米糊丸，每服三钱，空心盐汤下。完则接第二料：照前方加荜茇一两，槟榔五钱，为丸。服不愈，则服第三料：照前二方加白茯苓四两，附子（制）一两，为丸，服法同前。

荔枝散　治阴丸肿大，痛不可忍。

荔枝核（烧存性）　大茴香　小茴香　沉香　木香　青盐　食盐　川楝肉
为末，热酒调服。

宣胞丸　治外肾肿痛。

黑丑（半生半熟）　木通　青木香（斑蝥同炒），为末，酒糊丸，盐汤下。

木香楝子散

石菖蒲（炒）　青木香（炒）　草薢　荔枝核（炒）　川楝子（巴豆同炒，去巴豆）　为末，盐汤下。

神效琥珀散　治水道涩痛，频下沙石。

琥珀　桂心　滑石　大黄　葵子　腻粉　木通　木香　磁石

如圣散　治沙石淋。

马蔺花　麦冬　茅根　车前子　甜葶苈（炒）　檀香　连翘

生地黄丸　治肾虚劳淋。

生地　黄芪　防风　远志　茯神　鹿茸　黄芩　栝蒌　人参　石韦　当归　赤芍　戎盐　蒲黄　甘草　车前子　滑石　蜜丸。

黄芪汤　治肾虚劳淋。

黄芪　人参　五味　茯苓　旱莲子　磁石　滑石　桑皮　枳壳　黄芩

沉香散　治气淋，脐下妨闷，小便大痛。

沉香　石韦　滑石　当归　王不留行　瞿麦　葵子　赤芍　白术　甘草

鹿角霜丸

鹿霜　白茯苓　秋石

大沉香丸　治膏淋，脐下妨闷。

沉香　陈皮　黄芪　瞿麦　桑皮　韭子（炒）　滑石　黄芩　甘草

沉香丸

沉香　苁蓉　荆芥穗　磁石　黄芪　滑石　蜜丸

海金沙散

海金沙　滑石　甘草

菟丝子丸

菟丝　桑蛸　泽泻　蜜丸。

肉苁蓉丸

苁蓉　熟地　山药　石斛　牛膝　官桂　槟榔　附子　黄芪　黄连　细辛
甘草　蜜丸。

泽泻散　治冷淋，胀满涩痛。

泽泻　鸡苏　石韦　赤苓　吴茱萸　当归　琥珀　槟榔　枳壳　桑蛸
官桂

巴戟丸　治胞痹。

巴戟　桑蛸　杜仲　生地　附子　苁蓉　川断　山药　远志　石斛　鹿茸
菟丝　山萸　北五味　龙骨　官桂　蜜丸。

木通汤　治小便不通，小腹痛甚。

木通　滑石　牵牛（取头、末）

通心饮　治心经热，唇焦面赤，小便不通。

木通　连翘　灯心

牛膝汤　治血结，小便闭，茎中痛。

牛膝　当归

利气散　治老人气虚，小便不通。

黄芪　陈皮　甘草

参芪汤　治心虚客热，小便涩数。

赤苓　生地　黄芪　桑蛸　地骨皮　人参　五味子　菟丝子　甘草　灯心

清肺散　治渴而小便闭。

茯苓　猪苓　泽泻　瞿麦　琥珀　灯心　蓄萹　木通　通草　车前

滋肾丸　治阴虚小便闭。

黄柏　知母　肉桂

滑石散　治男妇转胞，小腹急痛，不得小便。

寒水石　葵子　滑石　乱发灰　车前子　木通

洗方　治胞转小便闭，先用良姜、葱头、紫苏（加桃枝、柳枝亦佳）煎汤，密室内熏洗，拭干，被中仰卧垂脚，自舒其气，次用蜀葵子、赤苓、赤芍、白芍，少加清盐调服。

又法　炒盐，囊盛，熨小腹。

葱熨法　用葱白切细，炒热，绢包作两袋，更替熨脐下即通。

涂脐方　大蒜（独头）　栀子　盐花　捣烂，涂绵纸，贴脐上，小便自通。

火府丹　治心肝有热，小便黄赤。

黄芩　生地　木通

凉胃汤　脾胃有热，消谷善饥，溺黄赤。

黄连　甘草　陈皮　茯苓

加味补中益气汤　治脾肺虚，小便黄赤。

即补中益气加茯苓、车前子、煨姜、枣。

温肾汤　治尺脉虚涩，足胫逆冷，小便黄赤。

附子　肉桂　熟地　茯苓　牛膝　煨姜

麻仁丸　治脾胃热燥，大便秘结。

厚朴　芍药　枳实　大黄　麻仁　杏仁　蜜丸

七宣丸　治风气结聚，实邪秘结。

桃仁　柴胡　枳实　木香　甘草　大黄

厚朴汤　治胃虚秘结。

厚朴　陈皮　甘草　白术　夏曲　枳实　姜　枣

四顺清凉饮　治血燥内热，大便不通。

大黄　甘草　当归　芍药　薄荷

木香槟榔丸　疏导三焦，快气化痰，消食宽中。

木香　槟榔　枳壳　杏仁　青皮　夏曲　皂角　郁李仁

半硫丸 治老人、虚人冷秘。

半夏　硫黄　以生姜自然汁同熬，入干蒸饼末，搅和，白杵丸，温酒或淡姜汤下

益血润肠丸

熟地　杏仁　麻仁　枳壳　橘红　阿胶　苁蓉　苏子　荆芥　当归
蜜丸。

家韭子丸 治遗溺，梦遗，白浊。

韭子（炒）　鹿茸（酥炙）　苁蓉（酒浸，去甲）　牛膝　熟地　当归　菟丝（酒浸）　巴戟　杜仲　石斛　桂心　干姜　酒糊丸。

固脬丸

菟丝子　茴香　附子　桑蛸　戎盐　酒糊丸。

白茯苓散

茯苓　龙骨　干姜　附子　川断　桂心　炙草　熟地　桑蛸

菟丝子散 治小便不禁或过多。

菟丝　牡蛎　附子　五味子　鸡肶（去黄皮，炒）　苁蓉　粥汤下。

牡蛎丸

牡蛎　赤石脂　为末，酒糊丸。

鸡肠散

黄鸡肠（切、洗、炙黄）　黄连　苁蓉　赤石脂　白石脂　苦参　酒下。

大菟丝子丸 治肾虚，小便不禁。

菟丝　泽泻　鹿茸　肉桂　附子　石斛　熟地　茯苓　牛膝　川断　山萸　苁蓉　防风　杜仲　骨脂　荜澄茄　沉香　巴戟　茴香　五味　桑蛸　覆盆子　川芎

补脬饮 治产时伤脬，小便漏出。

生黄丝绢一尺（煎碎）　白牡丹根皮一钱　白及一钱　水煮绢烂，空心服。

桑螵蛸散 治阳气虚弱，小便不禁。

桑蛸　鹿茸　黄芪　牡蛎　人参　赤石脂

远志丸 治心肾不足，梦遗滑精。

茯神　茯苓　人参　龙齿　远志　石菖蒲　蜜丸，辰砂为衣。

灵砂丹　治上盛下虚，痰涎壅盛，最能镇坠，升降阴阳，调和五脏。

水银一斤　硫黄四两　新铫内同炒成砂子，入水火鼎锻炼为末，糯米煮，糊丸如麻子大，每服三丸，空心，枣汤、米汤、参汤任下，忌猪羊血、绿豆粉、冷滑之物。

茯神汤　治欲火太炽，梦遗心悸。

茯神　远志　枣仁　菖蒲　人参　黄连　生地　当归　甘草　莲子

玉华白丹　清上实下，助养本元，最治二便不固，梦遗滑精。

钟乳粉（炼成者）一两　白石脂（煅，水飞）五钱　阳起石（煅）五钱　左牡蛎（煅）七钱　各研极细末，以糯米粉煮，糊丸，如芡实大，每服一粒，参汤下。妇人无妊者，当归、地黄浸酒送下，服后宜以白粥压之，亦忌猪羊血等物。

鹿茸益精丸　治肾虚冷，漏精白浊。

鹿茸　桑蛸　苁蓉　巴戟　菟丝　杜仲　益智　禹粮　川楝子　当归　韭子　骨脂　赤石脂　白石脂　龙骨　滴乳香　酒煮糯米，糊丸。

山药丸　治诸虚，梦遗滑精。

赤石脂　茯神　山萸　熟地　巴戟　牛膝　泽泻　杜仲　菟丝　山药　五味子　苁蓉　蜜丸。

固阳丸

附子（炮）　川乌头（炮）　龙骨　骨脂　川楝子　舶茴香　酒糊丸。

秘真丸　固精安神。

龙骨　诃子皮　砂仁　朱砂

金锁玉关丸　治遗精，白浊，心虚不宁。

芡实　莲子　莲须　藕节　茯神　山药　金樱子膏，为丸。

玄菟丹　治三消渴利，禁止遗溺。

菟丝　五味　白茯　莲肉　别研山药，加酒丸。

内补鹿茸丸　补精，止白淫。

鹿茸　菟丝　蒺藜　沙蒺藜　苁蓉　紫菀　蛇床子（酒浸，蒸）　黄芪

桑蛸　阳起石　附子　官桂　蜜丸。

瑞莲丸　治思虑伤心，赤白二浊。

茯苓　石莲　龙骨　天冬　麦冬　柏仁　紫英　远志　当归　枣仁　龙齿
乳香　蜜丸，朱砂为衣。

远志丸

远志　茯神　益智

水陆二仙丹　治赤白浊。

金樱子（去子、皮、毛，蒸，熬膏）　芡实　即以樱膏加酒糊丸。

赤脚道人龙骨丹　治白浊。

龙骨　牡蛎　加茯苓、远志，研末入鲫鱼腹内，湿纸裹，煨熟，去纸，将
药与鱼肉为丸。

白术丸　治湿痰咳嗽。

南星　半夏　白术　姜汤下。

消暑丸　治中暑。

醋煮半夏　甘草　茯苓　姜汁丸。

控涎丹

甘遂（去心）　紫大戟（去皮）　白芥子　为末，煮糊丸，淡姜汤下七丸。
加朱砂、全蝎治惊痰。

利金汤　治气壅之痰。

桔梗　贝母　陈皮　枳壳　茯苓　甘草　姜

润肺饮

贝母　花粉　桔梗　甘草　麦冬　橘红　茯苓　生地　知母

水煮金花丸

南星　半夏　天麻　雄黄　白面　为末，滴水丸。

小黄丸　治热痰咳嗽。

南星　半夏　黄芩　姜汁浸，蒸饼丸。

天黄汤

花粉　黄连　竹叶汤丸。

姜桂丸　治寒痰咳嗽。

南星　半夏　官桂

胡椒理中丸　治虚寒，痰多食少。

款冬花　胡椒　炙甘草　荜茇　良姜　细辛　陈皮　干姜　白术　蜜丸。

泽泻汤

泽泻　白术

倍术丸　治五饮。

白术　桂心　干姜

茯苓丸　治痰满膈间，两臂抽痛。

半夏　茯苓　枳壳　朴硝　生姜汁丸。

加减麻黄汤　治感寒咳。

麻黄汤加半夏、苏叶、橘红。

射干麻黄汤

射干　细辛　紫菀　款冬花　麻黄　生姜　五味　半夏　大枣

越婢加半夏汤　治肺胀喘嗽，鼻扇肩抬。

麻黄　石膏　生姜　甘草　半夏　枣

观音应梦饮　定喘止嗽。

人参　胡桃　姜　枣

本事鳖甲丸　治虚劳咳嗽，耳鸣眼花。

五味子　鳖甲　地骨皮　蜜丸。

人参清肺汤　治肺胃虚寒，咳嗽喘急。

地骨皮　人参　阿胶　杏仁　桑皮　知母　乌梅　甘草　罂粟壳（蜜炙）枣

通声煎　治咳嗽气促，满闷失音。

杏仁　木通　五味　人参　桂心　细辛　款冬花　菖蒲　竹茹　酥　白蜜　生姜汁　枣肉　煎透，去渣，纳酥、蜜、姜汁、枣肉，再煎令稠，每服一匙，噙化。

三拗汤　治寒燠不常，暴嗽喘急，鼻塞痰壅。

麻黄　甘草　杏仁　姜

华盖散　治肺风痰喘。

麻黄　紫苏　杏仁　桑皮　赤苓　橘红　甘草　生姜　红枣

压掌散　治男妇哮喘。

麻黄　炙草　白果

防风汤

防风　当归　赤苓　杏仁　黄芩　秦艽　葛根　羌活　桂枝　甘草　姜

如意通圣散　治走注疼痛。

当归　陈皮　麻黄　甘草　川芎　御米壳（去顶蒂）　丁香　慢火炒黄，煎服。如腰脚痛，加虎骨、乳香、没药，心痛加乳香、良姜。

没药散　治遍身百节走注痛。

没药　虎骨　为末，酒下。

小乌犀丸

乌犀角　干蝎（炒）　白僵蚕（炒）　地龙（去土）　朱砂（水飞）　天麻（煨）　羌活　川芎　防风　甘菊　蔓荆子　干姜（炮）　麝香　牛黄　虎胫骨　败龟　白花蛇　南星　肉桂　附子　海桐皮　木香　人参　当归　蜜丸弹子大，温酒或薄荷汤嚼下一丸。

虎骨丸

虎骨　灵脂　僵蚕　地龙　白胶香　威灵仙　川乌头　胡桃肉　酒糊丸。

十生丹

天麻　防风　羌活　独活　川乌　草乌　首乌　当归　川芎　海桐皮　蜜丸，一钱重，茶汤磨服。

一粒金丹

草乌头　五灵脂　地龙　木鳖子　白胶香　当归　麝　糯米丸。

乳香应痛丸

乳香　灵脂　赤石脂　草乌头　没药　醋糊丸。

升麻汤

升麻　茯神　人参　防风　犀角　羚角　羌活　官桂　加竹沥。

神效黄芪汤

黄芪　人参　白芍　炙草　蔓荆子　陈皮

肾沥汤

麦冬　五加皮　犀角　杜仲　桔梗　赤芍　木通　桑蛸　入羊肾少许，煎。

五痹汤　治五脏痹。

人参　茯苓　当归　白芍　川芎　五味　白术　细辛　甘草　姜

人参益气汤　治夏月麻木，倦怠嗜卧。

黄芪　人参　生甘草　炙草　五味　升麻　柴胡　芍药

藿香养胃汤　治胃虚不食，筋无所养而成痿。

藿香　白术　人参　茯苓　苡仁　夏曲　神曲　乌药　砂仁　草澄茄　炙草　姜　枣

牛膝丸　治肝肾虚，骨痿筋弱。

牛膝　草薢　杜仲　白蒺　防风　菟丝　苁蓉　官桂　煮猪腰子，丸。

金刚丸

草薢　杜仲　苁蓉　菟丝　为末，酒煮猪腰子，和丸。

加减四斤丸　治肾肝虚，筋骨痿。

苁蓉　牛膝　天麻　木瓜　鹿茸　熟地　五味　菟丝

煨肾丸　治肝脾肾伤。

牛膝　草薢　杜仲　白蒺　防风　菟丝　苁蓉　胡芦巴　补骨脂　肉桂　为末，煮猪腰子，和蜜杵丸，酒送。

健步丸

羌活　柴胡　防风　川乌　滑石　泽泻　防己酒洗　苦参　肉桂　炙草　瓜蒌根　酒糊丸。

补阴丸

黄柏　知母　熟地　龟板　当归　白芍　陈皮　牛膝　虎胫骨　锁阳（酒浸、酥炙）　冬加干姜　酒煮羯羊肉，为丸。

补益肾肝丸

柴胡　羌活　生地　苦参（炒）　防己（炒）　附子　肉桂　当归　水丸。

神龟滋阴丸　治足废，名曰痿厥。

龟板（酒炙）　黄柏（炒）　知母（炒）　枸杞子　五味子　锁阳　干姜　猪脊髓丸。

镇心丸　治心血不足，怔忡多梦，如坠崖谷。

枣仁　茯神　车前子　麦冬　五味　肉桂　熟地　龙齿（煅）　天冬　远志（去心）　山药　人参　蜜丸，朱砂为衣。

远志丸

远志　石菖蒲　茯神　茯苓　人参　龙齿　蜜丸，朱砂为衣。

琥珀养心丹　治心跳善惊。

琥珀　龙齿　远志　石菖蒲　茯神　人参　枣仁　当归　生地　黄连　柏子仁　朱砂　牛黄　猪心血丸黍米大，金箔为衣。

定志丸

菖蒲（炒）　远志　茯神　人参　蜜丸，朱砂为衣。

珍珠母丸　治肝虚受风，卧若惊状。

珠母　当归　熟地　人参　枣仁　柏仁　犀角　茯苓　沉香　龙齿　蜜丸，朱砂为衣。

独活汤

独活　羌活　人参　沙参　前胡　细辛　半夏　茯苓　五味　枣仁　甘草　姜　乌梅

寒水石散

寒水石（煅）　滑石（水飞）　甘草　为末，姜枣汤下。

加味四七汤

半夏　厚朴　茯苓　苏叶　茯神　远志　菖蒲　甘草　姜　红枣

半夏麻黄丸

半夏　麻黄　蜜丸。

茯苓饮子　治痰饮伏于心胃，悸动不已。

赤苓　半夏　茯神　麦冬　橘红　槟榔　沉香　炙草　姜

辰砂远志丸　安心神，化风痰。

石菖蒲　远志　人参　茯神　辰砂　川芎　山药　铁粉　麦冬　细辛　天麻　夏曲　南星（炒）　白附子　生姜汁水为丸，朱砂为衣。

人参散　治肝肾虚而多恐，不能独卧。

人参　枳壳　五味　桂心　甘菊　茯神　山萸　枸杞　柏子仁　熟地

茯神散　治胆胃不足，心神恐怯。

茯神　远志　防风　细辛　白术　前胡　人参　桂心　熟地　甘菊　枳壳

补胆防风汤　治胆虚目暗，眩冒，梦中恐惧。

防风　人参　细辛　川芎　甘草　茯神　独活　前胡　枣

宁志膏

人参　枣仁　辰砂　乳香　蜜丸弹子大，每服一丸。

寿星丸

南星一斤（酒拌，热炕煨）　琥珀四两（另研）　朱砂一两（水飞，半为衣）　猪心血、生姜汁糊丸，参汤送。

朱雀丸

沉香一两　茯神四两　蜜丸。

鳖甲丸　治四肢无力，胆虚不眠。

鳖甲　枣仁　羌活　牛膝　黄芪　人参　五味　蜜丸。

和中丸　开胃进食。

人参　白术　干姜　甘草　陈皮　木瓜（去瓤）　水丸。

七珍散

人参　白术（酒炒）　黄芪（蜜炙）　茯苓　砂仁　陈黄米　甘草（姜汁炒）　姜枣汤送。

二神丸　补骨脂补肾，为癸水，肉豆蔻补脾，为戊土，戊癸化火，进食妙方。

补骨脂四两（炒）　肉蔻二两（生）　为末，肥枣四十九枚、生姜四两切片，同煮烂，去姜，取枣肉为丸，淡盐汤下三钱。

育气汤

木香　丁香　藿香　人参　白术　茯苓　砂仁　白蔻　炙草　山药　橘红　青皮（去白）　荜澄茄　白檀香　加木瓜

黄芪六一汤

黄芪六两（炙）　炙草一两　枣

白术散　治虚风，多汗少气，不治将成消渴。

牡蛎　白术　防风　为末，温水调服。

安胃汤　治汗出日久，虚风痿痹。

黄连　五味　乌梅　生甘草五分　炙草三分　升麻梢二分

正元散　治下元虚冷，自汗厥逆，呕吐，痛泻。

红豆（炒）　干姜　陈皮　人参　白术　炙草　茯苓　肉桂　川乌（炮）　附子　山药　川芎　乌药　干葛　黄芪　姜　枣　煎服。

大补黄芪汤

黄芪　防风　山萸　川芎　当归　白术　肉桂　炙草　五味　人参　茯苓　熟地　苁蓉　姜　枣

盗汗良方

麻黄根　牡蛎　黄芪　人参　龙骨　地骨皮　大枣

柏子仁丸

柏子仁　夏曲　牡蛎　人参　麻黄根（炙）　白术　五味（净，麸炒）　枣肉丸。

茯苓渗湿汤　清湿热，利小便。

茵陈　茯苓　猪苓　泽泻　白术　陈皮　苍术　黄连　山栀　秦艽　防己　葛根

芪芍桂苦酒汤

黄芪　白芍　桂枝　苦酒和水煮服。

黄芪汤　治黄汗身肿，发热不渴。

黄芪　赤芍　茵陈　石膏　麦冬　淡豉　炙草　生姜

加减五苓散

即五苓去桂加茵陈。

肾疸汤　治女劳成疸。

苍术　白术　茯苓　猪苓　泽泻　升麻根　防风根　独活根　羌活根　柴胡根　葛根　甘草根　黄柏　人参　神曲

茵陈姜附汤　治阴黄，脉沉微，小便利或泻。

附子　干姜　茵陈　草蔻（煨）　白术　枳实　半夏　泽泻　茯苓　橘红　生姜

二香散　治暑湿相搏，霍乱转筋，烦渴闷乱。

香薷　扁豆　厚朴　黄连　藿香　白术　茯苓　橘红　半夏　紫苏　桔梗　白芷　大腹皮　甘草　葱白　姜

桂苓白术散　暑食两伤，湿热霍乱，转筋。

桂枝　人参　白术　茯苓　泽泻　甘草　石膏　寒水石　滑石　为末，姜汤下。一方有木香、藿香、葛根。

吴茱萸汤　治冒暑，或伤冷物、或忍饥、或大怒、或乘舟车伤动胃气，转筋逆冷。

吴萸　木瓜　食盐　等分，同炒焦，先煮水百沸，入药煎服。

厚朴汤　治干霍乱。

厚朴（姜汁炒）　枳壳　高良姜　槟榔　朴硝　大黄（炒）

冬葵子汤　治干霍乱，二便不通，烦热闷乱。

冬葵子　滑石　香薷　木瓜

紫沉丸　治中焦吐，食积寒气作痛。

砂仁　夏曲　乌梅　丁香　槟榔　杏仁　白术　木香　陈皮　白蔻　巴豆霜　为末，醋糊丸黍米大，食后姜汤下五十丸。

红豆丸　治呕逆，膈气，反胃吐食。

丁香　胡椒　砂仁　红豆　为末，姜汁糊丸，皂角子大，每服一丸。以大枣一枚，去核，填药，面裹煨熟，去面，细嚼，白汤下，日三服。

麦门冬汤　治漏气，上焦伤风，腠理间经气失道，邪气内着，身背热，肘臂痛，闷而吐泻。

麦冬　芦根　竹茹　白术　炙草　茯苓　人参　陈皮　葳蕤

走哺人参汤　治二便不通，下焦实热。

人参　黄芩　知母　葳蕤　芦根　竹茹　白术　栀子仁　陈皮　石膏

清·何元长 著

何时希 编校

何元长医案

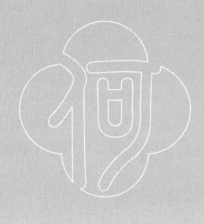

ⓗ 本书提要

　　何元长为何氏二十二世名医，其生存年代在清乾隆、嘉庆间（1752—1806），江苏省青浦县（今上海市青浦区）人。《松江府志》说他："病者集其门，舟车杂遝，至塞衢道。不以贵贱贫富异视，务得其受病之由，故所治皆应手而愈。"《中国人名大辞典》中记其："尤精望闻之法，决生死无不中。"可见何元长是一位经验丰富、尽心为病家服务、热忱负责、医德高尚的名医。

　　何元长的医案，据《松江府续志·艺文》所记，原有二十六卷，已多散失，今仅存八卷，经剔除重复者，本书收录的医案计有 960 余则（不包括复诊），涉及的病证有 50 余种，包括心、脑、肺、脾胃、肝胆、肾、膀胱等内科疾病和妇科疾病，如月经不调、带下、胎前产后病等，以及某些五官科疾病，如鼻渊、鼻衄、喉痹等，其中尤以肺系、脾胃系病证为多。从医案记载看，何元长医学理论精深，功底扎实，经验独到，善于治病求本，诊治既有原则，又不乏灵活应变，即仲景所谓"观其脉证，知犯何逆，随证治之"。其用药精细，轻清灵动，讲究炮制。剂型以汤药为主，亦配用膏、丸、散剂等。医案阐述简洁明了，是临床医师和医学生不可多得的学习典范。

校评说明

何元长医案现存有八卷，据何时希《清代名医何元长医案》上、下二册影印本（学林出版社，1984年5月），上册三卷，下册五卷，收录的医案有《福泉山房医案》（卷一）、《青浦何元长先生医案》（卷二、卷三）、《世济堂医案》（卷四、卷五）、《何元长先生医案》（卷六、卷七）、《淡安公医案》（卷八）等五种抄本，盖或出于子弟孙所汇，或出于门人传录，如卷六、卷七即经门人杨桂所整理编次（见后附杨跋）。因随诊有先后，诸书录存各有所缺，如方中有药名而无剂量，或方中有一二味药漏缺剂量等。《世济堂医案》卷四、卷五的内容与何书田《竿山草堂医案》中卷温热、暑、湿、痰、痰饮、郁、疟，下卷便血、肠风、瘘、痹、痫厥、惊悸怔忡、健忘、衄、疝、痔漏、头痛、胃脘痛、腹痛、耳、唇口、舌、鼻、咽喉、瘰疬、疬疮等门的内容大量重复，可能是组编《世济堂医案》（卷四、卷五）的镜涵氏蘭泉误录所致，将何元长与何书田的医案混杂编纂，因无法准确区分，故保持原貌，不作删减。对于《淡安公医案》（卷八），何时希在卷尾说："此册亦见于《医学大成》丛书中，作何游，字澹安，丹徒人。此大误也。'澹'与'淡'二字相通，盖丛书编者之疏忽，余考之《何氏八百年医学》一书所录，何游为十五世，何元长为二十二世，虽为一家，世系相差甚远，不可讹混也。"

今将八卷医案合并为《何元长医案》，八卷分门目录保持原貌，每门或设校注，并作评析。此外，《重古三何医案》（原经清·陆晋笙编集）卷上亦载有何元长医案八十九则，其中三则未见重复，兹予以收录，并加标注。对医案目录及正文中的错异、重复之处则作修正如下：

1. 目录与正文标题不一，取其妥帖者。如目录病证名后均无"门"字，正文中有之者，皆去之。卷一：目录有"痰饮"，正文中缺漏标题，从目录加入。目录中肠风、便血并列，正文分列，则从目录合并之。正文标题为"黄疸"，目录为"疸"，从正文改之。正文中标题为"风温症门"，目录为"风温"，从目录改之。卷二：正文标题为"痞块"，目录为"痞"，从正文改之。卷四：正文标题为"惊悸怔忡（附健忘）"，目录为"怔忡"，从正文改之。卷五：目录为"便血"，正文标题为"便血（肠风）"，从正文改之。正文标题为"瘰疬（疮疡、乳岩）"，但案例中无乳岩病，故标题中去之，目录为"瘰疬"，从正文改之。目录为"鼻症"，正文为"鼻症（鼻渊、鼻衄）"，从正文改之。

2.个别同类病证合并。如卷一中"痎疟病类"归入"疟疾"。卷一正文眩晕门后有呕吐反胃、关格、噎膈等三门，各一案例，皆归入"噎膈反胃呕吐"门中。卷一、卷三"疝"门各有一案例，并入卷一"疝"门中。卷七肺痿门仅一例，与卷八咳嗽门案重复，此案为"久咳膈痛……肺痿之渐"，放入咳嗽门尤适，故将卷七案及肺痿门删去。

3.医案有重复者，存首出者，或存病症归类最妥帖者。如卷六咳嗽失血门中有"血症复萌，右脉弦数。当此升令，宜用泻白法""蓄血妄行，络虚心悸，幸不咳呛""咳血反复，咽关不利""内蕴暑邪，咳痰带血""骤然失血半斗，神困脉微""咳血气秒，六脉弦数模糊""阳明络伤，狂吐衄血"等7案，在卷八吐血门中均复见，前者为首见，故后者均删之。卷六虚劳门中有"质弱火炎，骨蒸不退，痰中虽有血点""素体不足，前曾失血"等2案，卷八吐血门中均重复，故均去之。卷一、卷四惊悸怔忡门均有季姓案，卷四者去之。卷六、卷八虚劳门均有"质弱火炎，牙痛口干""中虚阴火不潜"等2案，卷八者去之。卷六心悸、遗精门有"坎离不交，惊恐自汗，近兼精滑"案，卷八遗精门重复，故去之。卷八失音、虚劳门均有"肾水不能制火，必致克金"案，存虚劳门案。卷六喘门、卷八吐血门均有"气喘咳血"案，存卷六案。卷六喘门与卷八虚劳门均有"气亏表弱……气喘火升"案，存卷六案。卷七鼻牙咽症门与卷八虚劳门均有"内伤兼少阳郁热，鼻衄"案，存卷七案。

卷七淋浊溺血门有"失血过多，气痹阴络伤也，以通为补""失血过多，木邪侮土，脉不柔软。以通为补"等2案，卷八吐血门重复，因方中有利尿药，吐血不会用，疑误列，故去之，但卷八一案有剂量，故补入卷七案中。卷八肝风、眩晕门中均有"耳鸣头晕，六脉弦滑不柔"案，放眩晕门较适，故删除肝风门案。卷六咳嗽失血门有"咳血复萌，近兼遗泄"案，卷八吐血门复见，则删之，卷八遗精门又现，但丸方中较卷六案多一味丹皮，故保存之。卷一疟疾门有"疟久不止，身热痞满，腹痛溲多，当从太阳、少阳清理"案，卷四痎疟门亦有此案，但为"溲短"，颇合证治，故以此替换卷一原案。卷六虚劳门有"营液交虚，心阳飞越，上实下虚"案，卷八肝风门亦有，且有剂量，考放入虚劳门更适，故以此替换卷六原案。卷六痿证门有"失血兼精滑，肝肾虚损"案，卷八虚劳、遗精门均复出，考放入遗精门较适，余则去之。卷八失音、咳嗽门均有"咳呛音哑，中虚木火烁金"案，考放入失音门较适，故咳嗽门者去之。卷八虚劳门有"久嗽中虚……音哑咽痛"案，考放入失音门尤适，故移入。卷六咳嗽失血门与卷八失音门、咳嗽门均有"咳呛音哑，中虚肺气不清"案，考放入失音门尤适，故余则去之。卷六咳嗽失血门、卷八肺痿门均有"咳呛秽痰带血"案，考咳嗽失血门尤适，故删卷八案。卷七诸痛门、卷八虚劳门均有"肺肾两虚，腰痛痰喘"案，考诸痛门尤适，故删卷八案。

4.原书中双排小字，现用括号标出。

5.原书中"症""证"不分，全用"症"，今据文义予以纠正。如脾胃不和症→脾胃不和证，噎膈症→噎膈证，症属偏枯→证属偏枯等。

6.错别字、异体字直接改正，如舌胎→舌苔、痹→痹、衹→只、濇→涩、心胞→心包、元生地→原生地等，不作校注。

目录

卷
一

中风

● 【原文】

前人论偏枯[1]一证，皆从左血右气之说，是以犹未的也。景岳[2]云：左有血，宁无气乎？右有气，宁无血乎？慎斋[3]云：左为血中之气，右为气中之血。斯诚确论，发前人所未发。再考瘫痪一症，治有二大纲：拘挛者温血为主，痿弱者补气为先，又脾土实，治湿为要，脾土虚，补中为合。

肝肾之阴亏于下，阳明之脉衰于中，夫阳明不足，则湿痰因之而蕴蓄；肝肾并亏，则内风因之而扰动，是以忽然类中，偏枯在左也。按脉左部微弦，右手微滑。治法营阴宜养，虚风宜息，痰涎宜理，脉络宜和，乃入手之先务云。

制首乌　生於术[4]　当归　新会皮　姜半夏　生杜仲　煨天麻　炒杭菊　钩藤　酒炒桑枝

声音渐觉清楚，舌苔尚带黄腻，左半身犹然不遂，而右股间亦患酸疼，缘因阳明络虚，营血不足及虚痰内滞所致。唯宜以养营理痰，佐以强筋壮骨，渐次图功可也。

生虎骨　川石斛　广橘红　制首乌　白茯神　真於术　明天麻　酒炒归身　生杜仲　长牛膝　半夏曲

今晨诊视，不独弦滑之脉大减，而六部往来流利，且有充复之象矣。合之前症，面不浮肿，手不沉重，苔不垢腻，亦是佳境也。拟于前法加减。

炒归身　制首乌　明天麻　广橘红　长牛膝　生柏仁　生虎骨　半夏曲　川石斛　生杜仲　白茯神　甘菊花

平昔嗜饮，湿痰内滞，清窍被蒙，以致手足无力，舌掉不利，语言迟钝，脉来弦大而空。此中风之候，关乎心脾两经者，最难痊愈。

焦茅术[5]　炒远志　制南星　陈皮　菖蒲　苡仁　炒蒌仁　茯神　霞天曲[6]　钩藤　姜汁　竹沥

湿风袭络，手足麻痹。以祛湿养营兼治。（原载《重古三何医案》）

首乌　川断　牛膝　於术　木瓜　茅术　苏子　米仁　蒺藜　归身　秦艽
豨莶草

丸方：党参　苁蓉　於术　肉桂　熟地　胆星　五味　枣仁　半夏　橘白
茯神　菖蒲　熬鹿角胶捣。

● 【校注】

[1]偏枯：病证名。出《灵枢·刺节真邪》。又名偏风，即半身不遂。可见于脑血管意外后遗症。

[2]景岳：指张景岳，明代著名医家。名介宾，字景岳，又字会卿。山阴（今浙江绍兴）人。他先后用了三十年编成《类经》，以类分门，详加注释。晚年结合临床经验辑成《景岳全书》。提出"阳非有余""真阴不足""人体虚多实少"等理论，主张补益真阴、元阳，慎用寒凉、攻伐方药，被后世称为"温补派"。

[3]慎斋：指周慎斋，明代医家。名之干，号慎斋。太平（今安徽太平）人。精医，曾就正于薛己。撰有《周慎斋三书》《脉法解》等书。《慎斋遗书》系周氏口述，门人记录，后人整理而成。

[4]於术：即白术。临安於潜一带所产为其道地药材，故有於术之称。

[5]茅术：即苍术，菊科植物南苍术的根茎。江苏茅山地区是苍术道地药材的产区，故有茅术之称。

[6]霞天曲：为半夏等药和霞天膏制成的曲剂，甘、微苦，温，健脾胃，消饮癖。霞天膏，出自明·韩懋《药性裁成》，为黄牛肉熬制成的膏剂，甘、温，补气血，健脾安中。

● 【评析】

何元长治中风偏瘫重在健脾祛痰，多用白术、茯苓、天麻、半夏、橘红等药；常取滋补肝肾，用杜仲、首乌、牛膝等药；辅以强筋通络，药用虎骨、当归、桑枝等；补气、活血是为基本原则。本书卷二、卷六、卷八亦有本证，可互参。

虚劳

● 【原文】

按脉弦而带数，于左手为尤甚，而左尺一部重按反觉虚软，据述平素内热，近加咯血，兼之精神倦怠，虚火炎上。脉症参观，盖系真阴不足，病关肝肾，相火内发，决非小故。治法不外壮水之主，以制阳光。然大要尤贵自为珍摄，未可独藉药饵耳。

稽豆皮　淡秋石　粉丹皮　麦冬　白茯神　冬青皮　霍石斛　嫩藕汁　糯稻根

诊脉象左三部数势颇减，而右寸关弦劲如昨。夫弦数之脉，乃木火不静，见于寸关部位，则知木旺乘土，抑且反侮肺金矣。胃液被劫，则为口渴，肺液受烁，则为干咳。滋肾养肝，清金救液，是立斋[1]调治章程也。

生地露　杷叶露　女贞子　白茯神　熟地露　稽豆皮　川石斛　白丹皮
天冬露　麦冬露　糯稻根　白藕汁

弦数之势稍平静，客邪亦从自汗而解，其胃痞、心烦及燥热、倦怠等症皆得轻减，而肺痒作咳，夜寐口渴，总是津液不足。滋阴不用重浊，保其肺也；救津不带苦寒，顾其胃也，加以乳金丹以滋阴血，白凤膏以退骨蒸，其于调治之法，似无剩义矣。然非责诸药饵也，广成子[2]云：毋劳汝形，毋摇汝精，毋犯汝思，必静必清，乃可长生[3]。即录斯言，为君作座右之铭乎。

秔米[4]露　官燕屑　大麦冬　川石斛　枇杷叶　北沙参　白丹皮　稽豆皮　女贞子　池藕汁

脉象弦数，寸部微弦，尺中软弱，《灵枢》云：阳气下交于阴，阳蹻脉满则令寐[5]。肝肾阴亏，厥阴上浮，心中神躁，彻夜少寐。治之者极非易易，调之者尤贵恬养，则引动相火，必再生枝节，滋蔓难图矣。拟《金匮》枣仁汤加减。

炒熟地　炒枣仁　辰砂炒麦冬　云茯神　煅龙骨　炒远志　炙鳖甲　白丹皮　淡菜

据述病情甚属多端，如喉痹自汗，畏风，食少便溏，小溲溺时兼痛，以及头眩作痛，不能起坐等症，俱属真阴不足，胃阴失馁，加以肝火上亢，肺失清肃，按得脉弦而软，正气亦为不固，调治极难措手，非需以岁月，不克奏绩也。

人参　稽豆皮　白茯苓　川石斛　生绵芪　川贝母　枇杷叶　白丹皮

诊脉犹未调和，如左三部弦劲，夫弦为春脉，秋冬见之，木旺侮金，其为肺失于清肃可知，且为秋木畏之，是以众芳百卉精液皆为内敛。今六部纯弦，枝叶外茂，又为肝阳之失于滋养，更可知矣。脉象参之，若非培植真阴，固护根本，势必易于反复，兹拟金水同培法。

铅[6]炒熟地　白茯神　麦冬　川石斛　糯稻根　白花百合　淮山药　北沙参　稽豆皮　白丹皮

连进培阴之品，脉之弦大而浮者，已得稍稍敛藏之象矣。今于前法中佐以扶正，俾得金水相生，正气内充，自然佳境臻矣。

辰砂拌麦冬　燕窝　人参　淮山药　茯神　川石斛　白丹皮　川贝母　炒熟地　枇杷叶

● 【校注】

［1］立斋：指薛立斋，明代著名医家。名薛己，字新甫，号立斋。吴县（今江苏苏州）人。世医出身。通内、儿、妇、外等科，尤精于疡科。主张治病务求其原，提倡补真阴、真阳。编辑、校刊有《内科摘要》《校注外科精要》《校注妇人良方》《校注钱氏小儿药证直诀》等书。后人将他的医案整理成《薛氏医案》。

［2］广成子：古代传说中的神仙。黄帝时期汝州人，居汝州崆峒山。道家

创始人，位居道教"十二金仙"之首。

[3]毋劳汝形……乃可长生：语出《庄子·在宥》："广成子蹶然而起，曰：善哉问乎！来！吾语汝至道。至道之精，窈窈冥冥。至道之极，昏昏默默。无视无听，抱神以静，行将至正。必静必清，无劳汝形，无摇汝精，乃可以长生。"

[4]秔（jīng）米：即粳米。

[5]《灵枢》云……阳蹻脉满则令寐：语出《灵枢·寒热病》："阴蹻、阳蹻，阴阳相交，阳入阴，阴出阳，交于目锐眦，阳气盛则瞋目，阴气盛则瞑目。"

[6]铅：又名青铅。甘、寒，有毒。有镇逆，坠痰，杀虫，解毒等功用。

● 【评析】

虚劳之根总由肾阴亏虚，真阴一亏则相火妄动，水不涵木则肝阳亢，肝旺则乘脾土、刑肺金，诸病乃生。十九世何嗣宗《虚劳心传》提出治虚劳三大要：一曰补肾水，二曰培脾土，三曰慎调摄。何元长有继承，亦善用食药两用之品，如藕汁、百合、淡菜、山药等。本书卷二、卷六、卷八亦有本证，可互参。

阴亏

● 【原文】

阴亏得于赋禀，精室因之不固，平时善酗兰陵，滋肾则反助湿邪，培土则更伤阴液，议用保阴煎。

原生地　海参胶　白茯苓　大麦冬　粉丹皮　漂天冬　大熟地　湘莲子生米仁　芡实　莲须

肝肾素亏，脾肺交病。经云：肺喜清润，脾喜温燥。故有补肺碍脾、补脾碍肺之说，前人调治已多掣肘，今脉弦带数，痫症未痊，咳血时发，其为真阴不足，肝脾肾俱亏可知。仿薛立斋分治之法，以冀得寸则寸云尔。

白花百合　白茯苓　川贝母　大熟地　北沙参　川石斛　真阿胶　生米仁官燕　麦冬　冬桑叶

初冬六阳司令，万物闭藏，脉来寸旺尺衰，阳浮阴弱，知真阴气馁，有失敛藏之职。揆厥所由，其故有三：一则脾气素滑，坤阴卑监[1]；一则久患痎疟，三阴被扰；一则梦泄时发，封藏不固。具兹三者，自宜峻真阴，收摄其气。如其肺失清肃，而胸膈不舒，胃涎痛楚而纳谷不旺，纵欲培植下元，必先调理中上二焦，盖肺胃之气清和，而肝肾之虚可补。

生於术　北沙参　白云苓　生米仁　芡实　川石斛　肥玉竹　湘莲子　新会皮　糯稻根

肾气内亏，阴不配阳，久患气逆，今经五载矣。发则浊气上冲清道，火热直至颠顶，加以精室不固，两足无力，按脉则两寸溢于上，关尺虚软于左，根本之病，决非细故。而于调治之策，唯有峻补真阴，使封藏称职，肾气安其窟宅耳，尤贵留神珍摄，恬淡一切，则天君自泰，种种之恙，藉此痊矣。

大熟地　天门冬　湘莲子　白茯神　鹿茸　砂仁　生地黄　真阿胶　大麦冬　海参胶　芡实　山药　山萸肉　甘枸杞　粉丹皮

每日人参汤送服四钱。

阴亏于下，阳浮于上，脉弦劲而少和缓之致。治宜峻补真阴，以摄虚阳。

大熟地　粉丹皮　长牛膝　淮山药　肥玉竹　白茯神　稽豆皮　湘莲子白芡实　川石斛

● 【校注】

[1] 卑监：语出《素问·五常政大论》："卑监之纪，是谓减化。"卑监是低下之意，指五运主岁中，土岁不及。

188　　　　　　　　　　　　　　　　　　　　何元长医著二种校评

阴亏以肺、肝、肾三脏多见，尤以肾阴虚为要，然每累及脾虚，脾喜温燥，而滋阴药多寒凉，有碍于脾，故何元长用药每多选平补益脾之品，如海参胶、湘莲、石斛、山药、芡实、北沙参等。

肝郁

● 【原文】

病体大略本由肝郁，然合之弦大上溢之脉，频作呕吐之症，则是关格之端倪已露，不得不为之虑，故拟资液煎加减，以俟消息。

柏仁霜　川石斛　青橘叶　芦管　麦冬露　粳米露　生地露　云苓　川贝母　藕汁

脉象少和，病机亦盛。越人论溢脉，大旨谓关以前者阳之动，当得九分，则为太过，逆上出寸口至鱼际，名曰溢[1]，为外关内格[2]。诸家咸谓阳浮于外，阴格于内，合上溢之势稍衰，则知阳之外浮者，自具渐退之机，而阴之内格者，又宜早为顾虑。拟甘平以易甘寒，斯亦调治次第也。

熟地露　橘白　谷芽露　淡姜渣　川贝母　川石斛　藕汁

脉象浮弦，两关带滞，弦为肝家之脉，乃抑遏之机，右关浮弦独甚，则知肝郁之邪，非独乘土，抑且侮金矣。是以寒热往来者，肝木自病也；大便昼夜数次者，土被木克也；咳嗽痰红者，反侮肺金也；合之纳谷不旺，夜不成寐等症，何莫非[3]肺肝邪贼土之病耶。拟从胃家先理，稍佐肺肝之品，一则土旺有生金之力，一则土厚有御木之功，且胃为后天之本，戊土崇，己土亦必阴受其液。管见如此，未识当否。

生米仁　干百合　北沙参　炒枣仁　薄荷梗　冬桑叶　砂仁壳　川贝母　淮山药　枇杷叶　青荷叶　炒扁豆　炒粳米

肝气被郁，木侮不敷，贼脾则腹中疼痛，侮金则咳嗽缠绵，寒热如疟，是少阳之为患；耳中鸣响，乃木火之上冲，且肝为藏魂之脏，夜卧不安者，魂气之不清也；胃为水谷之海，得食反快者，求助于阳明也；按脉弦数，弱证已成，舌露红光，阴亏亦著。前人谓情志之病，当以情志解之，草根树皮，恐难济事。

阿胶珠　薄荷梗　白茯神　炒枣仁　川贝母　青蒿　白丹皮　枇杷叶　糯稻根

脉形郁滞，左关结歇，纠绵不解四十余日矣；表无寒热，二便亦通，唯中下二焦自觉气不舒转，有时火热，身半以右，自汗时泄，额颅痛，口微渴，舌苔淡黄。种种现症，皆由肝脾气郁，湿热内痹所致，久缠弗解，恐成瘅黄之虑。谨遵《内经》轻以去着方法。

大豆卷　薄荷梗　广藿梗　赤豆卷　片通草　连翘　芦管　带皮茯苓　六神曲　砂仁壳　荷梗

此证起于肝郁木反侮金，以致寒热干咳，缠绵半载，木菀求伸，而因之发厥，迨后寒热止而咳渐多痰。无如[4]脉为之数，气为之逆，声为之暗，而舌赤为之光，是木郁虽减，而肺与真阴受伤兹甚矣，夏火司令，炎暑在迩，宜加意珍摄。

饭蒸玉竹　白茯神　燕屑　大贡干[5]　霜桑叶　白花百合　块淮药

● 【校注】

［1］溢：脉象名。《内经》十二脉之一。指超越寸口而上鱼际的脉象，主气有余。

［2］外关内格：指外格与内关，外格为溢阳脉，是阳气亢极而泛滥的脉象，如《灵枢·终始》："人迎四盛，且大且数，名曰溢阳，溢阳为外格。"内关为溢阴脉，是阴邪积聚而弥漫于内的脉象，如《灵枢·终始》："脉口四盛，且大且数者，名曰溢阴，溢阴为内关，内关不通死不治。"

［3］何莫非：用于反诘句，表达"什么不……""谁不……"等义。

［4］无如："哪里想到"的意思。

[5] 贡干：即淡菜。为贻贝的肉经煮熟后晒干而成的干制食品，富有蛋白质、碘、钙和铁。因是高级营养品，古代作为进献皇室的贡品，故名。

● 【评析】

　　肝郁之证，虽病在肝，然肝失疏泄则可犯脾土、侮肺金，故何元长治肝郁注意健脾润肺，尤其善于肝脾同调，认为培脾土即可生肺金，可谓一举两得。调肝脾用药轻灵而不呆滞，健脾常用茯苓、山药、扁豆；疏肝喜用橘叶、桑叶、薄荷梗；养阴润肺则用麦冬、玉竹、石斛、川贝母、枇杷叶等。

乘土

● 【原文】

　　木邪乘土，则胸腹膜胀，肝气自病，则左胁酸楚。体虚者得此，宜和而补之，不可专治理邪也。

　　人参　香附　全福花[1]　冬桑叶　宣木瓜　半夏曲　金铃子　白茯苓　炒於术

　　呕寒肢冷，眼黑频厥，微畏寒，微发热，胸次不舒，自汗稍润，按脉左弦右滑，六部皆软。此系夹虚之体，小有感寒，略兼食滞，肝胃因之不和矣。

　　老苏梗　广藿香　钩藤　生姜皮　法半夏　橘白　六神曲　焦谷芽　荆芥佛手柑

　　身热已经凉楚，胸膈亦宽，此风寒、食滞两相轻减。然重浊填补，尚宜稍缓，恐脾胃不能胜任也。

　　人参　半夏曲　酒炒菟丝　广藿梗　白云苓　砂仁壳　制於术　新会皮沙蒺藜　加姜渣

脉象六阳，时露歇止，得于赋禀者固厚，其如遐龄已逾八旬，脾气又复溏泄，阴血津液自然被耗。据述耳鸣头响，食少肉削，浮火行于肢体，躁烦冲扰乎神明，此证原于液燥生风者，同一局也。拟用滋液安神法调治。

砂仁炒熟地　云茯神　真阿胶　冬桑叶　醋炒鳖甲　炒枣仁　燕窝　北沙参　粉丹皮　加鸭蛋黄

每于饮食之后，中脘搅扰不安，兀兀欲吐，木邪上凌胃土也；肩背间热如火烙，时作时止，肝木反侮肺金也；至于头中烘热，耳中鸣响，厥阴内脏之相火，从阳而自逆于上也。用滋水益肝，合固金汤治之。

炒熟地　焦芍药　原生地　元参　百合　炒归身　麦门冬　川石斛　燕窝甘草　粉丹皮　青果汁

结歇之脉已和，晦滞之色亦退，乃病机轻减之兆，唯肌肤仍然发热，胸次依旧不舒。总由厥阴之液受亏，以致雷火不安其宅，且木旺则土必被侮，此司纳之所以渐减，运化之所以不克如常。培肝阴以熄肝火之张，扶卑监以御木邪之亢，其与病情治例，殆不悖谬矣。

炒首乌　阿胶　桑叶　鳖甲　南枣　炒山药　甘菊花　龟板　莲肉　木瓜

肝胃不和之证，木邪侮土，已非一日矣。兹因乘间猖獗，以致痉厥几次，并两眼白睛赤翳弥漫，似嗳似哕，连绵不已，肺金不能制木，肺络反有伏瘀。当泄热养阴，兼和上焦营络。

羚角片　川石斛　甘蔗汁　木通　钩藤　香附　赤芍　甘菊炭　丹皮藕汁

复诊：头摇手振及两目赤翳等恙，皆得轻减，唯腹中时痛，舌尖光红，得嗳不能舒，口干不能饮。宜育养肝阴，清泄肝热。

鲜生地　钩藤　羚角片　郁金汁　薄荷　白丹皮　蔗汁　甘菊花　苏梗木通

【校注】

[1] 全福花：即"旋覆花"之异名。

【评析】

肝木乘脾土，甚则反侮肺金，临证常见肝旺脾弱，或肝胃不和、肺气不利、肺络郁滞等证。何元长认为不可专治理邪，宜和而补之。从案例中可见治肝是为主要，或用疏肝理气，药如桑叶、香附、金铃子；或用平肝泄火，药如羚羊角、钩藤；或用滋水养肝，药如地黄、北沙参、芍药、阿胶。辅以健脾、养肺，健脾如四君子汤类，养肺有百合固金汤之类。

噎膈、反胃、呕吐

【原文】

反胃[1]证起自去秋，痰涎渐甚，呕吐渐增，饮食渐减而精神亦渐委顿；按脉浮中二候弦脱而细，沉部绝不应指，颇少冲和之象，加以大便燥结，唇舌干燥，知胃之津液已属大亏。治法唯有重剂培阴，然恐不能图功于末路。

砂仁末炒熟地　炒白芍　归身　霞天胶[2]　米露[3]　鲜霍斛　麦冬　御米[4]　藕汁

据述心中酸楚独甚，甚则有气上冲，呕吐频作，发哕齿酸，肢体麻木，按脉六部纯弦，略兼数象，舌根淡黄而腻，舌尖略具暗绛。明系木邪乘土，酿成反胃重证。平肝和胃，颇合病机。

全福花　川石斛　半夏曲　新会皮　杵糠[5]　白云苓　白蔻仁　广藿香[6]　枇杷叶

锅巴汤代水服三帖后，如气逆与酸心再甚，加入代赭石、黄连、吴茱萸。

脉象弦软，左寸带数，火浮于上，舌色光红，近因寒热，液被劫。宜先理阳明，不致转成噎膈[7]乃佳。

川石斛　生谷芽　北沙参　白茯苓　稽豆皮　肥玉竹　大丹皮　糯米根

中年噎食，膈证之机已具，宜自为珍摄，不独藉夫药摄也。

全福花　炒白芍　半夏曲　玉竹　川石斛　霞天胶　当归身　姜渣
加杵糠。

真阳式微，中土不运，食后则吞酸呕吐，下午则腹中作胀。以理中法，俾
得转机乃佳。

焦冬术　法半夏　炙甘草　玉竹　川熟附　白云苓　砂仁壳
锅巴汤代水。

据述跌河之后，遂患吐泄，吐泄止而身热呃逆，口中干渴，舌苔淡黄，脉
形弦细滞。此表寒未楚而内郁，郁热犹未全化，气机且之上逆。先宜降逆平
肝，以冀呃逆渐止乃佳。

全福花　刀豆子　法半夏　老苏梗　广藿香　白蔻仁　广橘白　赤茯苓
代赭石
加芦根。

呕吐本属旧恙，近兼头风怔忡，夜不成寐，脉来六部皆阴。安神和胃，佐
以和肝。

制於术　甘菊花　白云苓　川石斛　半夏曲　广藿香　炒枣仁　荷叶

饮冷则胃阳受伤，胃不和则木邪乘间而上侮，此呕吐之病情也，缠绵不
解，现经二十余日矣。呕吐之机稍缓，上逆之势渐增，兼之纳谷减少，脉软模
糊，知其正虚而邪盛矣。若不急和肝胃，正气有日削之势。

苏梗　泡吴萸　制香附　老黄米　干荷梗　广藿香　半夏曲　东壁土[8]
青葱管

清晨诊视，模糊之象，软滞之形如昨，此总因木邪乘土，脾胃不和，胸痞欲呕，甚于午后者，阳明用事也；瞻视不清，目羞畏光者，邪阻肝窍也。芳香以和胃，辛甘以理肝，冀其土木交和，则呕自止而胀满自安矣。

老苏梗　广藿香　细香附　砂仁壳　薄荷　宣木瓜　佩兰叶　法半夏　白檀香　青荷梗

证本伤酒，呕吐缠绵三月，甚至呕逆时发，气分时逆，病机有增无减，则正气与津液亦因之而渐耗矣。先与轻和胃气，以看机宜。

参须　广藿香　川石斛　姜渣　粳米露　半夏曲　生於术　新会皮　白云苓

昨投和中之品，与症颇觉安适，即脉之弦脱无神者，亦稍稍轻减。兹再拟六君子法培植中气。

参须　制半夏　莲子肉　东壁土　白云苓　生於术　炙甘草　砂仁末　泡淡姜渣

脾阳不健，火用不宣，水湿之邪，易于凝聚，加以木邪上侮，酸水时溢。独治中宫，俾土旺而木自靖。

人参　半夏曲　白茯苓　炙甘草　於术　砂仁末　厚肉桂　橘白　东壁土
加以黄粳米。

天气骤寒，胸次便闷，脉亦细软，前人云火用不宣，于此益见。再用补火生土，以搏转机。

人参　制於术　半夏曲　肉桂　炒干姜炭　新会皮　云苓

木郁侮土，而成反胃，六脉沉弱。治以清降和中。

法半夏　代赭石　川郁金　陈皮　乌梅肉　白芍　广藿香　全福花　茯苓

加竹茹

年六十有九，平日操劳过度，血液内亏。上不能纳，下不能解，解时粪如马矢，面萎黄而不知饥馁，脉沉弱不振。此关格之兼症，姑拟煎方。

人参　枸杞子　苁蓉　怀膝　茯苓　归身　肉桂　柏子霜　枣仁

加人乳粉。

气虚机滞，兼以抑郁内损，贲门不开，纳食辄吐。此噎膈之将成者，殊难奏效。

炒党参　代赭石　半夏　瓦楞子　全福花　炒蒌仁　广藿香　陈皮　薤白头　谷芽　姜汁、韭菜汁一瓢

● 【校注】

[1] 反胃：古代亦名翻胃。症见饮食入胃，停留胃中，朝食暮吐，暮食朝吐，或积至一日一夜，腹胀不可忍而吐。

[2] 霞天胶：指霞天膏。

[3] 米露：用鲜粳米蒸馏制得。

[4] 御米：供宫廷食用的米。

[5] 杵糠：又名杵头糠。舂谷杵头上粘着的糠末。有开胃，下气的功效。

[6] 广藿香：原为"广藿"。

[7] 噎膈：病证名。症见吞咽时哽噎不顺，饮食不下，或食入即吐。

[8] 东壁土：古旧房屋东边墙上的土。甘、温、无毒。有燥湿益脾的作用。

● 【评析】

噎膈一证多见于现代食管癌、贲门癌、贲门痉挛、食管神经官能症等疾病中。从案中看证情较重，多属气血津液匮竭之证，治以培补为主，但效果有限，故云"不独藉夫药摄也"。

反胃一证可因木邪乘土、脾胃阳虚、胃津大亏等所致，属虚者当培补；属

肝胃不和者，何元长主张芳香以和胃，辛甘以理肝，使土木交和则病瘥，药如藿香、佩兰、砂仁、薄荷、檀香之类。反胃除见于肠胃功能失常的病证中，亦多见于幽门梗阻、肠梗阻等疾病中。

本书卷二有噎膈反胃门，卷六有噎膈门，卷七有呕吐门，可互参。

疟疾

● 【原文】

类疟寒热绵延两月，近加以一日两发，凡所服表散清理及和解补中之剂，并无效验。按脉六部虚细如丝，舌苔光白，精神委顿，肢体倦怠。此气血两亏，拟从营卫调治。

人参　桂枝　炒归身　柴胡　制於术　炙甘草　焦白芍　云神
加煨姜。

疟疾半载，近复呕吐伤中，纳谷减少，头晕兀兀欲呕，是胃土虚而木邪盛，上凌者有间矣。看《内经》论疟证门中分六经立论，盖为针刺之准绳，后贤阐发其义，不外初、中、末三法。初以攻邪为主，继则邪正两调，其后唯有从事培本而已，而培本之中，又立肾脾两大法门，其缓急次第，全在临证制宜。现今症如上，理应崇土御木，拟六君子加减，先醒胃纳。

人参　广藿香　姜汁　於术　新会皮　砂仁　半夏　云苓
锅巴汤代水。

胃气稍旺，呕吐已止，脉仍带弦，然较前此之劲硬无情者有间矣。再拟肝胃两和法。

人参　炒枣仁　云苓　半夏曲　广藿香　砂仁末　制於术　橘白　姜皮
肉桂

痎疟缠绵半载外矣，近因感冒时邪，复加痢疾，业经疏解，而痢势已得轻减，昼夜尚有三十余次，色如败脓，不甚稠腻，小溲短浊，其色淡黄，齿微干，口微渴，脉形弦大而数，据述患痢之后，肌肉渐次消瘦，精神亦颇困顿。凭脉审症，非特气血两亏，而且脾胃为之受伤。拟实脾一法，和而补之。

参须　生米仁　川石斛　莲肉　芍药　怀山药　云苓　生甘草　煨木香　鲜荷叶

复诊：病机大略如昨，脉唯左手寸关两部弦数之势似得小减。仍用实脾方法，候疟发后参观脉症可也。

人参　云苓　米仁　归身　芍药　淮药　莲肉　炙草　扁豆　加荷叶

二复：疟疾发时口中干渴，热甚于[1]寒，病邪有偏阳之机矣；阳司纳，过旺则司化失职，此胃气强而脾气弱；弦大之脉象小和，小溲之混浊稍减；此湿热渐去之症也，痢势犹然不减，少腹依旧痛楚，此补脾之力未到也。缅想前人治例，唯东垣补中益气方法最为合辙，谨遵之。

鳖血炒柴胡　人参　煨木香　白扁豆　炙草　制於术　白云苓　新会皮　砂仁　莲肉

加荷叶。

三复：诸症皆得轻减，脉之大略亦觉稍宁，按之尚带弦数，然较前之阔大弦劲、有出无入者，大相径庭矣。推腹痛之原，据云：积之痛反缓，而粪之痛特甚。夫大肠为传导之官，若非湿热之邪留滞，何以临圊作疼？仍踵补中益气，以撤余邪。

人参　於术　带皮云苓　甘草　扁豆皮　砂仁　柴胡　银花　煨木香
加荷叶。

四复：病经小愈，神气亦佳，自后唯当慎起居、节饮食、戒恼怒、淡嗜欲，专事调摄，以杜反复之端。

人参　於术　白云苓　桔梗　炙草　淮药　肉果　白扁豆　莲心
加荷叶。

五复：所述病情，究因口腹不慎，以致疟痢复甚，不特此也，且阳明虚而面为之浮，中气馁而气为之促，脉虚而数，重按更软。急宜大剂培补，先冀健运得伸，诸症轻减乃愈，不然，冬令在即，三阴失固，保无反复之虑乎？

人参　橘白　白扁豆　菟丝子　砂仁壳　於术　炒米仁　莲心　白茯苓
炒陈粳米

加姜渣。

六复：前四复方服两剂，除去甘草，加砂仁、炒熟地五钱，菟丝子饼二
钱，再服三四剂，用健脾双补丸。

七复：病机大略已明前案，兹不复赘。今拟补正之中佐以补肾，倘能疟痢
并减，方为佳兆。

炙黄芪　大熟地　於术　肉果　广皮　人参　上桂　升麻　净柴胡　元参
莲心　砂仁

气血偏倚，即为疾病，今痎疟几及两载，虽时愈时发，而气血安得不亏？
《内经》云：阳虚则恶寒，阴虚则发热[2]。现在寒热有轻有重，脉形六部弦软，
可以一言断之曰正虚矣。拟何人饮，徐以调之。

於术　首乌　半夏　玉竹　炙草　姜皮　归身　白云苓　白蔻仁
加红皮大枣。

疟久不止，身热痞满，腹痛溲短[3]，当从太阳、少阳清理。
焦山栀　柴胡　郁金　青皮　川楝子　炒厚朴[4]　黄芩　木通　赤苓
加干荷叶。

劳伤痎疟，久防成痞。
生鳖甲　黄芩　陈皮　草果　白芍　柴胡　半夏　厚朴　知母　赤苓
加红枣、干荷叶。

痎疟数月，寒热往来，左偏结痞。肝阴损矣，难许速效。
鳖甲　黄芩　厚朴　橘红　郁金　柴胡　知母　半夏　草果
加干荷叶、红枣。

复诊：鳖甲　青皮　柴胡　半夏　陈皮　草果　冬术　神曲　陈皮　茯苓　郁金

痎疟久缠，止而复作。证关肝胆两经，最难脱体。暂用疏邪截疟之法。

柴胡　桂枝　黄芩　半夏　厚朴　陈皮　广藿香　草果　赤苓

加生姜、荷叶。

痎疟数月，气阴两亏，自汗不止，寒热缠绵，脉虚数而神委顿，已近疟劳之候。

绵芪　柴胡　白芍　青蒿　广藿香　归身　鳖甲　陈皮　知母

加荷叶、红枣。

复诊：日来疟势稍轻，但热不寒，胃气较前略开，而脉象依然细数，精神倦怠。恐一时未易痊愈。照前方加减。

绵芪　鳖甲　柴胡　归身　白芍　知母　石斛　茯苓　陈皮　丹皮　地骨皮　草果

加荷叶。

又复：疟势或轻或重，左脉弦大，胃气不和，此又感暑热所致。元虚病杂，殊难兼治，暂用柴平法加减。

柴胡　厚朴　半夏　陈皮　广藿香　山栀　白芍　於术　赤苓

加荷叶、生姜。

痎疟月余，寒热连绵不已，胃气不开，而脉弦数。久防宿痞复作，以春令阳升故耳。

黄芪　柴胡　桂枝　黄芩　半夏　白芍　陈皮　草果　生甘草

加生姜、荷叶。

又诊：鳖甲　柴胡　归身　白芍　半夏　黄芪　陈皮　赤苓

加红枣。

痎疟后肝脾不和，兼嗜饮积湿，纳食作胀，脉象弦细无力，夜卧盗汗。拟以固表和中法，未知效否。

绵芪　鳖甲　白芍　广藿香　郁金　半夏　苡仁　石斛　橘红

加干荷叶、砂仁末。

痎疟止而复作，寒重热轻，脉弦减。此由肝脾郁积，邪不外达使然。久防痞结腹膨，以节饮食、慎起居为要。

茅术　半夏　鳖甲　小朴　赤苓　桂枝　柴胡　陈皮　草果　干荷叶

痎疟兼血痢，脉左弦右细，重候也。

柴胡　半夏　黄芩　米仁　甘草　厚朴　陈皮　枳壳　赤苓　生姜

连日过劳，痎疟复作，面晦，脉沉滞极，淹缠之候。

柴胡　白芍　白术　黄芩　赤苓　桂枝　鳖甲　青皮　郁金　干百合

疟久不止，盗汗腹胀。前医叠投益气敛阴之法，以致疟邪内蕴，先补后疏，治法已倒，急切难以奏效。

鳖甲　茅术　香附　陈皮　白芍　荷叶　柴胡　半夏　郁金　神曲　煨姜

痎疟已止，腹痞日甚，六脉弦细，营阴大损，恐延成鼓。然亦不可用补，唯有兼化痞，兼培脾肾法。

鳖甲　肉桂　於术　茯苓　白芍　大腹皮　川连　附片　香附　米仁　泽泻　陈皮

复诊：昨用清肝阴兼培脾肾法，服之似乎平妥，而腹胀未松，右关脉不振。舍温补别无良策也。

附片　白芍　菟丝子　陈皮　茯苓　煨姜　肉桂　白术　半夏　米仁　鳖甲　红枣

疟经三载，腹胀、骨蒸、盗汗。此由脾肾郁结，邪不外达使然，久防成鼓。

鳖甲　白芍　黄芪　郁金　赤苓　红枣　柴胡　茅术　青蒿　秦艽　陈皮

疟久肝脾受伤，致腹胀，防延痞满。

茅术　柴胡　白芍　陈皮　秦艽　煨姜　香附　半夏　鳖甲　建曲　归身荷叶

胎前痎疟，产后气阴两亏，疟势缠绵不已，盗汗骨蒸，脉形细而数。不宜表散，又不宜温补，唯有平肝和阴，兼固腠理。恐不能速效。

首乌　归身　鳖甲　茯神　黄芪　秦艽　白芍　陈皮　枣仁　红枣

痎疟久而不止，阴阳并亏。当用培本之剂。

黄芪　白芍　白术　鳖甲　归身　枸杞　陈皮　茯苓　秦艽　荷叶　煨姜

夏日感暑，秋而痎疟，不易速效。

柴胡　川朴　陈皮　广藿香　生甘草　桂枝　青皮　半夏　赤苓　生姜

● 【校注】

[1] 于：原为"与"。疑误。

[2] 阳虚则恶寒，阴虚则发热：《素问·调经论》："阳虚则外寒，阴虚则内热。"

[3] 溲短：原为"溲多"，参卷四痎疟门亦有此案，但为"溲短"，颇合证治，故改之。而卷四案与本案重复，故去之。

[4] 厚朴：原为"中朴"。

● 【评析】

何元长治疟主张分初、中、末三法，病初期以攻邪为主，继则邪正两调，其后唯有从事培本而已，而培本之中又有补肾、益脾两大法，其缓急次第，全在临证制宜。从案中看，初期有从太阳、少阳清理治之，方如小柴胡汤去人参、平胃散等，合以草果、知母、荷叶等药以祛邪；中期邪恋而气血有亏，可调治营卫，或肝脾两调，方如桂枝汤、四君子汤加柴胡、青皮等；末期则多见疟劳、疟母，鳖甲是为主药，合以何人饮、真武汤等阴阳并调。

本书卷三、卷四、卷七亦有本证，可互参。

六郁

● **【原文】**

六郁火升，痰气上壅，久防塞逆成格。

炒川连　焦山栀　全福花　橘红　石决明　天花粉　瓜蒌皮　茯苓

加竹茹。

痰火郁结，时作嗳气，喉间哽塞，防成梅核格[1]。

黄连　半夏　瓜蒌　杏仁　郁金　全福花　海石　橘红

加竹茹。

木火郁结而成梅核格，治宜清化。

羚角片　全福花　石决明　橘红　川贝母　瓜蒌皮　郁金　焦山栀　杏仁

加海粉。

痰火郁结，而为梅核格，此关七情之症，不易痊愈。

炒川连　郁金　蒌皮　桑叶　青黛　焦山栀　海浮石　杏霜　橘红

● **【校注】**

[1]梅核格：又名梅核膈。膈证之一。指喉间似为梅核所梗，膈间闷痛的

证候。多因气郁痰结或瘀血所致。证与梅核气相似，后者泛指咽喉部异物感，吐之不出，咽之不下，多因痰气凝滞所致。

● 【评析】

　　六郁有痰、气、湿、热、血、食等六者。本节所说梅核膈的成因与痰、气、火热之邪交结凝滞关系密切，故治疗以理气、清热、化痰为主。同时亦指出情志因素不可忽视。本书卷四亦有本证，可互参。

三消、嘈症

● 【原文】

　　汤姓[1]，阴虚消渴，多饮多溲，津液日耗矣。舍滋阴降火无策。
　　原生地　麦冬　肥知母　天花粉　丹皮　洋参　煅牡蛎　茯苓　山药
　　加芦根。

　　叶姓，阴虚下消，溺白而混，精液竭矣。难治。
　　熟地　山药　牡蛎　麦冬　茯神　丹皮　龟板　芡实　五味　蒺藜

　　某氏，带下不止，阴虚消渴，多饮多溲。年逾五旬，尤不易治。
　　生地　麦冬　阿胶　山药　茯苓　龟板　知母　丹皮　牡蛎　芡实

　　孙姓，阴虚消渴，且有吐红之患，乌能愈乎？
　　生地　知母　五味　洋参　山药　芦根　麦冬　石膏　怀牛膝　花粉
茯苓

　　陆姓，阳明胃火上炎，多食易饥，近乎中消之候。以益气降火法治之。

炒党参　炙甘草　石膏　焦白芍　麦冬　茯苓　炒苡仁　川石斛　焦山栀
加芦根。

费姓，病后阴虚内热，舌滑口渴，能食易饥，多饮便数，此三消之症也，治之不易见效。
生地　龟板　黄柏　山药　牡蛎　麦冬　知母　泽泻　丹皮　茯苓

史姓，奇渴思饮，贪食易饥，溲多而浑，上中下三焦兼症也，极非易治。
生地　麦冬　花粉　牡蛎　旱莲草　石膏　知母　山药　牛膝

金姓，年高阴竭火炎，而致消渴善饥，溺白而浑，非易治。
人参　石膏　花粉　牛膝　牡蛎　料豆皮　熟地　肥知母　丹皮　麦冬
山药　蔗汁

缪姓，中虚气郁，少纳易嘈，久之恐成噎膈，开怀调理。
川连　阿胶　人中白[2]　丹皮　桑叶　桑皮　川贝　花粉　知母　枇杷叶

● 【校注】

［1］姓：原无此字，为明了而加入。下同。

［2］人中白：原为"中白"。为人尿自然沉积的固体物，咸，寒。具有清热解毒，止血化瘀作用。

● 【评析】

三消证以口渴欲饮、易饥易嘈、溲多而浑为主症，病机以阳明胃火、阴虚内热为多。治以益气、滋阴、降火为主，方用白虎加人参汤，加生地、麦冬、山药、丹皮等，甚则加入牡蛎、龟板、阿胶等有情之品。三消证在本书卷三、卷七中亦有载，可互参。

泄泻

● 【原文】

郑姓，年近八旬，气虚失化，脘胀便溏，当从脾土调治，其余诸恙且置缓图。

白术　半夏　中朴　神曲　郁金　煨姜　木香　茯苓　白芍　砂仁　陈皮

久泻中虚，以补中益气法加减。

炒党参　升麻　扁豆　茯苓　大枣　焦白术　淮山药　陈皮　炙草　砂仁

汪姓，下元气亏，火不生土，腹鸣便溏，两尺沉弱，且向有遗泄之症，以温补脾肾为要策。

附片　肉果　菟丝子　陈皮　山药　炮姜　补骨脂　白术　茯苓　砂仁

高姓，劳伤下血，久泻不止，脾肾两亏，已成膨胀[1]，遂不易治。

附片　炮姜　白术　补骨脂　菟丝子　山药　陈皮　茯苓　砂仁

火姓，产后年余，心脾肾俱亏，发泻足肿，心宕[2]气喘，脉数而促，不易治。

附片　白术　萸肉　五味　茯苓　熟地　山药　远志　补骨　砂仁

复诊：下元气衰，用温补之剂而稍效，仍照前法加减。

附片　陈皮　白术　五味子　茯苓　炮姜　熟地　山药　补骨脂

孙姓，溏泻久缠，神倦脉弱，火衰土不运化也，恐延为腹满之候。

熟地　萸肉　肉果　於术　山药　广木香　附片　骨脂　茯神　炮姜　五味子

邪热炽甚，脉来八至，腹泻神倦，此少阳阳明夹热为患，恐其下痢，则不

　　　　　　　　何元长医著二种校评

易治。

柴胡　厚朴　黄芩　陈皮　赤苓　山栀　神曲　木香　广藿香

复诊[3]：热象稍减，脉来尚六七至，腹微痛而泄泻不减，仍未离乎险境也，治以清疏为主。

姜汁炒川连　木香　赤苓　姜汁炒山栀　广藿香　酒炒黄芩　陈皮　麦芽
厚朴　焦曲

二复：时邪已退，余热未清，宜节饮食调治。

鳖甲　黄芩　陈皮　石斛　赤苓　地骨皮　青蒿　白芍　薏仁

陆姓，脾寒腹泻，累月不已，久防成膨胀之候。

附片　焦白芍　菟丝子　米仁　陈皮　砂仁　炮姜　补骨脂　木香　升麻
赤苓

复诊：泄泻多年，脾肾之气早衰，安得不作胀也？

附片　焦白术　菟丝子　扁豆　茯苓　砂仁　炮姜　补骨脂　肉果　山药
陈皮

● 【校注】

[1] 膨胀：指鼓胀。

[2] 心宕（dàng）：指心悸。

[3] 复诊：原无此二字，从病证看，当为同一患者。故加入。

● 【评析】

泄泻表现为腹胀便溏，且病程较长，多为脾虚湿停，甚则脾肾阳虚，何元长治疗以补中益气为基本，方用参苓白术散、平胃散，甚则附子理中汤、四神丸等加减。如泄泻属时邪所致，多见少阳阳明夹热，治以清疏为要，如香连丸、黄芩、山栀、藿香、柴胡等方药可随证选用。泄泻在本书卷三、卷七泻痢门中有载，可互参。

痢疾

● 【原文】

尤姓，杂食伤脾，多泻带血，根深不易愈也，以培土为主。

焦冬术　木香　山楂　焦曲　红枣　炒扁豆　米仁　陈皮　地榆

伍姓，劳伤血痢不止，脾阴内损，真气下陷，殊不易治，暂用苦燥酸涩法，以图小效。

炒川连　白芍　白术　乌梅　炮黑姜　茯苓　秦皮　木香　白头翁　山楂
陈皮

童年受伤，血痢不止，非一时可以奏效。

白术　山楂　川连　炮姜　槐米　木香　米仁　白芍　陈皮　地榆

蒋姓，老年脾虚下痢，六脉无神，非浅恙也。

白术　炮黑姜　白芍　茯苓　陈皮　米仁　川连　广木香　广藿香　炙草
砂仁

邹姓，暑热湿热交结于大小肠，溲不利而大便涩滞，下痢不止，胃不喜纳，非浅恙也。

川连　枳壳　黄芩　滑石　赤苓　山楂　大黄　中朴　木香　生甘草
陈皮

● 【评析】

杂食不洁，感受外邪，是痢疾发生的主因，然与内因亦有关，如素有劳伤正虚、童幼及高年体弱等。痢疾症见下利便脓血，久则导致脾虚下陷，阴液内亏。何元长主张治宜培土祛邪，祛邪喜用香连丸、白头翁汤法，邪甚者可加入大黄、黄芩等药；扶正则以健脾渗湿消导为主，药如白术、茯苓、陈皮、山楂等；久病液亏，可加入酸涩敛阴之品，如乌梅、白芍、地榆等。

本证在本书卷三、卷七泻痢门中有载，可互参。

肠风、便血

● **【原文】**

肺热下移于大肠，则患肠风[1]，至肝气之作，营阴失养所致也。

炒阿胶　白芍　木香　米仁　禹余粮　炒川连　黄芩　茯苓　丹皮

脾络内伤，下血累月不止，必先腹痛，其为气分不舒，营阴受伤可见，治以养营滋肝法。

炒阿胶　丹皮　白芍　黄芩　桂圆肉包苦参子　炒川连　地榆　木香　血余炭　陈皮

● **【校注】**

[1]肠风：指以便血为主症的病证。泛指内痔、外痔、举痔、脱肛、肛瘘等大肠、肛门疾病出血。其病机或因风邪所致，如《素问·风论》"久风入中，则为肠风、飧泄"；或为湿热；或为阴虚，如《杂病源流犀浊·诸血源流》"肠风者，肠胃间湿热郁积，甚至胀满而下血也……有阴分虚，血不循经而成者"。

● **【评析】**

何元长认为肠风乃因大肠湿热先积，致肝气不疏，风动络伤，血失而致营阴受伤，营伤则肝风不息，故下血累月不止。治疗当养营滋肝以息风，药用阿胶、白芍、丹皮等；清化湿热以安肠，药如黄连、黄芩、木香，尤妙桂圆肉包苦参子，兼有养营祛湿热作用。本证在本书卷三、卷五便血门，卷七泻痢便血门中有载，可互参。

痿痹

● 【原文】

阴虚腰脊痿曲，宜温补下元。

熟地　归身　川续断　枸杞　山药　胡桃肉　黄芪　秦艽　杜仲　五味子
茯苓

周姓，胁痛肢麻，肌肤痛如针刺，左脉细弱，营液内亏也，难免风痹，以滋肝参化痰法。

首乌　决明　木瓜　菊花　瓜蒌皮　秦艽　归身　枸杞　半夏　陈皮

左手骱[1]酸痛，屈伸不利，软弱不举，由血虚不能营养筋骨；膝盖中痿软无力。年逾大衍，下焦精血衰矣；舌本牵强，久痢不止，脉弦数，酒湿内伤。防中[2]。（原载《重固三何医案》）

当归　酒炒白芍　胡麻　防风　橘红　黄芪　姜半夏　首乌　酒炒桑枝
姜黄　胆星　白苓　松节　石菖蒲　焦於术　枳壳 (风化硝四分拌炒)

两膝肿胀，筋痿无力，此湿邪入络，燥土疏肝和血治[3]。

川桂枝　归身　槟榔　茅术　赤苓　宣木瓜　厚朴　防己　法半夏　青皮

● 【校注】

[1] 骱（jiè）：古代解剖部位名称。指骨节间相接之处，即关节。

[2] 防中：指防中风。

[3] 两膝肿胀……燥土疏肝和血治：此案原载于卷二肿胀门，今移入此痿痹门。

● 【评析】

痿证是指四肢痿软无力（尤以下肢痿废）甚则肌肉萎缩的一种病证，而痹症是以肌肉、筋骨、关节酸痛、麻木、重着，甚则关节肿大、僵直、畸形为主症的病证。临证表现可两者兼有，治疗亦有相似，初期多以祛邪通络为主，久病则多合以滋养固本。

痿痹在本书卷四中，以及卷三痿证、痹证，卷六痿证，卷七痹证中亦有载，可互参。

痫厥

● 【原文】

顾姓，肝风痫厥，治以清火化痰之法。

羚角片　山栀　天竺黄　丹皮　钩藤　石决明　菊花　瓜蒌　桑叶　橘红

● 【评析】

痫厥即痫证，是以发作时常有意识障碍、肌肉痉挛、感觉和行动异常为特征的病证。多由风痰或痰热导致。故何元长治从平肝息风、清火化痰入手。本书卷三、卷五亦有本证，可互参。本证在本书卷三、卷五中亦有载，可互参。

惊悸怔忡

● 【原文】

季姓，水不足而火上炎，头晕时作，心不宁而神惝恍[1]，此怔忡之渐，急切不能奏效。

原生地　煅龙齿　炒枣仁　川连　柏子霜　龟板　茯神　远志　丹皮　橘红　加灯心、竹茹、石菖蒲

● 【校注】

[1] 惝（tǎng）恍：指迷迷糊糊，不清楚。

● 【评析】

惊悸是指无故自惊恐惧而悸动不安，或因惊而悸，或突然心跳欲厥时作时止者。怔忡是指心悸之重症，或指心跳并有恐惧感。心悸俗称心跳，简称悸。悸，在《赤水玄珠》卷六说："悸则心既动而又恐恐然畏惧，如人将捕之。"可见惊悸、心悸、怔忡意思相近，临床常互用之。其病在心，多责之阴阳气血的亏损，治疗以滋补宁心安神为主。《何元长医案》卷四有怔忡门、卷六有心悸门，可互参。

疝

● 【原文】

下元虚寒，疝气时作，暂用温宣之剂。

川桂枝　白芍　炮黑姜　川楝子　橘核　香附　归尾　陈皮　小茴香

少腹作痛，阴囊胀坠，湿浊下注也。治以温通。

生茅术一钱五分　赤苓三钱　川楝子 (炒, 研) 一钱五分　炒橘核一钱五分　青皮一钱五分　川桂枝八分　萆薢一钱五分　小茴香 (炒) 八分　广木香六分

● 【评析】

疝，又名疝气、小肠气、膀胱气等。历代论疝包括多种病证，主要有两类病证：一是指体腔内容物向外突出，并有腹部疼痛，或二便不通的证候；二是指生殖器、睾丸、阴囊部位的疾病，如睾丸或阴囊肿大疼痛，或可兼有腹部症状。此外，还包括某些腹内肿瘤，或子宫、膀胱等疾病，或肠痉挛及一些不全性肠梗阻等。病变多责之于肝经阴分，气机阻滞，故疏肝理气、温通经脉是治疗主旨，药如川楝子、橘核、青皮、小茴香、桂枝。本证在本书卷五、卷七中亦有载，可互参。

胃脘痛

● 【原文】

钟姓，中虚木郁，脘痛不止，右脉微歇[1]，不可忽视。

炒党参　干姜　白芍　益智　乌梅　法半夏　川连　茯苓　泡吴萸　炙草

● 【校注】

[1]右脉微歇：歇脉，又称歇至脉。指脉来有歇止，在促脉、结脉、代脉中可见到。

● 【评析】

胃脘痛是指中上腹部剑突下，近心窝处疼痛。又称胃痛、心下痛等。有外感、内伤之分，证有寒热虚实之异。脾虚肝郁是内伤胃脘痛的常见证候，方中用党参、干姜、茯苓、炙草健脾温中，黄连、吴茱萸、白芍疏肝和胃止痛。本证在本书卷三、五、七中亦有载，可互参。

眩晕

● 【原文】

产后营虚，肝失所养，头痛眩晕[1]所由作也，一时不能霍然，拟以滋养营阴为治。

阿胶　甘菊　鳖甲　归身　白芍　秦艽　首乌　料豆皮　蒺藜

● 【校注】

[1]眩晕：眩，视物黑暗不明，或感觉昏乱；晕，感觉自身与周围景物旋转。根据病因、症状不同，可分为风晕、痰晕、燥火眩晕、气郁眩晕、肝火眩

晕、虚晕等。可见于周围性及中枢性、耳源性、药物中毒、晕动等疾病中。

● 【评析】

眩晕多因外感六淫，内伤虚损所致，历代医家亦有不同看法，如刘河间主风火，朱丹溪主痰，张景岳主虚。本案当属营阴亏虚，肝失养而风动所致，故治以滋阴、养血、柔肝为主，兼以祛风清热。本证在本书卷三、卷八中亦有载，可互参。

腹痞

● 【原文】

向有疟母[1]，痞[2]气攻冲，脘痛及胁右，脉右软左弦，肝木犯胃也，暂用左金法。

川连　郁金　乌梅　茯苓　橘叶　吴萸　川楝子　白芍　益智　炙草

● 【校注】

[1] 疟母：病证名。又称疟积、劳疟。指疟疾日久不愈，顽痰夹瘀，结于胁下形成痞块的证候。《金匮要略·疟病脉证并治》："此结为癥瘕，名曰疟母，急治之，宜鳖甲煎丸。"

[2] 痞：病证名。一指以心下痞，即胃脘部胀满、窒塞感为主症的病证；二指腹部有癖块，属积聚一类。

● 【评析】

腹痞，即指腹部的痞满，总由气机阻滞引起，故云"痞气攻冲"，有虚实之分，然以虚实夹杂为多，可见于多种疾病中。本案属肝气犯胃，寒热夹杂，故治以左金法。本证在本书卷二、卷六中亦有载，可互参。

黄疸

● 【原文】

湿热入于血分，而为黄疸也。

川连　清胶[1]　猪苓　木通　丹皮　山栀　赤苓　茵陈　海金沙　米仁

● 【校注】

[1] 清胶：指清阿胶。有补血滋阴、润燥、止血的功效。

● 【评析】

黄疸是以目黄、身黄、小便黄为主症的病证，一般分为阳黄和阴黄。阳黄者色黄如橘子色，多属湿热胃实；阴黄者色黄晦暗，多属寒湿脾虚。黄疸可见于肝细胞损伤，甚则坏死，各种原因引起的胆道阻塞、胆汁郁滞及溶血等疾病中。本案属湿热发黄，故治以清热利湿退黄，方有茵陈蒿汤、猪苓汤加减之意。本证在本书卷二、卷七中亦有载，可互参。

痰饮

● 【原文】

脉形软数，咳嗽绵绵，浊痰如败卵，气亦腥秽，而胸次反不疼痛，此欲成肺痿之兆也，总因前此温邪内陷，竭力劻勷[1]，乃得平善，而余邪究未净尽，然后知末路图维，药饵恐难为力也。

北沙参　川贝母　桑皮　冬瓜子　官燕屑　马兜铃　杏霜　藕汁　芦根

近因湿邪郁阻，内火感触，致患霍乱已经匝[2]月，中气渐虚，木邪上侮，饮食减少，呕吐频作，久缠不已，与反胃之机极近矣，况脉形六部弦劲，究非病久所宜，拟六君子加减，仿崇土御木方法。（青浦廖古檀大山君）

於术　云苓　广藿香　半夏　砂仁壳　川斛　木瓜　秫米　橘白

加锅巴煎汤代水。

复诊：头痛减而呕吐止，其为病情之轻减无疑矣，独是右脉仍旧弦硬，胃纳犹然不旺，治法无过补正理痰，调摄务宜格外留神。

参须　川斛　云神　砂仁　橘白　於术　粳米　半夏　广藿香

加姜渣。

病经五载，已成痼疾，前此诸由，晚不俱述。叩今脉细似滑，左关少动，火升头热，眩晕欲仆，心中悸动，耳内鸣响，有时逆气上出，则其声如爆，以及胸次之痞闷，胃口之作酸，种种病机，皆为痰饮[3]内伏，肝阳肆逆，服香燥健脾与病颇不相合，而滋腻补阴消降药，投之似觉稍宽，夫痰饮内伏者总名也。若细察其症，阳衰阴盛，则水泛而为痰，阴虚阳盛，则津液而为痰，况自小产后，营阴大亏，是其病本，又痰胜经络，故病久之躯，反见丰胙[4]也，拟从脾肾斟合治之方，久病无速效之法，苟非坚心调理，需以岁月，则春回寒谷，岂易言哉？　（宝山印道台松亭次媳）

冬桑叶　白丹皮　茯苓　柏子霜　半夏曲　牛膝　甘菊炭　勾勾子[5]　青铝炒熟地

● 【校注】

[1] 劻（kuāng）勷（ráng）：逋、逃义。指追邪祛邪之意。

[2] 匝（zā）：环绕。

[3] 痰饮：指体内水湿不化而生饮酿痰。广义是指多种饮证、痰证之总称，包括支饮、溢饮、悬饮、肺饮、留饮、伏饮等；狭义是指饮邪留于肠胃所致病证，属饮证之一。

[4] 丰胙（zuò）：胙，祭祀用的肉。形容肥胖。

[5] 勾勾子：又称勾勾，指钩藤。甘、微寒。有清热平肝、息风镇痉作用。

● 【评析】

从案中看，痰饮或在肺，或在肠胃，或窜于经络，病机与邪气留恋，脾虚失运有关，故治疗以祛邪扶正为主，或祛邪养肺，或崇土御木，或脾肾合治。本证在本书卷三、四、七中亦有载，可互参。

风温

● 【原文】

身热经今八日，胸闷时作咳嗽，痰不能出，口大渴频引饮，微汗自泄，大便亦自痢，舌尖光红，根苔黄腻，此风温之邪留连肺胃，急宜清泄气分，不使逆传心包为要。（彭锺士表侄）

上犀尖　广藿梗　川贝母　连翘　枳壳　薄荷　荆芥　水芦根　杏仁

复诊[1]：按脉左手软弱，右部弦缓，身热已凉，胸闷亦舒，唯自汗发热，胃纳不旺，舌苔淡黄，小溲带赤，盖由温邪未尽，中气未醒，和中清理，乃从肺胃立法。

石斛　桑叶　藿香　扁豆皮　广皮　块苓　连翘　桑[2]叶　象贝

脉形细数，重按则软，身发热，而神昏谵语，时露斑纹，口渴吐白沫，气喘，小溲短赤，舌苔白腻，中伏黄色，且年逾五旬，正气始衰，温邪有内陷之机，殊为棘手。

犀角尖　白丹皮　广藿香　川贝母　茅根　连翘　大力子　郁金　石菖蒲

复诊：脉象、舌苔似得轻减，然鼻煽气逆，窥候频增，入夜则呓语更甚，咳逆则白沫颇多，正虚邪实，攻补皆难，唯有清泄一法，以邀天相。

犀角尖　广藿香　丹皮　桔梗　茅根　陈蒌皮　郁金汁　连翘　石蒲叶　枇杷叶

二复：脉形弦劲而数，左手更属躁扰，斑邪复出，其色娇红，诸款恶候仍在，加以齘[3]齿躁烦，及失音、撮空、发厥等象，病机至此，药饵恐难为力也。

犀角片　连翘心　川贝母　陈蒌皮　石菖蒲　黑元参　羚羊片　生大力　白丹皮　茅根

三复：神气稍清，脉亦稍宁，嗽出浊痰，其色不一，更衣一次，臭秽特甚。此系温热之邪上下分解之机也。唯是斑发四次，而胸背独少，正虚的候矣，轻为清理，以泄余邪。

羚羊角　黑元参　湖丹皮　茅根　川贝母　鲜生地　犀角尖　北沙参

四复：诸恙皆得轻减，魄汗大泄，此病邪虽去，而正气欲脱也，尤为可虑，姑拟扶正育阴之品，以俟转关消息。

人参　生地黄　白茯苓　枇杷叶　麦冬　元参　糯米炒川贝

五复：昨拟扶正育阴之品，魄汗以得渐减，唯斑邪未化，痰色尚浊，当于前例佐以清肺化痰为治。

人参　生地　犀角　茯苓　麦冬　元参　羚角　枇杷叶
加糯米炒川贝。

六复：下午复诊，脉象其来躁于浮部，斑色反觉嫣然，痰嗽虽然轻减，而两眼渐近鱼目，此又增一大款也。且思虚斑之治，例宜温补气分，以助化机，东垣云：始传热中，末传寒中。治法昭然可考也，聊宗其法，以观动静。

人参　新会　归身　炙草　制香附　炮姜

七复：投温补之剂，诸症贴然，唯舌苔依旧垢腻，齿龈微热，而齿色微干，此不独正气之亏也，而足少阴之真阴并露衰象矣。

制香附　炒熟地　茯苓　炙草　原肉桂　新会皮　归身

八复：前投温剂，虚斑已化，法当培植阳明，以旺司纳，运动坤阳，以和中气，则痰涎自能清肃，诸虚自得渐复也。古人云：病加以少愈。调养之间尤宜加意，勿贻功亏一篑之诮[4]也，幸甚。

人参　云苓　生扁豆　莲肉　菟丝子　炒米仁　广藿香　橘白

● 【校注】

[1] 复诊：原无。按文意、病情加入。

［2］桑：原为"升"。疑误。

［3］齘（xiè）：牙齿相摩切。

［4］诮（qiào）：责问。

● 【评析】

风温是感受风热之邪引起的温病，以发热、头痛、咳嗽、口渴、脉数为主症，多发于冬春二季。初起病在卫分、气分，如热盛津劫，可深入营、血分，甚则初起即逆传心包，肝风内动，如正气大伤，可见虚脱危证。本节第一案例当病在气分，肺胃热盛，但舌尖见光红，恐其传入营血分，故在清泄气分里热的药物中加入犀角尖，以防患于未然。第二例里热极盛而神昏谵语，正气有衰，斑纹时露，已有入营血分之象，故加入犀角、丹皮、元参、生地等药以气血两清。后期气虚益甚，恐其阳衰，故以人参、炮姜、炙甘草，或熟地、肉桂、炙甘草同用，以固其阳。

本证在本书卷三时证门、卷四温热暑疫、卷七温热暑湿门中间有，可互参。

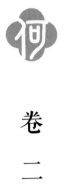

卷
二

中风

● 【原文】

右半身不遂，脉来虚软，元气不足也。法当温补。

制白术一钱五分　鹿角霜二钱　党参三钱　净枣仁二钱　云茯神二钱　炙甘草四分　炒归身一钱五分　枸杞二钱　法半夏一钱五分　霞天膏二钱

阴液亏而内风煽烁，症属偏枯。法当柔剂养营。

甘杞子二钱　炒归身一钱五分　川续断二钱　红花四分　炒松熟地五钱淡苁蓉一钱五分　柏子霜一钱五分　细桑枝[1]五钱　茯神二钱　炒枣仁三钱

证属偏枯，内热脉数。

炒党参三钱　甘杞子三钱　炒川断一钱五分　女贞子二钱　茯神二钱　大熟地四钱　炒归身一钱五分　柏子霜一钱五分　炙龟板四钱

右膝肿痛，筋拘不仁，此营虚积湿也。标本兼顾。

生白术钱半　大熟地(未免太骤)[2]　甘枸杞二钱　炒川断肉二钱　赤苓二钱宣木瓜一钱五分　五茄皮钱半　鹿角霜二钱　原杜仲三钱　油松节一钱五分

（何时希按：此方药量不全。）

舌本不利，四末不仁，气郁夹痰也。拟疏气涤痰法。

党参三钱　法半夏一钱五分　陈皮一钱五分　白蒺藜三钱　川郁金一钱五分　茅术一钱五分　北苏子(炒研)二钱　归身一钱五分　炒桑枝四钱　炒远志一钱

右肢偏废，六脉模糊，乃阳虚而湿痰内滞。宜燥土涤痰，佐以活络法。

制於术一钱五分　茅术一钱五分　姜黄一钱　法半夏一钱五分　甘杞子二钱　炒归身一钱五分　茯苓二钱　橘红一钱　鹿角胶二钱　丝瓜络三钱

加细桑枝[1]五钱

肢麻言謇，脉来无力，此阳气亏而痰滞脉络，殊非小恙。

生白术一钱五分　法半夏一钱五分　煨天麻一钱五分　炒远志一钱　茯神二钱　川桂枝六分　广橘红一钱　炒归身一钱五分　片姜黄一钱

心悸骨痛，筋惕肉瞤，血虚风动也。从足三阴培养。

制首乌三钱　归身一钱五分　炒枣仁三钱　淮牛膝三钱　川续断二钱　甘枸杞二钱　茯神二钱　煨天麻一钱五分　柏子仁一钱五分

统体麻木，二便艰阻，血虚风动也。治以温润。

甘杞子二钱　党参三钱　淡苁蓉一钱五分　明天麻一钱五分　淮牛膝二钱　归身炭一钱五分　熟地四钱　柏子仁一钱五分　茯苓二钱

● 【校注】

[1] 细桑枝：原书为"细霜枝"，疑误。

[2] 大熟地（未免太骤）：旁注以"未免太骤"，意指此案虽有营虚，但积湿未尽，过早用滋腻不利祛湿。

● 【评析】

中风一证的病因，可由外中风邪而致，此称为真中风；亦可因肾阴不足，心火炽盛，肝阳上亢，肝风内动而成，或气血亏虚，或湿痰壅盛，化热生风所致，此风从内生者，称为类中风。本节所述中风案例，有属于类中者，如症见偏枯、舌本不利、肢麻语謇等，此多见于脑血管意外等疾病中。有属于风湿中于经络者，如症见膝肿痛、骨痛、筋剔肉瞤等。辨证治疗总以扶正祛邪兼顾为则。

肝风

● 【原文】

厥阴化风上冒，头晕目眩，此血虚肝旺也。宜养营息风。

制首乌三钱　石决明五钱　白蒺藜三钱 (炒去刺)　归身一钱五分　白芍一钱五分　麦冬二钱 (去心)　女贞子二钱　梅菊一钱　冬桑叶一钱五分

膈胀呕恶，饮食频减，肝风犯胃也，脉象弦大。暂拟苦泄法。

羚羊角 (镑) 一钱　龙胆草一钱　茯苓二钱　法半夏一钱五分　知母一钱五分　川郁金一钱五分　生甘草四分　鲜竹茹一钱　新会皮一钱五分　石决明四钱

加鲜竹茹一钱。

心嘈不寐，兼四肢发麻，此肝郁生风也。先宜苦泄，然后进补。

川连五分　制首乌三钱　淮牛膝三钱　云神三钱　麦冬 (去心) 二钱　郁金一钱五分　石决明一钱五分　冬桑叶一钱五分　枣仁三钱　贝母 (去心) 一钱五分

加冬桑叶一钱五分。

头晕心悸，六脉不静，虚风内动也。须安养调摄。

大熟地五钱　茯神二钱　麦冬 (去心) 二钱　柏子霜一钱五分　炒蒺藜 (去刺) 三钱　归身炭一钱五分　枣仁 (炒) 三钱　甘菊一钱　石决明四钱

加冬桑叶二钱。

头晕多痰，脉滑大，由肝风内煽所致。理宜柔肝息风。

羚羊角 (镑) 一钱　橘红一钱　麦冬 (去心) 二钱　川贝 (去心) 一钱五分　白杏仁三钱　淮牛膝二钱　钩藤四钱　甘菊一钱　半夏一钱五分　石决明四钱

加甘菊一钱。

心烦不寐，惊悸神呆。由肝郁生风所致。

麦冬（辰砂拌）二钱　茯神二钱　川连五分　法半夏一钱五分　柏子霜一钱五分　丹参一钱五分　枣仁三钱　煅龙齿三钱　郁金一钱五分

加竹茹四分，青橘叶三片。

复诊：制洋参一钱五分　麦冬（辰砂拌）三钱　龙胆草一钱　炒枣仁三钱　法半夏一钱五分　新会皮一钱五分　茯神二钱　黑山栀二钱　煅磁石三钱

丸方：桂圆肉制洋参一两半　原生地四两　朱麦冬三两　茯神二两　炒枣仁三两　半夏曲二两　橘叶五钱　龙胆草一两　黑山栀一两半　沉香末五钱　瓜蒌仁二两　细菖蒲一两

共为末，钩藤汤泛丸[1]，每日清晨服四钱。

● 【校注】

[1]泛丸：原作"法丸"，于义不通，参上下文，改为"泛丸"。

● 【评析】

本节所述案例当为肝风内动所致病证。阴液亏则肝阳旺而生热化风，气机不利则肝失疏泄而郁滞生风，风动可上冒清窍而头晕目眩，可横逆犯胃而脘胀呕恶，可干扰神明而心悸不宁。治疗不外养营滋肝息风，药如首乌、白芍、麦冬、女贞子等；理气平肝开郁，药如羚羊角、石决明、桑叶、郁金、龙胆草、橘叶等。本证在本书卷六、卷八中亦有载，可互参。

虚劳

● 【原文】

失血后气喘咳呛，脉来细数，水亏火动也。恐久延成怯。

上清胶二钱（烊冲）　北沙参二钱　川贝（去心）一钱五分　云茯神三钱　淮牛膝三钱　煅牡蛎四钱　女贞子三钱　橘白一钱五分　炒枣仁三钱

加老枇杷叶 (去毛) 三钱。

朝凉暮热，气逆咳呛，此阳不恋阴，将成怯候，不易取效。

炙西芪一钱五分　北沙参二钱　女贞子二钱　橘白一钱五分　炒枣仁三钱
大熟地五钱　麦门冬二钱　淮山药二钱　茯神二钱

加老枇杷叶 (去毛) 二钱。

咳血久缠，延至食减便溏，是阴损及阳也。姑先从中治为急。

炙黄芪一钱五分　制於术一钱五分　茯神三钱　扁豆三钱　炙甘草四分
北沙参二钱　淮山药二钱　橘白一钱五分　米仁四钱

加建莲肉七粒。

积劳内伤，咳血延至气喘，脉来软弱，阴损及阳也。防其虚脱。

潞党参三钱　制於术一钱五分　北五味三分　麦冬二钱　茯神三钱　淮山
药二钱　煅牡蛎四钱　枸杞二钱　橘白一钱五分

加干河车 (洗净) 一钱五分。

咳血便溏，六脉无力，怯之渐也。当用补土生金法。

蛤粉炒阿胶二钱　党参三钱　於术一钱五分　茯苓二钱　橘白一钱五分
淮山药二钱　北沙参二钱　炙甘草四分

加红皮枣四枚。

劳倦内伤，咳呛失血，肢体痿顿，烦渴少寐。此营络空虚，神不守舍也。
损不肯复，深为可虑。

党参三钱　上清胶二钱 (烊冲)　北沙参二钱　茯神二钱　煅牡蛎四钱　熟地
五钱　麦门冬二钱　炒枣仁三钱　橘白一钱五分　淮膝炭二钱

失血后咳呛便溏，六脉无力，不但阴络有伤，而阳气亦不足也。宜扶阳而生阴。

炒党参三钱　菟丝饼二钱　枣仁三钱　淮山药二钱　制於术一钱五分　云茯神二钱　枸杞二钱　炒薏仁四钱　橘白一钱五分

加冬桑叶一钱五分，红枣四枚。

遗精咳血，脉络空虚，腰背作痛，神色㿠白，怯症之根也。当以甘温补剂。

制於术一钱五分　党参三钱　甘枸杞二钱　麦冬二钱　煅牡蛎四钱　陈阿胶二钱 (烊冲)　茯神二钱　炒枣仁三钱　橘白一钱五分

加湘莲肉七粒。

失血后咳热自汗，脉数无力，乃阴液内涸，阳气不依也。姑拟潜阳摄阴法，以图幸功。

炙黄芪二钱　麦冬二钱　北五味三分　煅牡蛎四钱　熟地炭三钱　橘白一钱五分　炒枣仁三钱　枸杞子二钱

加浮小麦二钱，红枣四枚。

咳呛失音，痰中带血，无梦遗泄，腰背酸痛，阴涸阳浮之验也。当用清上纳下法。

制洋参一钱五分　丹皮一钱五分　玉竹二钱　北沙参二钱　冬桑叶一钱五分　上清胶一钱五分 (烊冲)　麦冬二钱　橘白一钱五分　人中白一钱

加生藕一两，枇杷叶 (去毛) 二钱。

咳血气喘，寒热便溏，病起肝肾下损，延及脾胃二气受伤。恐草木难以奏效。

潞党参三钱　陈阿胶二钱　炒麦冬二钱　茯神二钱　淮山药二钱　制於术一钱五分　北五味三分　炒枣仁三钱　橘白一钱五分

加红枣四枚。

　　　　　　　　　　　　　　　　　何元长医著二种校评

咳呛咽痛，恶风内热，阴伤及阳也。已成怯候。

陈阿胶二钱 (烊冲)　白花百合三钱　米仁四钱　川贝母 (去心) 二钱　冬桑叶一钱五分　北沙参二钱　人中白二钱　橘白一钱五分　生蛤壳三钱

加枇杷叶 (去毛) 二钱。

咳血延至便溏，此劳怯之末传也，甚为棘手。

炙黄芪二钱　麦冬 (焙去心) 二钱　北五味三分　川贝 (去心) 一钱五分　苡仁四钱　制於术一钱五分　山药二钱　云茯苓二钱　橘白一钱五分

加桑叶一钱五分，红枣四枚。

失血后咳逆不休，间有寒热，六脉虚数，阴损及阳也。症已延入怯门，草木焉能振顿。

制於术一钱五分　枸杞二钱　北沙参二钱　云神二钱　煅牡蛎四钱　大熟地五钱　橘白一钱五分　淮山药二钱　川贝 (去心) 一钱五分　桑叶一钱五分

接方：炙黄芪二钱　制於术一钱五分　麦冬二钱　橘白一钱五分　煅牡蛎四钱　炒熟地五钱　北沙参二钱　五味三分　川贝一钱五分　枇杷叶 (去毛) 二钱

便溏下血，脾肾两亏也，兼之气逆自汗，六脉无力，颇有衰脱之危，甚为棘手。

炙黄芪二钱　制於术一钱五分　菟丝子二钱 (炒)　茯神二钱　五味子三分　炒白芍一钱五分　炒枣仁三钱　淮山药二钱　炙甘草四分　红枣四枚

● 【评析】

本节虚劳证候多为主病在肺，症见咳呛、咳血，或兼有寒热，如症见大便溏薄，则病已及脾，甚则累及肝肾。治疗以养肺清润为主，药如北沙参、麦冬、枇杷叶、橘白、川贝、百合等；辅以健脾以培土生金，药如茯神、淮山药、黄芪、党参等。虚甚者加补肾药，如枸杞、五味子、阿胶、熟地、菟丝子、女贞子等，热甚者加丹皮、人中白、生蛤壳等。

咳嗽

● 【原文】

风温伤肺，咳嗽多痰。治以辛凉解散。

冬桑叶一钱五分　苦杏仁 (研) 三钱　制半夏一钱　橘红一钱　天花粉二钱　薄荷叶一钱　象贝母 (去心, 研) 一钱五分　苦桔梗一钱　枳壳一钱五分　冬瓜子三钱

风温干肺，化热，气逆咳呛，痰多色黄，脉象右寸浮大。暂用泻白法。

桑白皮二钱　杏仁泥三钱　花粉二钱　生米仁三钱　冬瓜子二钱　地骨皮二钱　川贝母 (去心) 一钱五分　橘红一钱　马兜铃八分

加枇杷叶二钱 (去毛筋, 蜜炙)。

风温化燥，咳逆喉痒，仿泻白意，以清肺金。

北沙参二钱　冬桑叶一钱五分　川贝母 (研) 一钱五分　地骨皮二钱　白杏仁三钱　花粉二钱　生米仁四钱　生甘草四分　冬瓜子三钱

加鲜枇杷叶二钱 (去毛)。

血溢后，咳呛不止，咽痛失音，六脉弦数，此肺络伤而津不上承也，殊非小恙。

炙紫菀二钱　上清胶二钱 (同煎)　大麦冬 (去心) 二钱　北沙参二钱　川贝 (去心) 一钱五分　生米仁三钱　人中白一钱　橘白一钱五分　生鸡子白一枚 (同煎)

临服时入化青盐三分。

七情郁结，燥火内烁，咳逆咽干，左脉弦大。治以仲景法。

陈阿胶二钱 (烊冲)　人中白一钱　川连五分　麦冬二钱　生鸡子黄一枚　北沙参二钱　石决明四钱　橘白一钱五分　知母一钱五分

加枇杷叶二钱 (去毛)。

久咳不已，畏风脉数，乃腠理疏而津液亏也。固表育阴兼治。

生黄芪一钱五分　北沙参二钱　麦冬二钱　知母一钱五分　陈阿胶二钱 (烊冲)　淮山药二钱　橘白一钱五分　贝母一钱五分

加冬桑叶一钱，红枣四枚。

咳呛膈痛，脉来弦数，肝热射肺也。恐络伤失血。

白杏仁三钱　炒苏子二钱　川贝 (去心) 一钱五分　旋覆花一钱五分 (包)　冬瓜子二钱　石决明四钱　法半夏一钱五分　橘红一钱　川郁金一钱五分

加冬桑叶一钱五分。

久咳不已，咽痛失音，此虚火刑金也。恐久延成怯。

熟地五钱　北沙参二钱　麦冬 (去心) 二钱　生蛤壳三钱　枸杞二钱　人中白一钱　贝母 (去心) 二钱　枇杷叶二钱 (去毛)　橘白一钱五分

加生鸡子黄一枚。

嗽久腰软，水亏火动也。须及早图治。

原生地四钱　麦冬二钱　炙龟板四钱　橘白一钱五分　川贝母 (去心) 二钱　北沙参二钱　茯神二钱　女贞子二钱　牛膝 (炒) 二钱

加冬桑叶一钱五分。

脾气虚而津不上布，久嗽不已，色脉少神。当用补土生金法。

制白术一钱五分　北沙参二钱　麦冬二钱　川贝一钱五分　橘白一钱五分　淮山药二钱　云茯神二钱　生苡仁三钱　炒枣仁三钱

咳逆吐痰，脉来软弱，中气虚而积食上泛也。仿六君子法。

制白术一钱五分　法半夏一钱五分　新会红一钱五分　炒苏子二钱　炒米仁三钱　云茯苓二钱　杏仁泥三钱　生甘草四分

久咳形衰，脉来无力，肺肾并亏也。仿金水六君意。

大熟地五钱　北沙参二钱　白花百合三钱　橘红一钱 (盐水炒)　云茯苓二钱　炙龟板四钱　生蛤壳三钱　麦冬二钱

加老枇杷叶二钱 (去毛)。

痰嗽不爽，六脉弦大，乃肝火刑金也。恐络伤动血。

旋覆花一钱五分 (包)　杜苏子 (炒，研) 二钱　橘红一钱　郁金一钱五分　桑叶一钱五分　煅赭石三钱　杏仁泥三钱　川贝一钱五分　牛膝 (炒) 二钱

久咳不已，呕逆自汗，阴损及阳也。此属劳怯之基，最难调治。

炙黄芪二钱　大熟地五钱　北沙参二钱　麦冬二钱　茯神二钱　淮山药二钱　煅牡蛎四钱　川贝一钱五分　橘白一钱五分

加枇杷叶二钱 (去毛)。

远年久嗽，色脉少神，由肝肾虚而水泛为痰也。急宜培补。

制於术一钱五分　党参三钱　炒熟地四钱　茯神二钱　杏仁三钱　煅牡蛎四钱　橘白一钱五分　枸杞子二钱　川贝二钱

加胡桃肉三枚。

复诊：前方去党参、茯神、牡蛎，加炙黄芪、北沙参、半夏。

久嗽欲呕，病在肺胃也。腻补不合。

潞党参二钱　半夏一钱　茯神二钱　川贝母 (研) 一钱五分　石决明四钱　制於术一钱　橘白一钱五分　麦冬 (焙) 二钱　炒枣仁三钱

加姜汁炒竹茹四分。

久嗽咽痛，脉来细数，肝肾阴亏也。甚为棘手。

熟地四钱　沙参二钱　麦冬二钱　紫菀二钱　人中白一钱　橘白一钱五分
炙龟板四钱　白花百合三钱　枇杷叶（去毛蜜炙）二钱

加生鸡子黄一枚。

内热咳呛，心烦少寐，病延一载，肉削神衰。此由操力过度，水亏火动
也，法当清补。

原生地四钱　天冬二钱　炒枣仁三钱　茯神二钱　盐水炒橘红一钱　大熟
地四钱　麦冬（元米焙）二钱　煅牡蛎四钱

加竹茹四分，蜜炙枇杷叶二钱（去毛）。

久嗽脉弱，先后天俱虚也。若过进寒凉，必致损胃减食。

炒熟地四钱　甘枸杞二钱　茯神二钱　川贝母（去心）一钱五分　玉竹二钱
制於术一钱　淮山药二钱　橘白一钱五分　米炒麦冬二钱

膏方：制於术三两　官燕窝一两　枇杷叶二两　党参二两　茯苓二两　甘
杞子二两　大麦冬（去心）一两　玉竹二两　熟地五两　海参四两　北沙参二两
建莲肉二两

共煎汁去渣，另研真川贝粉一两、淮山药粉一两、沉香末三钱，同入收
膏，每朝用开水化服。

久嗽咽干，肺胃津亏也。仿《金匮》麦门冬汤法。

大麦冬（去心）二钱　生甘草四分　川贝（研）二钱　人中白一钱　冬桑叶一钱
五分　北沙参三钱　生苡仁三钱　橘白一钱五分　金石斛三钱　红枣四枚

久咳不已，咽干作痛，乃肝风炽而肺阴伤也。诊六脉弦数，唯恐络伤动
血。仿嘉言清燥法。

蜜炙枇杷叶(蛤粉炒)二钱　霜桑叶一钱五分　麦冬二钱　人中白一钱　郁金一钱五分　上清胶二钱　石决明(盐水炒)四钱　杏仁三钱　川贝母二钱

嗽久失音，舌红脉弦，是邪郁肺金，外寒内热所致。仿仲景法。

细麻黄四分　杏仁三钱　石膏(煅)三钱　甘草四分　桔梗一钱　射干一钱马兜铃一钱　郁金一钱五分　鸡子白一枚　枇杷叶二张

● 【评析】

咳嗽可分外感与内伤。大凡新病初起，均为外邪侵肺所致，何元长治疗风温伤肺初起，咳嗽痰多者，用桑菊饮之意，合以半夏、橘红，可避免药性过凉，有碍散邪。当化热入里，痰黄，则用泻白散法。如症见嗽久失音，舌红脉弦，属外寒内热，用仲景大青龙汤法，然不用桂枝，而加射干、桔梗、鸡子白等药。咳嗽久缠不仅伤肺，还可累及他脏，如脾胃受损，对于中虚痰多者，用二陈汤加减，如六君子汤；胃津亏用麦门冬汤，然不用半夏，加川贝、石斛等；肺肾亏用金水六君煎等。本证在本书卷六、卷八中亦有载，可互参。

吐血

● 【原文】

咳痰带血，六脉洪大，温邪伤肺也。不宜早进补阴。

桑白皮二钱　丹皮一钱五分　川贝一钱五分　广橘红一钱　冬瓜子二钱地骨皮二钱　知母一钱五分　杏仁三钱　生米仁三钱

加茅根肉(去节)四钱。

咳频震络，络伤而痰带血出，脉来弦大。只宜薄味以清上焦。

冬桑叶一钱五分　北沙参二钱　麦冬二钱　花粉二钱　郁金一钱五分　地骨皮二钱　川贝母一钱五分　知母一钱五分　茜草一钱五分

加湖藕节二枚。

咳逆见红，脉来洪大，此肺胃之火，迫血妄行也。治以甘寒。
乌犀角一钱 (磨冲)　牡丹皮一钱五分　麦冬二钱　丹参一钱五分　炒牛膝二钱　鲜生地 (洗, 打) 一两　生白芍一钱五分　知母一钱五分　茜草一钱五分
加茅根肉四钱。

蓄血妄行，胸膈作痛，脉来弦大，阳络伤也。此必有离络之瘀未净，不宜早服滋腻，暂用通络法。
当归须二钱　单桃仁二钱　郁金一钱五分　石决明四钱　茜草一钱五分　新绛屑[1]四分　炒苏子二钱　丹参一钱五分　牛膝炭三钱　橘红一钱
接方：如前方，去归须、桃仁、苏子、茜草、新绛屑，加原生地、丹皮、北沙参、麦冬、生藕。

咳逆伤络失血，胸膈作痛，病久脉虚，刻难取效。
炒松生地四钱　丹皮一钱五分　北沙参二钱　橘红一钱　炒牛膝二钱　清阿胶二钱 (烊冲)　麦冬二钱　石决明 (盐水炒) 四钱　茜草一钱五分
加冬桑叶一钱五分。

热逼阳络，血溢颇多，脉来数大，宜乎静养。
清阿胶二钱 (烊冲)　川连五分　丹皮一钱五分　茜草一钱五分　丹参一钱五分　石决明 (盐水炒) 四钱　旱莲草二钱　炒牛膝二钱　白芍一钱五分
加茅根肉四钱。

上焦郁热，嗽血多痰，六脉弦紧。治以清润。
犀角尖八分 (磨冲)　冬桑叶一钱五分　麦冬二钱　白杏仁三钱　川贝二钱　紫菀二钱　地骨皮二钱　茜草一钱五分　生蛤壳三钱　郁金二钱
加茅根肉一钱五分。

复诊：如前方，去地骨皮、茜草、郁金、蛤壳、茅根、犀角尖，加炒松生地四钱、丹皮钱半、北沙参二钱、橘红[2]、生米仁三钱。

久嗽见红，脉来细数，肺络伤也。殊非轻候。

清阿胶二钱（烊冲）　紫菀二钱　茜草一钱五分　川贝母（去心）一钱五分　盐水炒橘红一钱　北沙参二钱　丹皮一钱五分　麦冬（去心）二钱　生米仁三钱

加冬桑叶一钱五分。

三载血发，火动络伤也。恐咳呛日剧，延成怯候。

原生地四钱　丹皮一钱五分　北沙参二钱　麦冬（去心）二钱　石决明（煅）四钱　盐水炒橘红一钱　炒牛膝二钱　女贞子一钱五分　旱莲草一钱五分

加茅根肉四钱。

阴不恋阳，咳血脉数，乃劳怯之见端，慎勿忽视。

炙龟板四钱　丹皮一钱五分　炒松生地四钱　炒牛膝二钱　石决明四钱　生白芍一钱五分　橘红一钱　炒苏子二钱　女贞子一钱

加冬桑叶一钱五分。

内伤失血，血虚则气喘脉数，阴不恋阳也，以致下午热，饮食渐减，乃下损及中，最难痊愈。

潞党参三钱　炒枣仁三钱　茯神二钱　煅牡蛎四钱　橘白一钱五分　清阿胶二钱　北沙参二钱　麦冬（去心）二钱　炒牛膝二钱

加枇杷叶二钱。

接方：如前方，去阿胶、北沙参、枇杷叶，加熟地五钱、枸杞二钱、胡桃肉二枚。

失血过多，营络空虚，胁筋跳动，行走喘促。当从肝肾引阳下纳，希图寸效。

　　　　　　　　　　　　　　　　何元长医著二种校评

潞党参三钱　清阿胶二钱　炒枣仁三钱　煅牡蛎四钱　青盐炒大熟地五钱
生白芍二钱　煅石决三钱　炒牛膝二钱

加紫衣胡桃肉二枚。

气冲络伤，失血咳呛。治以清上纳下，勿使延入怯门。

蛤粉炒阿胶二钱　甘枸杞二钱　茯神二钱　枣仁三钱　煅石决三钱　砂仁
末炙熟地五钱　北沙参二钱　麦冬 (去心) 二钱　盐水炒橘红一钱

加枇杷叶 (蜜炙, 包) 二钱。

丸方：桂圆肉制洋参一两半　大熟地五两　枸杞子二两　炒枣仁三两　麦
冬 (去心) 二两　炙龟板四两　北沙参二两　女贞子二两　大贡菜三两　煅牡蛎
四两

以上十味，共为细末，再烊化清阿胶三两，共捣和为丸，每朝服四钱，白
开水送下。

失血之后，咳逆不已，缠绵一载，阴损及阳，乃劳怯之基也，殊非轻恙。

大熟地五钱　北沙参二钱　丹皮一钱五分　淮山药二钱　盐水炒橘红一钱
上清胶二钱　煅牡蛎四钱　麦冬二钱　云茯神二钱

久嗽见红，兼以足痿，此由血去阴亏，无营以养筋骨也。证属上盛下虚，
非朝夕所能取效。

炙龟板四钱　甘枸杞二钱　炒川断二钱　麦冬 (去心) 二钱　北沙参二钱
大熟地五钱　炒归身一钱五分　炒苡仁三钱　橘白一钱五分

加枇杷叶二钱。

血症频发，延至心悸不安，遍体作痛，乃气不摄血，营络空虚也。

潞党参三钱　炒枣仁三钱　麦门冬 (去心) 二钱　枸杞子二钱　橘白一钱五
分　清阿胶二钱　白芍药一钱五分　炒牛膝二钱　云茯神二钱

接方：如前方，去白芍、橘白、枸杞、党参，加人参一钱 (另煎, 冲)、大熟地

四钱、女贞子二钱、炙甘草四钱。

肝气久郁，络伤血溢。

制洋参一钱五分　石决明四钱　茜草一钱五分　北苏子 (炒，研) 二钱　生白芍一钱五分　茯苓二钱　紫丹参一钱五分　郁金一钱五分　淮膝炭二钱

加生湖藕一两。

大失血后阴损及阳，以致色脉少神，近乎怯候。宜甘温纳补。

炙黄芪二钱　枸杞子二钱　茯神二钱　炒枣仁三钱　麦冬 (去心) 二钱　大熟地四钱　煅牡蛎四钱　橘白一钱五分　淮山药二钱　红枣

失血后咳逆不已，频发寒热，表里俱虚也，殊非轻候。

生黄芪二钱　熟地五钱　麦冬二钱　炒苏子二钱 (研)　橘白一钱五分　北沙参二钱　枸杞二钱　茯神二钱　牛膝炭二钱

失血后延至咳呛，遗泄便溏，二气交伤。拟先扶后天为急。

制於术一钱五分　党参三钱　茯苓二钱　北沙参二钱　焙麦冬 (去心) 二钱淮山药二钱　橘白一钱五分　女贞子一钱五分　金樱子 (去毛) 一钱五分

加红枣四枚。

努力络伤，膈痛咳血。

郁金一钱五分　茜草一钱五分　炒苏子三钱　炒丹皮一钱五分　牛膝炭二钱　橘红一钱五分　丹参一钱五分

咳呛失血，肝肺郁热也，法当清理。

羚羊片一钱　桑叶一钱五分　丹参一钱五分　生米仁三钱　川贝母 (去心) 二钱　盐水煅石决明四钱　丹皮一钱五分　橘白一钱五分　黑山栀一钱五分

身心过劳，络伤血溢，幸不咳呛，可保无虑。

青盐炒熟地五钱　丹皮一钱五分　女贞子二钱　远志炭一钱　茯神二钱
清阿胶二钱　丹参一钱五分　炒枣仁三钱　牛膝炭二钱

久嗽失血，畏风头晕，上盛下虚也，近乎怯候。

生黄芪一钱五分　上清胶二钱　北沙参二钱　麦冬二钱　川贝一钱五分
女贞子二钱　炙龟板四钱　橘白一钱五分　茯神二钱

加冬桑叶一钱五分，红枣四枚。

骤然咳血，膈闷频痛，举动气促，脉来洪数，此温邪震络也，恐有留瘀未
净，不必急于止涩。

犀角片一钱　丹皮一钱五分　炒苏子三钱　郁金一钱五分　淮膝炭二钱
制大黄二钱　茜草一钱五分　石决明四钱　橘红一钱

加参三七 (磨冲) 七分。

● 【校注】

[1] 新绛屑：指茜草初染的丝织物。入煎剂有活血作用。

[2] 橘红：原书剂量缺漏。参考其他医案，常用量为一钱至一钱五分。

● 【评析】

吐血，指血从口中吐出，无明显呕恶或咳嗽。本证包括上消化道出血之呕
血及呼吸系统之出血，本节所述案例大多兼有咳嗽逆呛，故以呼吸系统出血为
多。证有外感与内伤之分。外感吐血初期，不宜早进滋补，以恐恋邪，何元长
用泻白散法。内有蓄血，瘀血未清，亦不宜早用滋腻，宜用通络法，药如参
三七、茜草、牛膝炭、丹皮、郁金、丹参、大黄等。内有火热之邪，易迫血妄
行，宜用犀角地黄汤加减治疗。久病成虚劳之疾，则以滋补为法，何元长除用
补肾填精药外，还常用胡桃肉、大贡菜、生藕、红枣等食品以益病情。本证在
本书卷六、卷八亦有载，可互参。

肺痿

● 【原文】

久嗽咽干，频吐涎沫，此肺失清肃，不能输津四布也。证属肺痿[1]，不易收效。

北沙参二钱　紫菀二钱　生甘草四分　白及二钱　白花百合三钱　生米仁四钱　麦冬二钱　天竺黄二钱　橘白一钱五分

加生鸡子白一枚。

久嗽失音，喉中哽痛，津液内损，不司上承，是为肺痿重候。

北沙参二钱　麦冬二钱　生米仁四钱　紫菀二钱　人中白一钱　川贝一钱五分甘草四分　橘白一钱五分

加枇杷叶 (去毛) 二钱，冬瓜子二钱。

● 【校注】

[1] 肺痿：指肺叶枯萎所致的病证。又指传尸之一种。《外台秘要·传尸方》："传尸之疾……气急咳者，名曰肺痿。"还指皮毛痿。《医宗必读·痿》："肺痿者，皮毛痿也。"

● 【评析】

肺损，津液匮竭，则肺之功能失司，诸证随起，临证有虚热、虚寒之分。本节案例当属虚热之证，治以滋养润肺清肺，沙参、麦冬是为主药，合以百合、川贝、紫菀、薏仁、橘白等药，既正邪兼顾，又不失养肺主旨。本书卷八亦有本证，可互参。

遗精

● 【原文】

素体阴虚，相火易动无制，有梦遗精。法当养阴，佐以固下。

　　何元长医著二种校评

原生地四钱　炙龟板四钱　丹皮一钱五分　炒黄柏一钱　芡实二钱　金樱子 (去毛) 一钱五分　女贞子二钱　茯神二钱　知母一钱五分

加白莲须 (去毛) 八分。

心悸遗精，脉虚无力，由阳不恋阴所致。唯清心固肾，俾得水火交合，病当渐减。

大熟地五钱　茯神二钱　净枣仁三钱　远志肉一钱五分　甘枸杞二钱　麦冬二钱　炙北五味三分　金樱子一钱五分　芡实二钱

加桂圆肉五枚，湘莲子七粒。

失血后继之遗精，水亏火动也。育阴固摄为要。

原生地五钱　女贞子一钱五分　炙龟板四钱　芡实肉二钱　茯神二钱　粉丹皮一钱五分　淮山药二钱　煅牡蛎四钱　金樱子一钱五分

加白莲须八分。

心肾不交，精滑少寐。

桂圆肉制洋参一钱五分　麦冬二钱　北五味三分　云茯神二钱　炒枣仁三钱　远志肉一钱　柏子霜一钱　煅牡蛎二钱　莲须七分

阳不交阴，有梦遗泄，治从心肾为要。

丸方：砂仁拌炒熟地四两　原生地四两　丹皮一两半　麦冬二两　女贞子二两　旱莲草二两　线胶[1]三两　煅龙骨三两　芡实二两　广皮一两半

共为末，用金樱子胶六两和作丸，每朝服四钱，泡白莲须汤送下。

● 【校注】

[1] 线胶：当指线鱼胶。用鱼鳔炮制而成。有补肾固精的作用。

● 【评析】

遗精又称失精、遗泄，多因烦劳思虑过度，房室不节，损伤心肾所致，或因湿热下扰精室导致。本节案例多属水亏火动，心肾不交，故治疗以育阴固摄、交通心肾为要。本证在本书卷六、卷八亦有载，可互参。

淋浊（附尿血）

● **【原文】**

便浊脉数，湿热下注也。法当分利。

粉萆薢一钱五分　泽泻一钱五分　甘草梢四分　川黄柏一钱　黑猪苓钱半　生米仁三钱　赤苓二钱　白通草八分　淡竹叶一钱五分

便浊茎痛，此心热下遗于小肠也。仿导赤意。

鲜生地四钱　丹皮一钱五分　生山栀一钱五分　淡竹叶二钱　琥珀 _(研末，冲) 五分　细木通一钱　赤苓二钱　甘草梢四分　福泽泻一钱

久浊原虚，脉来无力。法当建中，佐以升清。

制白术一钱五分　赤苓二钱　甘草梢四分　萆薢钱半　淮山药二钱　泽泻一钱　炙升麻四分　米仁三钱

膀胱络伤，尿血茎痛。法当破瘀，佐以升清。

制军三钱　归须一钱五分　单桃仁二钱　赤苓二钱　萆薢一钱五分　生草梢四分　黑山栀一钱五分　炒淮膝二钱　炙升麻五分

尿血作痛，少腹坚，大便秘，脉来紧大，此系下焦郁热所致，恐有瘀滞。

制军三钱　归须一钱五分　赤苓二钱　泽泻一钱　单桃仁二钱　瓜蒌皮三钱　炒延胡一钱五分　甘草梢四分　黑山栀一钱五分

加琥珀末四分 _(研细冲服)。

血淋茎痛，脉来弦数，湿热下注也。法当清理。

细生地四钱　丹皮一钱五分　萆薢一钱五分　甘草梢四分　车前子(炒, 研)三钱　炒黄柏一钱　赤苓二钱　泽泻一钱　炒牛膝二钱

热入膀胱，尿血茎痛。治以养阴通腑。

鲜生地四钱　丹皮一钱五分　赤苓二钱　粉萆薢一钱五分　血余炭五分　上清胶二钱　川连六分　泽泻一钱五分　甘草梢四分

加琥珀末五分(冲服)。

湿热下注，兼努力伤络，腰背酸痛，尿血茎痛，脉细涩少神。法当破瘀分利。

制军三钱　赤苓三钱　甘草梢五分　瞿麦一钱五分　归须二钱　泽泻一钱五分　海金沙一钱五分　牛膝三钱

加麝香末七厘(冲服)。

● 【评析】

淋浊即指淋证，淋证是以小便涩痛、滴沥不尽，常伴有小便急迫短数为主症的病证，多因湿热下注膀胱，或中气下陷，或肾虚气化无力所致。尿血作痛，称为血淋，常伴有瘀热。淋证有寒热虚实之分，实者宜清热通利，可取导赤散加减；虚者宜补虚固涩，如用六味地黄丸加减。瘀阻膀胱尿道，则可破瘀分利，药如大黄、桃仁、归须、琥珀等。本病可见于泌尿系感染、结石、肿瘤，以及前列腺炎或肥大、乳糜尿等疾病中。在本书卷七、卷八中亦有本证，可互参。

肿胀

● 【原文】

寒湿阻遏气分，统体浮肿，脉不应指。当温解分清。

生茅术一钱五分　　赤苓三钱　　广木香四分　　炒厚朴一钱　　桂枝木四分　　猪苓一钱五分　　车前子 (研) 三钱　　制半夏一钱五分　　广陈皮一钱五分

加老姜二片。

泄泻浮肿，寒湿伤中也。仿参姜术桂法。

生茅术一钱五分　　淡干姜四分　　赤苓二钱　　炒紫朴一钱　　泽泻一钱　　桂枝木四分　　法半夏一钱五分　　广皮一钱五分　　炒车前子三钱

腹胀痰多，脾虚夹湿也。法当燥土分清。

生茅术一钱五分　　新会皮一钱五分　　赤苓三钱　　炒苏子二钱　　炒车前子三钱　　法半夏一钱五分　　瓜蒌皮二钱　　泽泻一钱五分　　莱菔子一钱五分

加川椒目四分。

寒湿阻遏气分，乘脾为胀，入肺为咳。先宜开泄主治。

麻黄 (去节) 三分　　法半夏一钱五分　　广皮一钱五分　　杜苏子 (炒，研) 三钱　　泽泻一钱五分　　桂枝四分　　炒川朴一钱　　赤苓二钱　　车前子 (炒，研) 三钱

中虚湿困，统体浮肿，六脉模糊。法当分利。

生茅术一钱五分　　半夏一钱五分　　炒川朴一钱　　赤苓二钱　　泽泻一钱五分　　生白术一钱五分　　广皮一钱五分　　炒车前三钱　　米仁三钱

腹胀食减，四肢不暖，脾肾阳微也。法当温补。

制白术一钱五分　　制川附五分　　茯苓二钱　　炒白芍一钱五分　　车前子 (炒) 三钱　　上肉桂 (研，冲) 四分　　菟丝子二钱　　泽泻一钱五分　　广木香五分

加赤小豆二钱。

两足浮肿及腹，六脉沉微，此先火衰而湿浊用事。宜通阳分利。

炒茅术一钱五分　　制於术一钱五分　　半夏曲一钱五分　　炮姜五分　　泽泻一

钱五分　淮牛膝二钱　熟附子一钱五分　车前子 (炒) 三钱　赤苓二钱

　　脾阳虚而积饮为胀，法当燥土分清。
　　生茅术一钱五分　生白术一钱五分　会皮一钱五分　莱菔子 (炒，研) 一钱五分　杜苏子 (炒，研) 二钱　生苡仁一钱五分　制半夏一钱五分　赤苓二钱　葶苈子 (炒) 一钱　炒牛膝二钱
　　加冬瓜子二钱。
　　接方：西党参三钱　制於术一钱五分　菟丝子 (炒) 二钱　益智仁一钱五分制香附三钱　炒牛膝二钱　茯苓皮三钱　炒车前三钱　安桂 (冲) 四分
　　加缩砂仁二粒。

　　腹胀脉软，阳微夹湿也。法当温利。
　　炒茅术一钱五分　带皮茯苓三钱　益智仁 (炒) 一钱五分　车前子三钱 (炒，研)　赤小豆二钱　制於术一钱五分　海金沙一钱五分　制香附三钱　大腹绒一钱五分
　　加焦谷芽三钱。

　　腹膨食减，乃中虚积湿也，恐延成单腹胀[1]。
　　炒川朴钱半　木香五分　广陈皮一钱五分　福泽泻一钱五分　缩砂仁五分法半夏一钱五分　茯苓二钱　炒枣仁三钱　炒麦芽三钱

　　寒湿潜踞，腹胀脉微。通阳分利为要。
　　生白术一钱五分　炮姜五分　法半夏一钱五分　炒白芍一钱五分　炒枳壳一钱五分　炒川朴一钱　赤苓二钱　制香附三钱　炒车前三钱
　　加冬瓜子三钱。

　　统体浮肿，便溏溺涩，阳微夹湿也。法当温利。
　　生茅术一钱五分　炮姜五分　法半夏一钱五分　川椒目四分　福泽泻一钱五分　生於术一钱五分　赤苓二钱　粉萆薢一钱五分　炒车前三钱

加冬瓜子二钱。

脾虚困湿，腹胀泄泻，六脉模糊，唯恐中满。

生白术一钱五分　炒川朴一钱　法半夏一钱五分　广陈皮一钱五分　赤苓三钱　炒白芍一钱五分　广木香五分　白蔻壳四分　泽泻一钱五分

加煨老姜三片。

木犯土位，腹筒[2]作胀，此疾根深，刻难效验。

法半夏一钱五分　炒白芍一钱五分　郁金一钱五分　益智仁 (炒) 一钱五分　白蔻壳四分　新会皮一钱五分　瓜蒌皮三钱　茯苓二钱　炒米仁三钱

木郁侮土，腹胀减食，延久气虚，宜乎温补。

制白术一钱五分　茯苓二钱　益智仁一钱五分　制香附三钱　福泽泻一钱五分　炒白芍一钱五分　炮姜五分　白蔻壳四分　车前子三钱　新会皮一钱五分

腹胀气喘，脉不应指，此脾肾阳衰也。仿《金匮》肾气法。

制川附子八分　炒熟地五钱　安桂四分 (磨冲)　车前子 (炒) 三钱　赤苓三钱　制於术一钱五分　炒牛膝二钱　半夏一钱五分　新会皮一钱五分

加沉香三分 (磨冲)。

上下血溢，腹痛作胀，由络虚气滞，脾失健运也。

制白术一钱五分　炮姜五分　法半夏一钱五分　广木香四分　净车前子 (炒, 研) 三钱　菟丝子 (炒) 二钱　赤苓二钱　炒白芍一钱五分　大腹绒一钱五分

失血过多，阴伤及阳，腹筒膜胀，脉来细微。宗补火生土法，以图寸效。

制於术一钱五分　党参三钱　益智仁一钱五分　茯苓二钱　制川附八分　安桂四分 (磨冲)　菟丝子二钱　牛膝 (炒) 二钱　车前子 (炒) 三钱

早上服《金匮》肾气丸四钱。

此单腹胀也，由中虚积湿所致。
制白术一钱五分　安桂四分 (磨冲)　菟丝子一钱　福泽泻一钱五分　炒车前子三钱　制川附八分　赤苓二钱　炒白芍一钱五分　炒牛膝二钱

气虚夹湿，统体浮肿，法当燥土分利。
炒茅术一钱五分　法半夏一钱五分　赤苓二钱　米仁三钱　泽泻一钱五分宣木瓜 (炒) 一钱五分　汉防己 (炒) 一钱　制香附三钱
加冬瓜子二钱。

腹鸣作胀，脉来虚软，脾肾阳衰也。法当温补。
炒党参三钱　茅术 (炒) 一钱五分　姜制半夏一钱五分　安桂四分 (磨冲)　炒益智仁一钱五分　制於术一钱五分　茯苓二钱　醋煅紫石英三钱　甜新会一钱五分
加川郁金二匙 (磨冲)。

湿盛之躯，加之秽邪内滞，胸腹作胀，恐有胸满之忧。
瓜蒌皮三钱　广陈皮一钱五分　莱菔子 (炒，研) 三钱　藿梗一钱五分　法半夏一钱五分　大腹绒一钱五分　车前子三钱　泽泻一钱五分

● 【校注】
　　[1]单腹胀：病名。指四肢不浮肿而腹大如鼓的病证。《景岳全书·杂证谟》："单腹胀者，名为鼓胀。"
　　[2]腹笥（sì）：笥，盛饭食或衣物的竹器。比喻腹内肠胃等腑。

● 【评析】
　　水溢肌肤为肿，气滞于中为胀。本节所述病证包括水肿、腹胀、鼓胀等，其成因有外感、内伤之分。病机多因寒湿伤中，或脾虚积湿，阻遏气分，甚则

脾肾阳虚而致水气停留，或溢于肌肤，或积于腹内。对肿胀的治疗，何元长善用分利法，并据证采用温解、开泄、燥土、通阳、温补等法。所用方药中可见有苓桂术甘汤、五苓散、二陈汤、真武汤、肾气丸等意，除此，常用的药物有麻黄、葶苈子以开肺泄水；车前子、川椒目、大腹皮以助利水；党参、炮姜、肉桂、砂仁以助脾温运。本书卷六亦载有本证，可互参。

黄疸

● 【原文】

　　湿热外越，肌肤发黄。法当燥土分清。

　　生白术一钱五分　赤苓二钱　萆薢一钱五分　生米仁三钱　淮山药二钱绵茵陈一钱五分　泽泻一钱五分　通草八分　黑山栀一钱五分

　　加冬瓜子二钱。

　　遍体发黄，由暑湿郁蒸所致。

　　生茅术一钱五分　赤苓二钱　广藿梗一钱五分　绵茵陈一钱五分　川通草八分　法半夏一钱　陈皮一钱五分　炒川朴一钱　生米仁三钱　六一散三钱(包)

● 【评析】

　　本节案例同卷一黄疸门案，亦属湿热发黄，用茵陈利湿热、退黄为主，暑热者加六一散以增清利作用。

噎膈反胃

● 【原文】

　　纳食格拒，甚则吐涎，此系木郁侮土，气滞痰凝所致。议与苦降辛通，以图寸效。

淡干姜五分　川连五分 (另煎冲)　川郁金一钱五分　生白芍二钱　法半夏一钱五分　橘红一钱五分　煅赭石三钱　苦杏仁三钱

脾肾阳衰，纳谷不运，脉来沉细，近乎格候。

潞党参三钱　白茯苓二钱　新会皮一钱五分　炒智仁一钱五分　煅赭石三钱　制於术一钱五分　法半夏一钱五分　上肉桂 (去皮研, 冲) 四分　炒白芍一钱五分

加炒黄粳米一撮。

朝食暮吐，六脉沉弱，此中阳衰而腐谷无权也。法当补土通阳。

潞党参三钱　淡干姜五分　广陈皮一钱五分　益智仁 (炒) 一钱五分　制於术一钱五分　法半夏一钱五分　白茯苓二钱　炒白芍二钱

纳食哽塞，大便艰难，脉来软弱无力，此系积劳内伤，阳结于上，阴衰于下，是为关格之渐。姑拟温通法，以图幸功。

党参三钱　法半夏一钱五分　炒智仁一钱五分　炒白芍二钱　白杏仁三钱　肉桂 (去皮研冲) 四分　新会皮一钱五分　生归身一钱五分　淡苁蓉一钱五分

食阻便难，脉来弦数，此操劳阳亢，肺津胃液日渐消耗，是为关格之见端。须身心安逸，病可渐却，慎勿徒恃药功。

党参三钱　北沙参二钱　麦冬 (去心) 二钱　甜杏仁三钱　云茯苓二钱　川斛三钱　生米仁三钱　橘白一钱五分　炒麻仁一钱

加水梨汁一小杯。

胸膈作痛，纳食塞逆，此气郁伤络也，唯恐成格。

旋覆花一钱五分 (包)　法半夏一钱五分　炒白芍二钱　炒智仁一钱五分　郁金一钱五分　煅赭石二钱　新会皮　一钱五分　云茯苓二钱　炒苏子三钱

噎膈、反胃证除木郁侮土，土木不交和外，亦常见脾虚，或脾肾阳虚，噎膈后期可见阳虚阴竭等证，治疗可用健脾补肾通阳，或阴阳并补，兼以苦降辛通。

痞块

● 【原文】

中虚夹湿，结痞渐大，脉细模糊，久防腹满。

炒茅术一钱五分　赤苓二钱　橘白一钱五分　炒白芍二钱　瓜蒌皮二钱法半夏一钱五分　炮姜五分　泽泻一钱五分　川郁金一钱五分

素患痞结，延成腹胀便溏，此脾虚夹湿也，不易调治。

炒茅术一钱五分　法半夏一钱五分　赤苓二钱　制香附二钱　福泽泻一钱五分　制白术一钱五分　大腹皮一钱五分　炮姜五分　炒车前三钱　新会皮一钱五分

加冬瓜子二钱。

左胁下结痞作痛，饮食减少，形衰脉弱。此属木邪侮土，病势非轻。

炒归身二钱　新会皮一钱五分　茯苓三钱　川郁金一钱五分　青橘叶三张白蔻仁 (研) 四分　法半夏一钱五分　炒白芍二钱　木香四分　炒楝子一钱五分焦谷芽三钱

胁痞胀痛，右脉弦滑，恐有停饮。法当燥土分清。

麻油炒茅术一钱五分　川郁金一钱五分　泽泻一钱五分　半夏一钱五分瓜蒌皮二钱　炒川楝子一钱五分　广木香四分　赤苓二钱　橘红二钱

宿痞为患，延至腹痛，食减便溏，脉软无力。此脾土阳衰也，殊非轻恙。

党参三钱　制白术一钱五分　茯苓二钱　半夏曲一钱五分　炒白芍一钱
煨木香四分　广皮一钱五分　炒菟丝子二钱　煨肉果四分

痞胀减食，四肢无力。

制於术一钱五分　川斛三钱　茯苓二钱　法半夏一钱五分　陈皮一钱五分
炒白芍一钱五分　藿香一钱五分　炒木瓜一钱五分

胁痞不和，劳动作痛，脾土衰而肝木横行也。培土抑木为主。

焦於术二钱　炒白芍一钱五分　茯苓二钱　炒木瓜一钱五分　炙甘草四分
炙龟甲三钱　泽泻一钱五分　广木香五分

加青橘叶五张。

丸方：潞党参三两　制於术四两　炒归身一两五钱　茯苓二两　泽泻一两
五钱　宣木瓜一两五钱　炙龟甲三两　细香附三两　白扁豆二两　炙橘叶五钱
砂仁末五钱

共十一味，为末，以干荷叶蒂七个、焦谷芽三两煎汤，泛丸。

● 【评析】

脘腹痞满，或胁下结痞，卷一中述有肝木犯胃所致，本节则有脾虚夹湿，
或脾阳虚衰所致者，治用健脾渗湿、温化通利，药如党参、白术、茯苓、炮
姜、郁金、木瓜等。及时治疗以防停饮腹满。

呕吐

● 【原文】

呕逆膈痛，肝胃不和，法当通补。

半夏一钱五分　干姜五分　茯苓二钱　吴茱萸四分　炒白芍二钱　益智仁

（炒）一钱五分　陈皮一钱五分　制香附三钱　炙草四分

脾土阳衰，纳食呕逆，法当治以辛温。

泡吴萸四分　制半夏一钱五分　广藿梗二钱　茯苓二钱　煅赭石三钱　淡干姜五分　炒川朴一钱　炒白芍一钱五分　陈皮一钱五分　佛手柑二钱

膈痛吐沫，脉象模糊，中虚积饮也。法当燥土通阳。

炒茅术一钱五分　法半夏一钱五分　益智仁一钱五分　橘白一钱五分　炙甘草五分　泡吴萸五分　淡干姜五分　广藿梗一钱　云苓二钱　砂仁二粒

寒湿潜踞，呕逆自汗，六脉不扬，殊非轻候。拟与平胃合理中法。

生茅术一钱五分　制川附八分　法半夏一钱五分　干姜五分　赤苓一钱　炒川朴一钱　泡吴萸四分　新会皮一钱五分　广藿梗一钱

纳食呕吐，脉来细软，土衰木乘也。宗仲景法。

旋覆花一钱五分（包）　法半夏一钱五分　干姜四分　炒白芍二钱　茯苓二钱　煅赭石三钱　新会皮一钱五分　藿梗一钱　乌梅肉四分

纳食即呕，舌本干红，此中气虚而肝火上冲也。殊非轻恙。

党参三钱　川斛三钱　法半夏一钱五分　煅赭石三钱　生白芍二钱　焦谷芽三钱　藿梗一钱　山栀一钱五分　橘白一钱五分　茯苓二钱

哕恶脘痛，由肝火夹痰所致。拟温胆法。

法半夏一钱五分　生白芍一钱五分　茯苓二钱　石决明四钱　炒枳实二钱　新会皮一钱五分　川楝子（炒）一钱五分　郁金一钱五分　黑山栀一钱五分　姜汁焙竹茹二钱

【评析】

呕吐多由脾虚积饮，或脾虚肝乘所致，何元长治疗多从调和肝胃入手，以通为主，兼顾补中，常用茯苓、半夏、白芍、干姜、吴茱萸、陈皮、香附等药。阳虚寒湿甚者加附子；肝气旺者加旋覆花、代赭石、乌梅等；肝火上冲加山栀；肝火夹痰取温胆法，加山栀、石决明。

噫嗳

【原文】

吞酸嗳气，木郁侮土也。恐久延成格。

川连五分　半夏一钱五分　炒白芍一钱五分　煅赭石三钱　炙甘草五分　干姜四分　茯苓二钱　新会皮一钱五分　藿香梗一钱

噫气吞酸，中虚浊逆也。

制白术一钱五分　益智仁 (炒) 一钱五分　淡干姜四分　炒白芍二钱　煅赭石三钱　云茯苓一钱　新会皮一钱五分　制半夏一钱五分　旋覆花二钱 (包)

肝胆郁热，嗳气吞酸。暂用左金法。

姜汁炒川连六分　新会皮一钱五分　茯苓二钱　生白芍一钱五分　盐水煅石决明四钱　泡吴萸四分　半夏曲一钱五分　郁金一钱五分　炒楝子一钱五分

【评析】

噫嗳的病机多责之于肝胆、脾胃，虽噫气吞酸属热者多，但亦有虚寒者，故何元长喜用黄连配吴茱萸，即左金法寒温并用，更加白芍成戊己丸以肝脾同调。

胸痹

● 【原文】

胸次作痛，六脉模糊，乃由湿痰所阻，清阳不运也。仿平胃法。

生茅术一钱五分　法半夏一钱五分　陈皮一钱五分　杜苏子二钱　赤苓一钱　炒川朴一钱　瓜蒌皮三钱　干姜四分　苦杏仁 (研) 三钱

胸闷作痛，短气脉沉，此属清阳失展，气机不利也。宗《金匮》法。

炒川朴一钱　全瓜蒌三钱　薤白二钱　新会皮一钱五分　川桂枝四分　法半夏一钱五分　干姜五分　炒枳实八分

膈痛频发，色脉少神，络不通也。唯恐失血。

新绛屑四分　旋覆花一钱五分 (包)　郁金一钱五分　炒白芍二钱　青葱管尺许　归身须一钱五分　炒苏子三钱　陈皮一钱五分　柏子霜一钱五分

胸次作痛，痛久入络，恐有瘀滞，暂用疏通。

归身须一钱五分　瓜蒌皮二钱　郁金一钱五分　延胡索 (炒) 一钱五分　炒桃仁二钱　炒苏子二钱　陈皮一钱五分　川楝子一钱五分　煅楞子四钱

加青葱管尺许，新绛屑四分。

忧郁不舒，生阳日窒，胸痹呕逆，唯恐成格。

煅赭石三钱　半夏一钱五分　橘白一钱五分　益智仁 (炒) 一钱　炒白芍一钱五分　旋覆花一钱五分 (包)　干姜五分　郁金一钱五分　瓜蒌皮二钱

此胸痹候也，由痰气食胶结使然。

生白芍一钱五分　炒智仁一钱　半夏一钱五分　干姜四分　橘红一钱五分　白蔻壳四分　瓜蒌皮二钱　焦建曲三钱

● 【评析】

胸痹候所述病证，有病在脾胃，湿痰阻滞者，治以平胃法；有病在心，胸阳失展，气滞血瘀者，治用《金匮》枳实薤白桂枝汤；有病在肝，气滞络瘀者，方以《金匮》旋覆花汤加郁金、苏子、归身须等药治之；有病在上焦，呕逆日甚，唯恐成格者，治取《伤寒论》旋覆代赭汤法，合以白芍、郁金、干姜、瓜蒌等药温润疏通。

哮喘

● 【原文】

肺虚感寒，哮喘不卧。先宜表散为要。

细麻黄 (去节) 五分　苦杏仁 (研) 三钱　干姜五分　炙苏子二钱　川桂枝八分　法半夏一钱五分　橘红一钱　炒川朴一钱

三年久喘，土衰而无以生金也，腻补不合。

制於术一钱五分　沙参二钱　法半夏一钱　杏仁三钱　牛膝二钱　云茯苓二钱　橘白一钱五分　款冬花一钱五分　川贝[1] (去心) 一钱五分

喘逆自汗，脉数无力，此阴涸阳浮，气散失纳也。法当收摄固元为要。

炒熟地五钱　炙五味三分　麦冬 (去心) 二钱　牛膝二钱　橘白一钱五分　炒枸杞三钱　云茯苓二钱　萸肉一钱五分　淮山药二钱
加胡桃肉二个。

肺肾交虚，多痰喘逆。仿金水六君法。

制於术一钱五分　半夏一钱五分　煅牡蛎四钱　茯苓二钱　大熟地五钱　橘红一钱　炒牛膝一钱　川贝 (去心) 一钱五分　杜苏子二钱
加紫衣胡桃肉二个。

脉沉气喘，背冷腰痛，肺肾虚寒也。法当温补。

炒松熟地五钱　甘枸杞二钱　法半夏一钱五分　橘白一钱五分　杜苏子
(炒, 研) 二钱　制附子八分　补骨脂 (炒) 二钱　牛膝炭二钱　沉香 (研, 冲) 四分

加胡桃肉二个。

举动喘促，脉来细软，此属元海根微，气逆上泛。理当纳补。

炒党参三钱　甘枸杞二钱　茯苓二钱　煅牡蛎四钱　川贝 (去心) 一钱五分
大熟地二钱　淮山药二钱　橘白一钱五分　牛膝炭二钱　青铅一两

加胡桃肉二个。

接方：中熟人参五分 (另煎)　大熟地五钱　制於术一钱五分　甘枸杞二钱
麦冬 (去心) 二钱　茯苓二钱　炙北五味二分　牛膝炭二钱　橘白一钱五分

喘急多痰，右脉弦滑，中气虚而停饮上逆也。法当燥土祛邪。

炒茅术一钱五分　炒苏子二钱　法半夏一钱五分　煅牡蛎四钱　制白术一
钱五分　苦杏仁三钱　新会皮一钱五分　云茯苓二钱

气逆痰喘，阳虚积湿也。拟以降气涤痰，佐祛湿法。

全福花 (包) 一钱五分　炒茅术一钱五分　橘红一钱　炒川朴八分　上沉
香四分 (研, 冲)　煅赭石三钱　法半夏一钱五分　干姜五分　炙苏子三钱　赤苓
二钱

气喘咳逆，脉来少力，可见此火无根，必须纳补。

桂圆肉制洋参二钱　北沙参二钱　麦冬 (去心) 二钱　煅牡蛎四钱　大熟地
五钱　粉丹皮一钱五分　茯神二钱　牛膝炭二钱　橘白一钱五分

加灵磁石 (煅) 三钱。

金水两虚，易感痰喘，脉来细软。理当进补。

生黄芪一钱五分　制於术一钱五分　炙五味三分　麦冬 (去心) 二钱　甘枸

杞二钱　煅牡蛎四钱　茯苓二钱　橘红一钱五分　款冬花一钱五分

加紫衣胡桃肉二个。

● 【校注】

[1] 川贝：原"川"字下缺，据文意补入。

● 【评析】

哮喘虽病在肺，但与脾肾密切相关，多为本虚标实之证。感受风寒邪气可诱发，初起治宜表散，可用麻黄汤加苏子、半夏、厚朴等药。脾虚则无以生金，反为生痰之脏，故不可腻补，何元长主张淡渗灵动，脾肺兼治，药如白术、茯苓、沙参、杏仁、半夏、川贝、牛膝、橘白等。肾虚则气散失纳，阴虚为甚者，宜六味地黄丸加减，阳虚为主者，宜用肾气丸法。痰多者可用金水六君法。

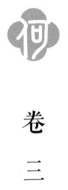

卷
三

痰

● 【原文】

痰火内扰，心悸不安。治以清热疏郁，佐以涤痰。

九孔石决明五钱　炒枣仁三钱　茯神二钱　半夏一钱五分　小川连五分
干石菖蒲一钱　朱麦冬三钱　郁金一钱五分　橘红一钱　炒枳实一钱

肝火夹痰，肢麻头晕，左脉弦数，唯恐仆跌。

羚羊角 (镑) 一钱　半夏一钱五分　制蒺藜三钱　大杏仁 (去皮) 三钱　归身一
钱五分　生白芍一钱五分　橘红一钱　煅决明五钱　淮膝炭二钱

加鲜竹茹五分。

丸方：制於术三两　茯苓二两　法半夏一两五钱　炒归身一两五钱　橘红
一两　炒白芍一两五钱　麦冬 (去心) 二两　明天麻 (煨) 一两五钱　煅决明四两
郁金一两　姜汁炒山栀　一两　淮膝炭二两

共为末，以嫩钩藤煎汤，泛丸，每朝服三四钱。

胸次作胀，甚则呕逆，此湿痰留滞，上干清道也。宗平胃法。

生茅术一钱五分　法半夏一钱五分　橘红一钱　广藿香一钱　炒莱菔子一
钱五分　制川朴一钱　苦杏仁 (研) 三钱　干姜五分　赤苓二钱

中虚积湿，湿甚生痰，阳气日衰，四肢厥冷。仿《金匮》苓姜术桂汤。

炒茅术一钱五分　桂枝五分　法半夏一钱五分　炒枳实一钱五分　炒川朴
一钱　干姜五分　新会皮一钱五分　赤苓三钱

风温伤肺，肺气不通，痰吐如膏，脉来弦滑。拟与微苦微辛之属。

金沸草一钱五分 (包)　法半夏一钱五分　川贝 (去心) 一钱五分　苦杏仁 (研)
三钱　瓜蒌仁二钱　生蛤壳三钱　炒苏子三钱　橘红一钱　冬瓜子二钱

加冬桑叶一钱五分。

头晕不寐，六脉紧数，乃肝火夹痰为患。防其仆中。

羚羊角一钱　制首乌三钱　法半夏一钱五分　炒枣仁三钱　茯神二钱　石决明四钱　橘红一钱　麦冬 (去心) 二钱　郁金一钱五分　炒蒺藜 (去刺) 三钱

丸方：制白术三两　制首乌五两　茯神二两　麦冬 (去心) 二两　法半夏一两五钱　新会红一两　煅决明四两　石菖蒲五钱　炒牛膝二两　陈胆星五钱　姜汁炒竹茹五钱

共为末，以嫩钩藤汤，法为丸，每朝服三四钱。

● 【评析】

痰既是病理产物，又是致病因素，且无处不到，故痰证表现多样，然燥湿化痰、理气和中是为关键，故何元长治痰证以二陈汤为基本方，随证加减。如痰火内扰于心，加黄连、石菖蒲、郁金；肝火夹痰，加羚羊角、石决明、白蒺藜；中虚积湿生痰，合以平胃散，阳虚者加桂枝、干姜；肺气不通，胶痰内滞，加苏子、苦杏仁、金沸草，以微苦微辛之品，既不伤中气，又利于肺气的宣通。

痰饮

● 【原文】

膈胀呕逆，腹中漉漉有声，此属脾胃阳微，痰饮内聚，仲景谓饮邪当以温药和之，议与苓桂术甘汤。

生茅术一钱五分　干姜五分　制川朴一钱　广皮一钱五分　炙甘草五分　川桂枝五分　赤苓三钱　法半夏一钱五分　泽泻一钱五分

腹痛膈胀，甚则呕逆，此脾伤失运，饮邪阻气使然。法当燥土温通。

生茅术一钱五分　干姜五分　法半夏一钱五分　赤苓三钱　瓜蒌皮三钱　川桂枝五分　郁金一钱五分　新会皮一钱五分　广藿香一钱五分

痰饮夹气火上逆，膈胀脉弦，腻补不合。

法半夏一钱五分　橘红一钱　川郁金一钱五分　制蒺藜三钱　生薏苡仁三钱　炒苏子三钱　茯苓二钱　瓜蒌皮三钱　黑山栀一钱五分

痰饮上泛，纳食艰运，中下焦阳微也，脉象沉弱不扬，治以通阳涤饮。

姜汁制半夏一钱五分　淡干姜五分　煅赭石三钱　橘红一钱　炒苏子三钱　炒茅术一钱五分　炒智仁一钱　大枣仁三钱　肉桂四分 (磨冲)

接方：党参三钱　化橘红一钱　炒茅术一钱五分　茯苓二钱　制白术一钱五分　熟附子八分　淡干姜五分　法半夏一钱五分　泽泻一钱

久嗽中虚，痰饮内聚，形衰脉弱，病势非轻。

制於术一钱　党参三钱　川贝 (去心, 研) 一钱五分　薏苡仁三钱　茯苓二钱　北沙参二钱　麦冬 (米炒) 二钱　橘白一钱五分　法半夏一钱五分

● 【评析】

脾虚失运是痰饮病形成的关键，何元长宗仲景"病痰饮者，当以温药和之"之理，常用苓桂术甘汤、二陈汤、平胃散治之。如兼下焦阳虚，加附子；痰饮犯肺，加贝母、沙参、麦冬等祛邪养肺。凡湿痰或痰饮致病，何元长忌用腻补，以免邪恋不去。

疟疾

● 【原文】

疟久伤阴，膈胀烦渴。

香青蒿一钱五分　赤苓二钱　新会皮一钱五分　生山栀一钱五分　川通草八分　杜藿梗一钱五分　郁金一钱五分　生白芍一钱五分　瓜蒌皮二钱

加冬瓜子二钱。

接方：青蒿梗一钱五分　川石斛三钱　法半夏一钱五分　生白芍一钱五分　米仁三钱　炙鳖甲五钱　杜藿梗一钱　新会皮一钱五分　赤苓二钱

加冬桑叶一钱五分。

恶寒内热，不时自汗，证属类疟，培本为宜。

生黄芪二钱　制首乌二钱　炙鳖甲四钱　川石斛三钱　生白芍一钱五分　煅牡蛎四钱　新会皮一钱五分　云茯苓二钱

加煨姜一片，红枣四枚。

久疟不已，咳逆盗汗，色脉少神，殊非轻恙。

生黄芪一钱五分　麦冬 (去心) 二钱　北沙参[1]　云茯神二钱　煅牡蛎四钱　制首乌二钱　橘红一钱　川贝母[2] (去心、研)　炒枣仁三钱

加冬桑叶一钱五分，红枣四枚。

疟发作泻，脘闷腹痛，此属暑湿秽浊，内伤气分。议与正气法。

炒白芍一钱五分　炒川朴一钱　法半夏一钱五分　广皮一钱五分　泽泻一钱五分　老苏梗一钱　炙甘草四分　省头草二钱　赤苓二钱　藿梗一钱五分

暑湿伤气，寒热腹痛而胀，脉不条运，太阴疟也。

制川朴一钱　赤苓二钱　法半夏一钱五分　生米仁三钱　大豆卷二钱　杜藿梗一钱五分　泽泻一钱五分　新会皮一钱五分　瓜蒌皮三钱

加六一散三钱 (绢包)。

● 【校注】

[1] 北沙参：原书剂量缺漏。参考其他医案，常用量为二钱。

[2] 川贝母：原书剂量缺漏。参考其他医案，常用量为一钱五分至三钱。

● 【评析】

疟久伤阴治宜培本滋补，然症见膈胀，提示有邪郁气滞，故不宜纯补。疟

病发于暑天，易夹湿伤气，治宜轻清分利，取藿香正气散法。

泻痢

● 【原文】

久泻不已，继之腹胀食减，此脾肾阳微也。法当温补。

制白术一钱五分　炮姜炭六分　煨肉果五分　焦白芍一钱五分　茯苓二钱
制附子八分　煨木香五分　补骨脂(炒)二钱　半夏曲一钱五分　广皮一钱五分

久泻不止，色脉少神，此属脾肾阳衰，清气不升也。殊非轻恙。

炒党参三钱　茯苓二钱　炮姜炭五分　炒白芍一钱五分　炙甘草四分　制
於术一钱五分　陈皮一钱五分　菟丝子(炒)二钱　煨木香四分

加干荷蒂二枚。

复诊：制於术一钱五分　党参三钱　煨肉果四分　炙五味三分　炙草五分
炮姜炭六分　茯苓二钱　补骨脂(炒)二钱　炒白芍一钱五分

丸方：绵黄芪二两　土炒制於术三两　茯苓二两　菟丝饼二两　破故纸
(炒)一两五钱　炮姜炭五钱　炙五味子三两　炒白芍二两　霞天膏二两　炙甘
草五钱　砂仁末五钱

共为细末，以姜枣汤泛丸，每朝服三四钱，滚汤下。

过食不得运化，非胀即泻，乃胃强脾弱也。法当温补己土。

制於术一钱五分　党参三钱　炒扁豆三钱　广木香五分　炒白芍二钱　淮
山药二钱　茯苓二钱　炒菟丝二钱　新会皮一钱五分

加煨姜一片，红枣[1]。

暑湿内伤气分，腹痛红痢，延为腹胀减食，中虚邪伏，病势非轻。

生於术一钱五分　赤苓二钱　生白芍一钱五分　炒银花二钱　广木香五分

广皮一钱　广藿梗一钱五分　半夏曲一钱五分　泽泻一钱五分

加鲜佛手一钱。

湿热内蒸，腹痛下痢，暂用香连法。

吴萸炒川连五分　炒川朴一钱　川连二钱　炒银花一钱五分　六一散三钱 (包)
广木香五分　生白芍一钱五分　藿梗一钱五分　新会皮一钱五分

加佩兰二钱。

由疟转痢，痢久伤阴。

制於术一钱五分　熟地炭四钱　炒白芍一钱五分　茯苓二钱　归身炭一钱
五分　炒黑升麻四分　新会皮一钱五分　炒柴胡六分　炙甘草四分

加红枣四枚。

久痢延至腹胀，六脉细软，阴阳两伤也。必须温补。

党参三钱　制於术一钱五分　补骨脂 (炒) 二钱　茯苓二钱　福泽泻一钱五
分　炮姜五分　制附子八分　炒白芍一钱五分　广皮一钱五分　车前子 (炒, 研)
三钱

久痢脉微，命阳衰也。若不急进温补，唯恐延成肿胀。

制白术一钱五分　党参三钱　炮姜炭五分　炒白芍三钱　陈皮一钱五分
炙五味三分　茯苓二钱　补骨脂 (炒) 二钱　淮山药二钱

痢久不已，下体畏冷，此阴阳二气交伤，已属休息 [2] 重候。

熟地炭四钱　炒枸杞二钱　制补骨二钱　煨木香五分　煨肉果五分　制白
术一钱五分　鹿角霜二钱　炒白芍一钱五分　云茯苓二钱

久痢伤及肾阴，法当固摄下焦为治。

熟地炭四钱　炒枸杞二钱　炙升麻四分　禹粮石三钱　淮山药二钱　制於

　　　　　　　　　　　　　　　　　　　　何元长医著二种校评

术一钱五分　　赤石脂三钱　　炙五味三分　　制白芍一钱五分

加陈阿胶二钱。

疟后下痢，纳食艰运，六脉沉弱无力，此属命火衰微，必须温补。

党参三钱　　制於术一钱五分　　煨肉果五分　　补骨脂一钱五分　　炙甘草四分
茯苓二钱　　益智仁 (炒) 一钱　　炒白芍一钱五分　　炮姜炭六分

湿热内侵，痛泻脉数。

生茅术一钱五分　　川连六分　　生白芍一钱五分　　赤苓三钱　　炒川朴一钱
藿梗一钱五分　　新会皮一钱五分　　泽泻一钱五分

● 【校注】

[1] 红枣：原书剂量缺漏。参考其他医案，常用量为 4～5 枚。

[2] 休息：指休息痢。病名。指痢疾时止时发，久久不愈者。

● 【评析】

泄泻证属脾肾阳虚者，治当温补，方如附子理中汤、四神丸等；胃强脾弱者，治宜健脾益气，方用参苓白术散。痢疾治以清化湿热，香连丸加银花、藿梗、白芍是为基本，病久而成休息痢，治以补肾固摄，方如赤石脂禹余粮汤加地黄、阿胶、白芍、补骨脂等药。

便血

● 【原文】

阴虚内热，肠红[1]脉数。

生地炭四钱　　炒丹皮一钱五分　　炒白芍一钱五分　　茯苓二钱　　炒地榆一钱
五分　　炒槐米一钱　　血余炭五分　　广皮一钱五分　　炙甘草四分

加柿饼炭三钱。

便后下血，阴络伤也。

熟地炭四钱　淮山药三钱　茯苓二钱　炒萸肉一钱五分　焦白术一钱五分
炒白芍一钱五分　陈皮一钱五分　地榆炭一钱五分　炙甘草四分

加荷叶蒂二枚。

便溏下血，脾肾两伤也，刻难取效。

党参三钱　焦白术一钱五分　煨木香五分　炙五味三分　陈皮一钱五分
茯苓二钱　炮姜炭五分　炒白芍一钱五分　炙甘草四分

加红枣五枚。

便血过多，脾失健运，神色萎黄，唯恐中满，兹拟归脾法，以图向愈。

制於术一钱五分　茯神二钱　炒枣仁三钱　煨木香五分　焦谷芽三钱　焦
归身一钱五分　川斛三钱　炒远志一钱　炒菟丝子二钱　福泽泻一钱五分

● 【校注】

[1] 肠红：病证名。指大便出血。

● 【评析】

便血既指症状，即血经肛门而出，又指病证，即以便血为主症的疾病。便
血可见于消化性溃疡，某些急性传染病、血液病及结肠、直肠、肛门等部位的
疾患。《金匮要略》将便血分为近血，即先血后便，多病在大肠或肛门；远血，
即先便后血，多病在小肠或胃。近血又有肠风、脏毒之分，肠风可参见卷一肠
风便血门；脏毒一指痢疾便脓血，二指肛门痔漏疼痛出血，三指内伤积久，粪
后下血污浊色暗者。

便血有虚实之分，实者多为湿热、热毒所致，治宜祛邪为主。便血经久不
愈，则脏气内损，气血两亏，治以扶正为主，或虚实兼顾。本节所述案例以虚

证为主，有阴虚内热，脾虚失统，甚则脾肾两伤，治以健脾养血摄血为主，方如四君子汤、归脾汤、六味地黄汤，合以白芍、地榆、槐米等药。

痿证

● 【原文】

两足酸软，六脉浮数无力，证属骨痿，阴虚内热所致。宗虎潜法。

炒松熟地五钱　甘枸杞二钱　虎胫骨 (敲) 五钱　炒杜仲三钱　川断二钱 炒龟腹板三钱　炒归身一钱五分　炒黄柏一钱五分　肥知母一钱五分　陈皮一钱五分

此筋痿候也，由厥阴郁热所致，诊左脉弦数，宜清营热以舒筋。

羚羊角一钱 (镑)　川石斛三钱　炒归身一钱五分　炒木瓜一钱五分　鲜生地四钱　薏苡仁三钱　左秦艽一钱五分　净钩藤四钱 (后入)

足肢痿躄，水亏夹湿也。从脾肾调治。

生白术一钱五分　茯苓二钱　生杜仲三钱　生苡仁三钱　鹿角霜二钱　炒归身一钱五分　川断二钱　炒木瓜一钱五分　木防己一钱

加细桑枝 (寸断, 酒炒) 四钱。

足痿不用，步履维艰，此肝肾两损也，刻难取效。

大熟地五钱　甘枸杞二钱　归身炭一钱五分　川断二钱　炒杜仲 (断丝) 三钱　金狗脊 (去毛, 洗净) 一钱五分　虎胫骨 (敲) 五钱　元武板 (炙) 四钱　淡苁蓉 (去筋膜) 一钱五分

肢不用[1]，脉沉少力，脾肾虚寒也，急宜温补。

制於术一钱五分　制附子八分　川断肉二钱　虎胫骨五钱　炒归身二钱

炒熟地五钱　甘枸杞二钱　炒杜仲三钱　鹿角霜二钱

足膝痿软，六脉无力，肝肾虚而夹湿也，须标本兼顾。

炒茅术一钱五分　炒归身一钱五分　茯苓二钱　淮膝炭二钱　甘枸杞二钱
鹿角霜二钱　米仁三钱　炒木瓜一钱五分

● 【校注】

[1] 肢不用：从脉象、方药看，以下肢痿软不用为主。

● 【评析】

《素问·痿论》谓因五脏之热，以皮、肉、脉、筋、骨分属五脏，而有肺热叶焦，则皮毛虚弱急薄，着则痿躄；心气热脉虚，则生脉痿；肝气热筋急而挛，发为筋痿；脾气热肌肉不仁，发为肉痿；肾气热骨枯而髓减，发为骨痿等说。故筋痿、骨痿治从肝肾，用虎潜丸加减治疗，夹湿者，需标本兼顾。然《素问·痿论》又有"治痿独取阳明"说，故调补脾胃是为不可或缺之法。何元长常以白术、茯苓、薏仁、木瓜，合以鹿角霜、地黄、杜仲、枸杞等药，以肝脾肾同治为法。

痹证

● 【原文】

四肢酸痛，由风湿袭入经髓也，此属痹症。

生茅术一钱五分　桂枝八分　羌活一钱　赤苓二钱　炒归身一钱五分　防风一钱五分　秦艽一钱五分　片姜黄一钱

风湿入络，四肢浮肿，痹之渐也，及早图治。

生茅术一钱五分　防风一钱五分　炒归身一钱五分　五加皮一钱五分　防

己一钱　炒木瓜一钱五分　赤苓二钱　生米仁三钱

加细桑枝 (剪短) 五钱。

阴虚夹湿，两膝肿痛，六脉弦数，病势非轻。

熟首乌二钱　赤苓二钱　炒黄柏一钱　炒木瓜一钱五分　粉萆薢一钱五分
制於术一钱五分　秦艽一钱五分　汉防己一钱五分　生米仁三钱

复诊：大熟地五钱　甘枸杞一钱五分　川断一钱五分　粉萆薢一钱五分
生米仁三钱　制於术一钱五分　炒归身一钱五分　茯苓二钱　炒木瓜一钱五分

风邪入络，四肢作痛，此属痹证，治以宣通。

羚羊角 (镑) 一钱　防风一钱五分　炒归身一钱五分　炒蒺藜 (去刺) 三钱　宣
木瓜一钱五分　川桂枝四分　秦艽一钱五分　片姜黄一钱

加细桑枝五钱。

下体痹痛，脉来细软，此属水中无火，法当温补。

大熟地五钱　归身炭一钱五分　炒杜仲三钱　金狗脊 (去毛) 一钱五分　甘
枸杞一钱五分　鹿角霜二钱　洮膝炭二钱　川断一钱五分

丸方：制於术四两　党参三两　龟板胶二两　甘枸杞三两　虎胫骨五两
大熟地五两　茯苓三两　淮膝炭二两　炒归身二两　炒杜仲三两　金狗脊 (去毛)
一两五钱　沙苑蒺藜 (炒) 二两

共为细末，以桑枝膏为丸，每朝服四钱，开水送下。

风湿化热，灼及经络，游走胀楚，病名行痹。

川桂枝五分　防风一钱五分　炒归身一钱五分　片姜黄一钱　威灵仙一钱
五分　生石膏三钱　羌活一钱　左秦艽一钱五分　炒蒺藜三钱

四肢酸痛，并发寒热，由风入脉络使然。先宜疏解。

川桂枝五分　青防风一钱五分　川羌活一钱　炒归身一钱五分　炒蒺藜三

何元长医案

271

钱　法半夏一钱五分　左秦艽一钱五分　片姜黄一钱

● 【评析】

《素问·痹论》云："风寒湿三气杂至，合而为痹也。其风气胜者为行痹，寒气胜者为痛痹，湿气胜者为着痹也。"可见痹证总与外邪侵袭经脉、肌肉、骨节相关，故及早祛除病邪、宣通经络十分重要，何元长多用白术或茅术、茯苓、桂枝、羌活、秦艽、当归、防风、姜黄等药以祛风散寒，胜湿通经。痹证日久则伤阴损阳，治当温补滋阴，兼以祛邪通络。

不寐

● 【原文】

阳不交阴，寤不成寐，饮食日减，脉来弦数。暂用半夏泻心法，以图向安。

法半夏一钱五分　茯神二钱　炒枣仁三钱　石决明四钱　生甘草四分　小川连五分　远志一钱五分　新会皮一钱五分　麦冬肉 (去心) 三钱

加鲜竹茹四分。

夜不能寐，时或惊悸，此由深思郁结，阳不恋阴也。治以苦泄，佐用安神。

小川连五分　炒枣仁三钱　郁金一钱五分　柏子霜一钱五分　朱麦冬三钱　石决明四钱　橘红一钱　法半夏一钱五分

复诊：制洋参一钱五分　熟首乌二钱　朱麦冬三钱　炒枣仁三钱　煅龙齿一钱五分　茯神二钱　半夏一钱五分　郁金一钱五分

加细叶石菖蒲一钱。

心烦头晕，寤不成寐，五火内炽也。诊左脉弦大，治以苦泄。

川连五分　半夏一钱五分　白芍一钱　炒枣仁三钱　黑山栀一钱五分　茯神二钱　郁金一钱五分　石决明四钱　龙胆草一钱

　　加青橘叶一钱五分，竹茹四分。

● 【评析】

　　不寐多由心神不安所致，而不安之病因有虚实之分。大凡邪气内扰属实，营气不足属虚，临证多见虚实夹杂者。本节案例多用半夏泻心法，苦寒泄火、养心宁神兼顾，其中黄连、半夏配枣仁、麦冬是为主药，辅以石决明、茯神、郁金等药，重在治理心脾二脏。

三消

● 【原文】

　　阴亏阳亢，呕恶烦渴，此属上中消之候。从肺胃主治。

　　生白芍二钱　生石膏四钱　知母一钱五分　丹皮一钱五分　生甘草四分地骨皮二钱　北沙参二钱　麦冬 (去心) 二钱　川斛二钱

　　加白芦根 (去节) 五钱。

● 【评析】

　　本证属阳明胃火，阴虚内热，治以益气、滋阴、泄火，方用白虎汤，加沙参、麦冬、石斛、丹皮等药，虚实兼顾。

痫证

● 【原文】

　　痫厥频发，心悸脉数，由肝郁气乱使然。先清后补。

羚羊角 (镑) 一钱　细菖蒲八分　法半夏一钱五分　石决明四钱　茯神二钱
炒枣仁三钱　朱麦冬三钱　炒蒺藜二钱　郁金一钱五分

肝胆郁热，膈胀神昏，六脉弦紧，唯恐痫厥。

法半夏一钱五分　川连五分　石决明[1]　黑山栀一钱五分　郁金一钱五分
新会皮一钱五分　茯神二钱　净钩藤[2] (后入)　炒蒺藜三钱

● 【校注】

[1] 石决明：原书剂量缺漏。参考其他医案，常用量为四钱至五钱。
[2] 钩藤：原书剂量缺漏。参考其他医案，常用量为四钱。

● 【评析】

痫厥之发作与肝郁气乱、痰热内阻有关，故治以平肝息风、清火化痰为
主，药如羚羊角、石决明、郁金、法半夏、黄连、山栀等。

胃脘痛

● 【原文】

脘痛彻背，甚则呕水，肝邪犯胃也。治以辛通。

法半夏一钱五分　干姜五分　瓜蒌皮一钱五分　炒白芍二钱　新会皮一钱
五分　郁金一钱五分　炒延胡二钱　云茯苓二钱

肝郁化火犯胃，脘痛内热。治以苦泄辛通。

川楝子 (炒) 一钱五分　川连五分　黑山栀一钱五分　石决明五钱　法半夏
一钱五分　延胡索 (炒) 一钱五分　郁金一钱五分　生白芍一钱五分　新会皮一
钱五分
加青橘叶一钱。

胃脘作痛，痛久入络，近兼咳呛，唯恐失血。

归身须一钱五分　瓦楞子 (炙) 四钱　炒苏子三钱　九孔石决明四钱　橘红一钱　单桃仁二钱　川楝子 (炒) 一钱五分　延胡索 (炙) 一钱五分　郁金一钱五分

加新绛绒五分。

频发胃痛，呕吐涎沫，阳微浊逆也。理宜治以辛温，俾得阳通浊泄，庶可向安。

姜制半夏一钱五分　川桂枝八分　良姜五分　新会皮一钱五分　泡吴萸四分　益智仁一钱　茯苓二钱　白蔻仁 (研) 五分

胃痛食减，脉来细软，中阳失运也。治以温通。

制白术一钱五分　茯苓二钱　半夏曲一钱五分　新会皮一钱五分　制香附二钱　炒白芍一钱　干姜五分　益智仁 (炒) 一钱　炒归身一钱五分

加砂仁二粒。

胃脘久痛，饮食减少，阳气失运也。当此形衰脉弱，必须温补。

党参三钱　制於术一钱五分　茯苓二钱　炒智仁一钱　郁金一钱五分　肉桂四分 (研, 冲)　炒白芍一钱　干姜四分　炙甘草四分

中脘胀痛，频发不已，此必有痰瘀阻滞胃络。暂用疏通。

炒白芍一钱五分　瓜蒌皮三钱　新会皮一钱五分　炒苏子三钱　炒延胡一钱五分　法半夏一钱五分　瓦楞子 (煅) 四钱　川郁金一钱五分

肝阳逆犯胃络，中脘作痛。治以苦辛泄降。

九孔石决明 (盐水煅) 四钱　炒延胡一钱五分　新会皮一钱五分　黑山栀一钱五分　瓜蒌皮三钱　炒川楝子一钱五分　法半夏一钱五分　生白芍二钱　川郁金一钱五分

加青橘叶三张。

● 【评析】

胃脘痛常由肝郁犯胃所致，何元长常用疏肝和胃止痛法，药如郁金、川楝子、延胡索、白芍、半夏、橘皮、瓦楞子；偏寒者加干姜、吴萸、桂枝等药；偏热者加黄连、山栀等药。脾虚者以四君子汤或理中汤为基本方，加益智仁、砂仁、白芍、当归等药治之。

腹痛

● 【原文】

客寒犯胃，腹痛不止。法当治温通。

炒厚朴一钱　泡吴萸四分　淡干姜六分　法半夏一钱五分　广木香六分新会皮一钱五分　瓜蒌皮二钱　白蔻仁五分 (冲)

腹痛脉微，阳气大衰也。法当温理。

制白术一钱五分　肉桂四分 (研, 冲)　益智仁一钱　新会皮一钱五分　炮姜炭五分　半夏一钱五分　广木香八分　炙甘草四分

宿痞侮中，腹痛作泻，饮食艰运。当用温通。

炒茅术一钱五分　大腹绒一钱五分　制白术一钱五分　赤苓二钱　广木香六分　制川附八分　炒白芍一钱五分　炮姜炭五分　广皮一钱五分

加砂仁末五分 (冲)。

胸腹作痛，由络瘀所阻。法当治以辛通，通则不痛也。

炒归身一钱五分　瓦楞子四钱　新会皮一钱五分　瓜蒌皮二钱　单桃仁三

钱　川桂枝四分　炒延胡一钱五分　炒枳壳一钱五分　川郁金一钱五分
加新绛绒四分。

腹痛畏寒，阳微湿困也。当用平胃合理中法。
生茅术一钱五分　炮姜六分　法半夏一钱五分　陈皮一钱五分　制川附八
分　桂枝五分　炒厚朴一钱　赤苓二钱

下午绕脐腹痛，上逆嗳气，此木强侮土也，莫作轻视。
沉香末拌炒熟地炭五钱　制於术一钱五分　熟附子八分　法半夏一钱五分
广皮一钱五分　煅紫石决明三钱　炒白芍一钱五分　炮姜炭九分　川郁金一钱
五分

中虚积湿，腹痛多痰。
生白术一钱五分　法半夏一钱五分　广藿梗一钱　瓜蒌皮三钱　赤苓二钱
炒厚朴一钱　新会皮一钱五分　川石斛三钱　炒苏子三钱

● 【评析】

　　腹痛包括胃脘、脐腹、少腹等部位的疼痛。腹痛有外感、内伤之分，有虚
证、实证之别，大凡久痛喜按者为虚，暴痛拒按者为实。本节案例中有寒邪犯
胃或宿邪侮中而致腹痛、腹泻者，治以温通，以平胃散加减，如加入吴茱萸、
干姜、木香、半夏等散寒理气之品。有中阳虚湿困所致腹痛者，治宜温理，用
平胃散合理中汤或附子理中汤治疗。有因络瘀阻滞而腹痛者，治用辛通法，药
如当归、新绛绒、桃仁、桂枝、延胡索等。有木强侮土一案，症见下午痛甚，
上逆嗳气，似有下焦阳虚之患，从处方用药看，当为脾肾两亏、肝气来犯之
证，何元长用补脾肾兼理气治之，用药亦体现阴阳平衡配对法，如附子、炮姜
配熟地、白芍，熟地用沉香末炒，既减滋腻性，又可降逆气。本书卷五、卷七
诸痛门中亦载有本证，可互参。

腰痛

● 【原文】

内热腰痛，虚损之渐也。莫作轻视。

制首乌三钱　丹皮一钱五分　炒归身一钱五分　金狗脊(去毛)一钱五分 秦艽一钱五分　炙鳖甲四钱　川断二钱　淮山药一钱五分　银柴胡一钱五分

腰痛脉虚，肾阳不足也。法当温补。

熟地五钱　甘枸杞二钱　炒杜仲(去丝)三钱　金狗脊(去毛)一钱五分　川断 二钱　炒归身一钱五分　鹿角霜二钱　蒺藜(炒)三钱

加胡桃肉二个。

腰背作痛，少腹结瘕，三焦阳气不运也。法当温补，佐以宣通。

大熟地四钱　淡苁蓉一钱五分　甘枸杞二钱　炒归身一钱五分　煅紫石决 三钱　制於术一钱五分　金狗脊(去毛)一钱五分　小茴香一钱　制川附八分

腰痛目昏，肝肾并亏也。法当养阴。

炒蒺藜三钱　丹皮一钱五分　炙龟板四钱　女贞子二钱　桑叶一钱五分 制首乌三钱　枸杞二钱　石决明(盐水煅)四钱　稽豆皮一钱五分

● 【评析】

腰痛可因外邪、外伤所致，亦可因内伤虚损引起，前者治以祛邪疏通为 主，后者治以补肾强筋为主。慢性腰痛多见虚实夹杂证，如本节案例中有虚损 夹内热，或阳虚夹寒，气机不畅，或阴亏阳亢等，治疗以补益宣通为主，药如 狗脊、枸杞、当归、熟地、蒺藜等，内热者加丹皮、银柴胡；阴虚者加首乌、 龟甲、稽豆皮；阳亢者加石决明、桑叶；阳虚者加鹿角霜、附子、小茴香等 药。本书卷五、卷七诸痛门中间有本证，可互参。

头痛

● 【原文】

头汗畏风，不时作痛，乃卫阳虚而营阴损也。宜表里兼顾。

生黄芪二钱　制首乌三钱　黑穭豆皮一钱五分　生白芍一钱五分　茯神二钱　煅牡蛎四钱　黄甘菊一钱　甘枸杞二钱　女贞子二钱

气血俱虚，畏风头痛，此疾根深，刻难取效。

生黄芪二钱　大熟地四钱　炒归身一钱五分　白芍一钱五分　杭甘菊一钱上清胶二钱　煅牡蛎四钱　女贞子二钱　茯神二钱

肝阳化风，上冒头巅作痛，宜以柔剂养之。

制首乌三钱　丹皮一钱五分　炒归身一钱五分　生白芍一钱五分　牡蛎四钱　生鳖甲四钱　甘菊一钱　冬桑叶一钱五分　柏子霜二钱

头眩膈胀，少阳郁热也。法以清疏。

柴胡八分　黑山栀二钱　连翘二钱　石决明四钱　瓜蒌皮二钱　郁金一钱五分　细木通一钱　赤芍一钱五分　新会皮一钱五分

● 【评析】

头为诸阳之会，凡六淫外感，脏腑内伤，导致阳气阻塞，经络运行不畅，均可引起头痛。本节案例头痛乃因风邪侵袭，或肝阳化风上冒等引起，而病之根本与卫气虚、营血弱或肝郁阴亏等有关，故何元长在治疗上是标本兼顾的。他常用芍药、甘菊、牡蛎以柔养、祛风、平肝，如气虚营弱者，加黄芪、女贞子、茯神等药，补疏结合；肝阳亢者加首乌、鳖甲、丹皮、桑叶等药，以增柔平之力；少阳郁热者加山栀、连翘、柴胡、石决明等药，以强泄热之功。本书卷七、卷八亦载有本证，可互参。

眩晕

● 【原文】

头眩脉滑，内风夹痰也。从肝胃同治。

羚羊角 (镑) 一钱　法半夏一钱五分　橘红一钱五分　川贝母 (去心) 二钱　钩藤四钱 (后入)　石决明四钱　明天麻 (煨) 一钱五分　杏仁 (研) 三钱　麦门冬二钱

肝风犯胃，头晕呕恶。

法半夏一钱五分　茯苓二钱　生白芍二钱　白蒺藜三钱　新会皮一钱五分　川斛三钱　黑山栀一钱五分　煨决明四钱

头晕耳鸣，六脉弦滑，乃肝火夹痰为患。先清后补。

制首乌三钱　法半夏一钱五分　橘红一钱　黑山栀一钱　茯苓二钱　白蒺藜 (炒) 三钱　石决明 (煨) 四钱　冬桑叶一钱五分　甘菊二钱

阴亏阳亢，头晕耳鸣。

原生地四钱　丹皮一钱五分　石决明 (煨) 四钱　黄甘菊一钱　黑穞豆皮一钱五分　生白芍一钱五分　茯神二钱　净钩藤四钱 (后入)　桑叶一钱五分

肝火夹痰，头晕呕恶，上盛下虚，唯恐跌仆。

羚羊角 (镑) 一钱　半夏一钱五分　新会皮一钱五分　炒蒺藜三钱　黑山栀一钱五分　淮膝炭二钱　茯苓二钱　石决明 (煨) 四钱　明天麻 (煨) 一钱五分

肝火夹痰，头晕呕恶，自汗脉细，此阳不恋阴也。法当培补。

大熟地五钱　制於术一钱五分　炒枣仁三钱　新会皮一钱五分　茯神二钱　煅牡蛎四钱　甘枸杞二钱　煨天麻一钱五分　北五味 (炙) 四分

烦劳头晕，六脉细软，此属水不涵木，厥阳化风。当从肝肾同治。

　　　　　　　　　　　　　　　　　　何元长医著二种校评

大熟地四钱　甘枸杞二钱　炒归身一钱五分　炒白芍一钱五分　茯神二钱
煅牡蛎四钱　炙龟板四钱　淮膝炭二钱　橘白一钱五分

加冬桑叶一钱五分，甘菊花二钱。

● 【评析】

眩晕的发生与肝脏密切相关，肝风上冒是为主因，并可夹热、夹痰，究其
根本是肝阴亏，水不涵木，故滋补肝肾、平肝息风是治本，清疏化痰是治标。
何元长诊治有轻重缓急之分，对于头晕耳鸣、六脉弦滑者，当治其标，故云
"先清后补"；对于头晕自汗、脉细，或烦劳头晕、六脉细软者，当治其本，即
培补为要。

耳目症

● 【原文】

耳鸣目晕，由郁火上蒙清窍也。治以辛凉轻剂。

羚羊角 (镑) 一钱　白蒺藜 (炒) 三钱　煅石决明四钱　甘菊花一钱　连翘二
钱　黑山栀一钱五分　冬桑叶一钱　夏枯草花一钱　薄荷梗一钱

头鸣不息，耳窍出水，由少阳郁火所致。

羚羊角片一钱　连翘二钱　黑山栀二钱　龙胆草一钱　炒蒺藜 (去刺) 三钱
夏枯草花一钱　生甘草四分　淮膝二钱　石决明四钱

加鲜荷叶一角，冬桑叶一钱。

● 【评析】

耳鸣、头鸣有虚实之分，实证可因肝火、郁火、痰、血瘀等导致；虚证可
由肾虚、气虚等所致。本节耳鸣、头鸣均属肝火、郁火，故治以清火泄热平
肝。本书卷五亦载有本证，可互参。

鼻症

● 【原文】

鼻窍不通，并多浊涕，由风热烁脑，而液下渗也。证属鼻渊[1]，法当辛散。

苍耳子一钱　蔓荆子一钱　薄荷一钱　牛蒡子二钱　荷叶边一角　辛夷仁五分　苦丁茶一钱　连翘一钱五分　香白芷八分

证属鼻渊，业经数载，此系胆热移脑，脑热由清窍以泄越也。治以滋清。

香青蒿一钱五分　苦丁茶一钱　夏枯草花一钱　黑山栀一钱五分　丹皮一钱五分　石决明四钱　生鳖甲 (洗, 刮) 四钱　冬桑叶一钱五分　生甘草四分

头晕鼻衄，脉来弦数，水亏火动也。治宜育阴潜阳。

制首乌三钱　丹皮一钱五分　煅牡蛎四钱　生白芍一钱五分　夏枯草一钱五分　炙鳖甲四钱　元参一钱五分　地骨皮一钱五分　淮膝炭二钱
加茅根肉四钱。

鼻衄咳呛，不时头晕，肝肺热也。法当清解。

冬桑叶一钱五分　丹皮一钱五分　肥知母一钱五分　北沙参二钱　大杏仁三钱　地骨皮一钱　橘红一钱　麦冬肉二钱　石决明 (盐水煅) 四钱

鼻衄大发，六脉弦数，由阴亏阳亢所致。

原生地四钱　丹皮一钱五分　炒黄柏一钱　淮膝炭二钱　肥知母一钱五分　败龟板 (炙) 四钱　元参一钱五分　女贞子一钱　云茯神二钱
加侧柏叶 (炒黑) 三钱。

胆热移脑，鼻流秽涕，脉象弦数。治以辛凉。

羚羊角 (镑) 一钱　青蒿一钱五分　辛夷仁六分　石决明 (盐水煅) 四钱　苦丁

茶一钱　龙胆草一钱　丹皮一钱五分　杭甘菊一钱　黑山栀一钱五分

加荷叶边一角。

阴虚内热，鼻衄便红。

生地炭三钱　炒白芍一钱五分　薏苡仁三钱　云茯苓二钱　广皮一钱五分
炒丹皮一钱五分　炙鳖甲三钱　血余炭六分　福泽泻一钱五分

丸方：制白术三两　生地炭四两　炒丹皮一两五钱　炒白芍一两五钱　茯
苓二两　淮山药二两　炙鳖甲三两　地榆炭一两　萸肉炭[2]一两五钱　广皮
一两　泽兰一两　建莲二两

共为末，淡蜜水作丸，每朝服四钱。

● 【校注】

[1] 鼻渊：病名。又名脑漏、脑崩。出自《素问·气厥论》："胆热移于
脑，则辛頞鼻渊。鼻渊者，浊涕下不止也。"多由外感风寒，寒邪化热所致。

[2] 萸肉炭：原为吴萸肉炭。疑误。

● 【评析】

鼻渊多为郁热阻滞不通，治宜辛散或辛凉，药如辛夷、苍耳子、连翘、苦
丁茶、薄荷，热甚加山栀、夏枯草、丹皮、桑叶等药。病久用滋清法，可加鳖
甲。鼻衄多因肺热，或阴亏阳亢、火动所致，治宜清解或育阴潜阳。本书卷
五、卷七亦载有本证，可互参。

咽喉症

● 【原文】

咽痛失音，咳痰不爽，左脉弦紧，木火刑金也。仿仲景法。

川连五分　陈阿胶二钱 (同煎)　麦冬 (去心) 二钱　北沙参二钱　生鸡子黄一

枚 (同煎)　川贝 (去心, 研) 二钱　人中白一钱　橘红 (盐水炒) 一钱　甜杏仁三钱

加蜜炙枇杷叶 (去毛) 一钱。

咽干失音，气分燥也。究因津液亏而无以上供，仿喻氏法。

上清胶二钱　冬桑叶一钱五分　麦冬 (去心) 三钱　巴旦杏仁打三钱　甜北沙参二钱　人中白 (漂) 一钱　枇杷叶 (去毛, 蜜炙) 一钱五分　橘白一钱五分　白花百合三钱

加生鸡子白一枚 (同煎)。

咽关哽塞，由肝火夹痰所致。

金沸草一钱五分 (包)　苦杏仁 (打) 三钱　橘红一钱　石决明四钱　苦桔梗一钱　杜苏子 (炒, 研) 三钱　天竺黄一钱　麦冬 (去心) 二钱　生甘草四分

咽干微痛，蒂丁[1]下坠。此属肝火上炎，殊非轻恙。

黄连五分　龙胆草一钱　人中白一钱　北沙参二钱　炒党参一钱五分　麦冬 (去心) 二钱　漂青黛一钱　粉丹皮一钱五分　冬桑叶一钱　生甘草四分

咽生乳蛾[2]，肾阴亏而肝阳炽也。先宜清理。

羚羊片一钱　知母一钱五分　麦冬 (去心) 二钱　生甘草四分　冬桑叶一钱　漂青黛一钱　丹皮一钱五分　元参一钱五分　苦桔梗一钱

咽喉痛痹，水不胜火也。治以滋清。

细生地四钱　麦冬二钱　北沙参二钱　人中白 (漂) 一钱五分　女贞子二钱　上清胶二钱　元参一钱五分　粉丹皮一钱五分　生甘草四分

加生鸡子黄一枚 (同煎)。

此喉癣[3]候也，由肾阴亏而肝阳化风。

川连五分　清阿胶二钱　煅牡蛎四钱　漂青黛一钱　黑稆豆皮一钱五分

元参一钱五分　　人中白（漂）一钱　　淮膝炭一钱　　生甘草四分

临服时入化青盐三分。

证属喉痹[4]，由水亏而肝火旺也。宜清上纳下法。拟丸方。

大熟地五两　　玄武板五两　　地骨皮二两　　青黛五钱　　肥玉竹四两　　云茯苓二两　　麦冬二两　　北沙参三两　　淮山药二两　　女贞子二两　　枇杷叶两半

上药共为细末，水泛为丸，每服四钱。

●【校注】

［1］蒂丁：即悬雍垂。

［2］乳蛾：病名。指发于咽喉两侧之喉核，或左或右，或两侧均有，红肿疼痛的病证。发病急骤者，称急乳蛾，相当于急性扁桃体炎；病势迁延，感寒易发，称石蛾，相当于慢性扁桃体炎。

［3］喉癣：病名。指咽喉生疮，或腐溃，形似苔癣故名。多由肝肾阴虚、胃中积热、杨梅疮毒上冲等引起。

［4］喉痹：病名。指以咽喉肿痛、声音嘶哑、吞咽困难等为主症的病证。发病急骤，并发全身症状。因其发病后喉间颜色之不同，有白色喉痹、淡红喉痹等区分；因其发病之急骤，有急喉痹、走马喉痹等之称。其病因有外感病邪、内伤阴阳等。

●【评析】

咽喉泛指口咽部和喉咽部，在这些部位可发生多种疾病，本节案例见有咽痛、咽干、失音、乳蛾、喉癣、喉痹等多种病证和表现。从辨证看，其中有属外感实证，有属内伤虚证，然多见虚实夹杂之证。何元长多从肝肾辨治，如咽痛失音，乃木火刑金，用仲景黄连阿胶汤加减，以滋阴清火；咽干失音属津液亏，取喻昌清燥救肺汤加减，以清热润燥；乳蛾、喉癣、喉痹均为肾阴亏而肝火旺，治疗或先清理，或滋清兼顾。清上纳下是主旨，清上药如青黛、桑叶、桔梗、黄连、丹皮、人中白等，纳下药如地黄、元参、麦冬、阿胶、龟板、鸡子黄等。

本书卷七亦载有本证，可互参。

便闭

● 【原文】

少腹膨痛，二便不通，由肝肾郁热所致。治以苦泄。

制大黄三钱　川连五分　炒车前三钱　生归身一钱五分　小茴香(炒)八分
全瓜蒌三钱　小青皮一钱五分　川楝子二钱　炒牛膝二钱

加通草五分(煎汤代水)。

大便秘结，脉来沉迟，下焦阳气失运也。治以温润。

熟地四钱　制附子八分　甘枸杞二钱　郁李仁二钱　新会皮一钱五分　归
身二钱　炒牛膝二钱　淡苁蓉二钱　紫石英(煅)三钱

加松子肉三钱。

脏液干枯，大便燥结。仿东垣通幽[1]意。

原生地四钱　郁李仁二钱　归身二钱　柏子霜二钱　炙升麻四分　淡苁蓉
二钱　紫石英(煅)三钱　红花四分　黑芝麻二钱

● 【校注】

[1]东垣通幽：指李东垣通幽汤。出《脾胃论》卷下方。又名导滞通幽
汤。方由桃仁泥、红花、生地黄、熟地黄、当归、炙甘草、升麻等药物组成。
有润燥通塞作用。

● 【评析】

便闭主要指大便秘结不通，有虚实之分。实者多因邪热或宿食积聚；虚者

为阳气推运乏力，或津液干涸失润。何元长治实证以苦泄，治虚证以温润或滋润。本书卷七亦载有本证，可互参。

汗证

● 【原文】

气虚表弱，不时自汗，仿玉屏风法。

生黄芪二钱　制於术一钱五分　炒白芍一钱五分　炒枣仁三钱　防风六分
茯神二钱

● 【评析】

汗证可分自汗、盗汗两类。自汗一指发热汗出，一指清醒时不因劳动而常汗出。自汗可因气虚，或阳虚卫表不固所致，亦可因血虚、痰湿等引起。盗汗指睡中出汗，醒来即止，以阴虚内热者多见，亦可因气虚、肝热、湿热、外感热病等所致。本案自汗属气虚卫表不固所致，玉屏风散（黄芪、白术、防风）有益气固表、止汗作用。

女科

● 【原文】

经阻腹痛，由气滞郁结，血不流行也。治宜宣通为要。

制香附三钱　归须一钱五分　川楝子一钱五分　红花五分　茺蔚子二钱
延胡索一钱五分

身心过劳，月事反旺，血不荣肝，内风煽烁，以致咳逆不已，心神不安。务宜静养调治。

陈阿胶三钱　麦冬 (去心) 二钱　炒枣仁三钱　北沙参二钱　川贝 (去心) 二钱

生白芍二钱　茯神二钱　煅牡蛎四钱　新会皮一钱五分

　　经下颇多，心烦口渴，阴亏阳亢也，六脉不静。议以滋补。

　　制洋参一钱五分　麦冬 (去心) 二钱　原生地四钱　丹皮一钱五分　乌贼骨二钱　上清胶二钱　茯神二钱　生白芍一钱五分　丹参一钱五分

　　经期腹痛，带下不已，乃中虚夹湿，清不胜浊也。从肝胃调治。

　　制白术一钱五分　茯苓二钱　炒归身一钱五分　炒白芍一钱五分　上官桂八分　绵蕲艾一钱　广皮一钱五分　乌贼骨一钱五分　制香附三钱

　　肝强脾弱，胸腹作胀，癸水不行，脉来细软。理宜调气和血。

　　制於术一钱五分　元红花四分[1]　老苏梗一钱　赤芍一钱五分　绵蕲艾一钱　统当归 (炒) 一钱五分　制香附三钱　茺蔚子二钱　茯苓二钱

　　丸方：制於术 (土炒) 三两　茯苓二两　炒归身一两五钱　茺蔚子一两五钱　丹皮一两五钱　制香附三两　绵蕲艾八分　紫石决 (煅) 三两　半夏曲一两五钱　砂仁末五钱

　　共为末，以蜜捣丸，每朝服四钱。

　　经闭腹痛，恐有败瘀阻络，防其大下。

　　统当归一钱五分　茺蔚子二钱　丹参一钱五分　煅石决三钱　老苏梗一钱　元红花四分　延胡索一钱五分　泽兰二钱　小青皮一钱五分

　　阴虚内热，经漏淋漓。仿仲景复脉法。

　　原生地四钱　党参三钱　清阿胶二钱　血余炭六分　麦冬 (去心) 二钱　生白芍一钱五分　乌贼骨煅二钱　沙蒺藜 (炒) 三钱　茯神二钱

　　产后结瘕，少腹胀痛，此属肝胃络虚，非有形所阻也，况自汗屡泄，六脉无力，岂可服以攻剂？理宜温通为要。

　　　　　　　　　　　　　　　　　　　　　何元长医著二种校评

党参三钱　制川附八分　细香附（炒）三钱　小茴香（炒）八分　新会皮一钱五分　肉桂五分（磨冲）　绵蕲艾一钱　炒归身一钱五分　紫石决（煅）三钱

小产后结瘕腹痛，由荣络虚寒，恶露未尽也。治宜温通化瘀。

统当归二钱　肉桂（研，冲）五分　小茴香（炒）八分　茺蔚子二钱　生五灵脂（去砂）一钱五分　广木香六分　延胡一钱五分　小青皮一钱　蕲艾绒一钱

接方：如前方，去茺蔚子、五灵脂、小茴、延胡，加云苓、广皮、楂肉、白术。

带下腹痛，脉来细软，阴虚及阳。法当温补。

党参三钱　制於术一钱五分　鹿角霜二钱　炒归身一钱五分　茯苓二钱　制香附三钱　炒白芍一钱五分　新会皮一钱五分　炙甘草四分

经漏后脉络空虚，以致心悸头眩，筋骨酸软及足跗浮肿，非轻之候也。必须进补。

大熟地五钱　茯神二钱　制白术一钱五分　炒白芍一钱五分　金狗脊（去毛）一钱五分　炒枣仁三钱　白薇一钱五分　炒归身一钱五分　川杜仲（炒）三钱

产后元虚，咳逆痛泻，自汗不已，渐延脱象。勉拟方以尽人事。

炙黄芪二钱　甘枸杞二钱　茯神二钱　焙麦冬二钱　北五味（炙）三分　制於术一钱五分　淮山药二钱　橘白一钱五分　炒枣仁三钱　红枣二枚

月事不调，腰腹作痛。此肝气郁而营络伤也。殊非轻恙。

炒生地四钱　归身炭一钱五分　炒白芍一钱五分　茯神二钱　炒枣仁三钱　制香附三钱　乌贼骨二钱　沙蒺藜（炒）三钱　白薇一钱五分

加莲肉七粒。

丸方：土炒於术三两　党参三两　熟地五两　炒归身一两五钱　炒沙蒺藜二两　茯神二两　净枣仁二两　制香附二两　川杜仲（炒去丝）三两　湘莲二两

川断二两

共为末，陈阿胶烊化二钱，捣丸，每服四钱，白汤送下。

淋带不止，月事大下，冲任络伤也，病势非轻。

大熟地四钱　焦归身一钱五分　炒白芍一钱五分　乌贼骨 (炙) 三钱　茯神

二钱　制於术二钱　沙蒺藜三钱　制香附三钱　川杜仲 (炒去丝) 三钱

加湘莲七粒。

类疟久缠，咳逆咽干，延至停经，失血后病势转甚。此劳怯之基也，殊为

棘手重羔。

生黄芪一钱五分　北沙参二钱　麦冬 (去心) 二钱　茯神二钱　粉丹皮一钱

五分　清阿胶二钱　炙鳖甲四钱　橘白一钱五分　紫菀二钱

加枇杷叶 (去毛) 二钱。

中虚肝郁，腹胀食减，色脉少神，仿逍遥法。

制白术一钱五分　炒柴胡一钱　紫石英 (煅) 三钱　制香附三钱　茯神二钱

焦归身一钱五分　川郁金一钱五分　炒白芍一钱五分　新会皮一钱五分

●【校注】

[1] 分：原书为"钱"。疑误。

●【评析】

本节女科案例包括月经不调、带下、产后等诸病证。月经病有经闭腹痛，

证属气滞郁结，或有败瘀阻络，治以宣通为主；有月经不调、不行，甚则经

停，乃肝郁脾弱，或脾虚劳怯之候，治以调气和血；有月经下多，甚则大下，

多因阴亏肝旺，冲任络伤所致，治宜滋补，并静养调理；有经漏淋漓属阴虚内

热者，治宜进补，方如复脉汤。带下病证有中虚夹湿，治从肝胃；或阴虚及

阳，法当温补。产后病多为肝胃络虚瘀阻，症见少腹结瘕而痛，治宜温通化

瘀；甚则元气虚衰，而见自汗不已、泄泻等症，治当补益。何元长治妇科病重视肝脾二脏，常用疏肝滋肝、健脾益气，以调和气血，药如香附、青皮、小茴香、白芍、当归、地黄、茯苓、白术、党参等。本书卷七亦有调经、带下、胎前、产后等病证门，可互参。

时证

● 【原文】

寒热头胀，胸闷咳逆，风温伤卫也。治以辛凉解散。

荆芥穗一钱五分　防风一钱五分　桔梗一钱　牛蒡子(炒, 研)三钱　连翘二钱　苦杏仁(打)三钱　前胡一钱五分　枳壳(炒)一钱五分　新会皮一钱五分

恶寒发热，头痛身疼，脘闷无汗，脉来弦紧，乃卫阳疏而风寒外袭，例用辛温解散。

羌活一钱　法半夏一钱五分　苏叶一钱五分　炒川朴一钱　防风一钱五分新会皮一钱五分　桔梗一钱　苦杏仁(研)三钱

加老姜三片，葱白二枚。

风寒伤卫，邪势方张。治以温经表散。

苏叶一钱五分　羌活一钱　淡豆豉三钱　法半夏一钱五分　苦桔梗一钱防风一钱五分　广皮一钱五分　炒川朴一钱　炒枳壳一钱五分

加生姜皮四分。

邪伤阳经，形寒身热，头痛脘闷，舌白脉紧。先宜汗解为要。

桂枝尖四分　法半夏一钱五分　炒厚朴一钱　防风一钱五分　杏仁(打)三钱　炒茅术一钱五分　新会皮一钱五分　嫩苏梗一钱　羌活一钱

加老姜皮五分。

春温发热，头胀胸闷，舌布白苔，脉来弦动，邪势郁于气分，不得从汗化达，拟解肌法，候政[1]。

柴胡七分　淡豆豉三钱　苦杏仁 (打) 三钱　苦桔梗一钱　连翘二钱　葛根一钱五分　大力子 (炒) 三钱　炒枳壳一钱五分　瓜蒌皮二钱

复诊：得汗之后，热势不解，烦渴少寐，脉数舌干，伏邪未化，津液先伤。法当清解为要。

葛根一钱五分　淡黄芩一钱五分　肥知母一钱五分　连翘二钱　枳壳一钱五分　川连六分　生山栀二钱　花粉二钱　郁金一钱五分

加芦根 (去节) 五钱，鲜竹茹一钱。

邪陷劫津，舌红生刺，最防内闭昏神，急宜滋清。

乌犀角 (锉) 一钱　茅根肉五钱　丹皮一钱五分　连翘二钱　花粉二钱　鲜石斛 (洗, 去根) 五钱　鲜生地 (洗打) 一两　元参一钱五分　知母一钱五分　郁金一钱五分

温热伤阴，舌红脉数。仿玉女煎法。

鲜生地一两　天花粉二钱　知母一钱五分　丹皮一钱五分　生甘草四分　生石膏四钱　生白芍一钱五分　麦冬 (去心) 二钱　连翘二钱

加白芦根 (去节) 五钱。

温邪留恋，汗出不解，阴液有亏。治以滋清。

生米仁三钱　鲜石斛 (去根) 五钱　丹皮一钱五分　花粉二钱　黑穞豆皮二钱　生白芍一钱五分　炙鳖甲四钱　知母一钱五分　陈皮一钱五分

加冬桑叶一钱五分，鲜竹茹一钱。

温热内陷，四肢厥冷，热深厥亦深也。顷诊六脉沉数，谵语神昏，大便三候不更，乃病久元虚，邪归胃腑，甚为棘手重候，勉拟陶氏黄龙法，以图幸

功，附方政用。

　　参须五分　元明粉一钱五分　生归身二钱　苦桔梗一钱　枳壳一钱　制锦纹三钱　炒厚朴一钱　全瓜蒌三钱　生甘草四分

　　冬温乘阴虚而发，身热不得汗解，脘闷咳逆，舌白脉弦，邪郁气分，尚未施张。法当治以辛散。

　　淡豆豉三钱　葛根一钱五分　牛蒡子 (炒，研) 三钱　新会皮一钱五分　苦桔梗一钱　荆芥穗一钱五分　连翘一钱五分　苦杏仁 (打) 三钱　炒枳壳一钱五分

　　加生姜四分。

　　暑湿伤其气分，脘闷腹痛，上吐下泻，四肢厥冷，舌腻脉微，此霍乱候也。例用正气法。

　　法半夏一钱五分　广皮一钱五分　生白蔻仁 (研) 七分　藿梗一钱五分　六一散四钱 (包)　瓜蒌皮二钱　赤苓二钱　干省头草一钱五分　川朴 (炒) 一钱

　　身热头胀，脘闷烦渴，暑邪伤气，当清上焦。

　　杜藿梗一钱五分　香薷八分　大豆黄卷三钱　连翘二钱　白杏仁三钱　六一散三钱 (包)　赤苓二钱　干省头草二钱　银花一钱五分　白蔻仁 (研) 六分

　　加鲜荷叶一角。

　　暑风伤肺，发热汗多，头胀咳呛，舌布白苔，脉左弦数，此属闭暑之候。姑拟辛解。

　　香薷八分　荆芥一钱五分　大杏仁三钱　杜藿梗一钱五分　桔梗八分　枳壳一钱五分　制半夏一钱　新会皮一钱五分

　　加鲜荷叶一角。

　　暑风外袭，身热头痛，咳呛。拟辛凉解散。

　　薄荷头一钱　香薷八分　桔梗八分　白杏仁三钱　杜藿梗一钱五分　桑白

皮二钱　连翘二钱　橘红八分　六一散三钱 (包)　丝瓜叶三钱

　　左脉弦数，朝凉暮热，汗解渴饮。治从少阳。

　　香青蒿一钱　炙鳖甲五钱　丹皮一钱五分　绿豆皮二钱　冬桑叶一钱五分
鲜石斛 (去根节) 五钱　花粉二钱　新会皮一钱五分

　　加鲜佛手一片。

　　疟来渐晏，邪有入阴之意，脘膈痞结，乃中焦屡受邪迫，正气已馁。拟进两和阴阳。

　　制半夏一钱五分　黄芩一钱五分　花粉二钱　乌梅肉五分　草果仁一钱
知母二钱　川朴八分　姜汁一匙

● 【校注】

　　[1] 候政：候，等待。政，通"征"，收；取。意指等待取用。

● 【评析】

　　时证，即时令病，系指一些季节性较强的外感病。本节案例包括病种有伤寒、风温、春温、冬温、暑病、霍乱、疟疾等。外感初起，风寒袭表者，治宜辛温解散，药如羌活、防风、半夏、厚朴、生姜、陈皮、杏仁、桔梗等，欲使汗解力增，可加桂枝、苏叶；风温伤卫者，治宜辛凉解散，亦用防风、杏仁、陈皮、桔梗等药，但加入连翘、牛蒡子、前胡等辛凉药。春温或冬温初起，热郁气分，不从汗化达，治宜辛散解肌，亦用杏仁、桔梗、连翘、牛蒡等药，但加入柴胡、淡豆豉、葛根等以增强解肌；得汗后则用清解热邪法，仍用葛根以透达，而加入黄芩、黄连、知母、山栀等苦寒之品，辅以花粉、芦根以生津。如温热内陷，腑实正虚，症见肢厥、六脉沉数，治以扶正攻下，用陶氏黄龙汤。如温热之邪深入营血分，症见舌红生刺，则需凉血清热，犀角地黄汤加味治之。温病后期阴伤邪恋，治以滋清，方如玉女煎。

　　暑病湿伤气分，或见上吐下泻，或见头胀脘闷，治以清暑祛湿，药如香薷、杏仁、桔梗、藿梗、鲜荷叶、六一散等，如暑风伤肺呈闭暑状，治宜辛解，可加入荆芥、半夏。

疟疾邪深，正气有亏，治以虚实兼顾，调和阴阳。可参考疟疾门。

杂证

● 【原文】

肝胆郁热，扰乱神明，时发怒言妄笑，脉来弦动。暂用苦泄柔镇，接服养肝清心法。

漂青黛一钱　川连五分　石决明四钱　瓜蒌皮三钱　细石菖蒲一钱　法半夏一钱五分　郁金一钱五分　黑山栀一钱五分　炒远志一钱

接方：制首乌三钱　生白芍一钱五分　茯神二钱　半夏一钱五分　朱麦冬三钱　炒枣仁三钱　石决明四钱　橘红一钱　郁金一钱五分

加鲜竹茹一钱。

筋痿足废，胸背高凸，已成损疾，药难奏功。

制於术一钱五分　甘枸杞二钱　炙龟板四钱　金狗脊(去毛)一钱五分　川断二钱　大熟地四钱　干河车一钱五分　鹿角霜二钱　炒归身一钱五分

先后天俱亏，内热自生，饮食少进。若不加意调养，唯恐延成童怯。

制首乌二钱　半夏曲一钱五分　淮山药二钱　川斛三钱　茯苓二钱　炙鳖甲四钱　新会皮一钱五分　地骨皮二钱　沙参二钱

肌肤燥裂，六脉弦数，血热外游也。治以滋清。

鲜生地五钱　丹皮一钱五分　知母一钱五分　生赤苓一钱五分　生甘草四分　生米仁三钱　归身一钱五分　秦艽一钱五分　冬桑叶一钱五分

● 【评析】

　　本节杂证案例有属癫狂，因肝胆郁热，热扰心神而神志不安，治以清泄宁神。还有痿证、虚劳，或血热，治以滋补或滋清，可参考相关病证门。

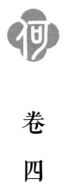

卷
四

温热暑疫

● 【原文】

陈姓，女，二十四岁。症自十一日始，寒热如疟，每晚必至，渐致神思昏乱，连次发厥，现在心志稍清，而耳不聪听，懒言目瞪，舌苔黄而带黑，脉象弦大不摄，此温邪由少阳而传入厥少二阴，今势颇棘手，且在怀妊之体，尤可惧也，且晚防痉厥，此方勉拟。

犀角　黄芩　山栀　赤苓　石决　生草　川连　鲜地　丹皮　广橘红[1]
菖蒲　竹心

复诊：昨用清心泻热之法，夜间热势稍轻，神志略觉清楚，舌根黑色未退，脘闷烦躁，脉象右大于左，而不甚数，可见时邪尚盛，阳明宿垢未得通达，转而为呃逆，昏不可不防，姑照前方略参承气，未知效否。

川连　赤苓　知母　柴胡　生草　犀角　鲜地　石决　丹皮　青麟

二复[2]：昨用清通之法，宿垢已下，神思渐清，似属转机，但温邪尚盛，舌退未净，安危尚难决也。再与清润法，以图渐入佳境为幸。

犀尖　鲜地　生苡仁　花粉　丹皮　羚羊　知母　生归身　赤苓　芦根

三复：日来热势渐退，疟疾已止，舌黑十去八九，此佳兆也，但时邪去而真阴内亏，神志烦躁而夜卧不安。脉形弦大，此属三阴证之见象，不可以小效遂视为稳境也。

原地　羚羊　知母　枣仁　茯苓　竹心　龟板　麦冬　鲜斛　元参　丹皮

陆姓，初患阳明夹邪停滞，叠投承气之剂而渐解，现在舌苔仍黄，口中秽热之气颇盛，咳痰带红，膈次懑闷不舒，此属肺胃郁火内燔，娇脏被伤所致，所以右脉沉滞，二便不利，延久必成肺痿之候，难期速效也。

石膏　赤苓　蒌仁　杏霜　苡仁　山栀　川连　黄芩　橘红　芦根

复诊：昨用三黄加减法，大小便已通而不甚爽利，舌苔仍带黄色，脉象弦而不数，所嫌湿热下注，昨晚遗泄一次，胃气终不贪纳，阳明郁热未清，气机未由舒快，久恐延为阳疸之候，殊难速效，再拟化热利便养胃法，以冀得谷为妙。

黄芩　赤苓　蒌霜　黄柏　鲜斛　粳米　山栀　知母　苡仁　丹皮　叭杏[3]　芦根

二复：舌黄渐退，秽热之气稍减，唯膈不舒快，右寸关弦数有力，此属上中焦郁火未泄，再拟清通法，得下窍润利为妙。

川连　通草　蒌仁　橘红　苡仁　黄芩　山栀　杏霜　赤苓　青麟

三复：叠投清通苦泄之剂，积垢积湿俱已清彻，唯脉细软，胃气未旺。静养调理为妙。

生地　知母　石决　橘红　水梨　鲜斛　花粉　叭杏　赤苓

李姓，时邪热结于阳明，身热脉数，脘闷便闭，用白虎合承气法。

生石膏　知母　花粉　鲜地　生甘草　生大黄　枳实　小朴　瓜蒌　风化硝

周姓，初起寒热，继则寒微热盛，胸膈胀闷，舌微黄而脉不甚数，此由阳明邪伏食滞所致，防其壮热神昏。

川朴　赤苓　知母　黄芩　草果　山栀　枳实　瓜蒌　法夏

改方：去山栀，加大黄。

谢姓，少阳、阳明邪郁气滞也，防其壮热神昏，暂用疏泄法，然不可忽视。

柴胡　小朴　法夏　焦曲　赤苓　黄芩　枳壳　陈皮　郁金　生草

吕姓，始起恶寒，现在寒微热甚，舌白中黄。耳不聪而鼻煽，神气倦怠，此少阳阳明感受温邪所致，非小恙也。防发昏谵语。

葛根　枳壳　黄芩　川朴　生草　槟榔　草果　柴胡　蒌皮　赤苓

浦姓，阳明夹食，少阳感邪，恐有热炽神昏之变。

葛根　生草　川朴　山栀　枳壳　水姜　柴胡　黄芩　赤苓　法夏　广橘
红　荷叶

俞姓，气郁食郁兼感时温，身微热而脘次窒闷，时吐痰沫，脉象弦细而
数，势颇淹缠，若得阳明气通，可冀痊愈。
枳实　蒌皮　赤苓　陈皮　山栀　川朴　法夏　川郁　生草　竹茹
复诊：去郁金、竹茹，加木香、莱菔。

顾姓，阳明、少阳蕴热夹食，六脉沉微，谵语发狂。
葛根　黄芩　枳实　生草　川朴　柴胡　法夏　瓜蒌　赤苓　山栀
复诊：温邪渐解，治以清理二阳之火为主。
山栀　花粉　杏霜　连翘　苡仁　黄芩　橘红　赤苓　丹皮　生草

黄姓，阴虚骨蒸，兼以少阳邪蕴，齿痛身热，暂用凉散之法，然须避风
静养。
葛根　山栀　橘红　石膏　桑皮　薄荷　黄芩　生草　防风　芦根

范姓，初患霍乱呕吐，现在身微热而不寒，舌苔黄滞，六脉沉微，则知外
邪将彻，里结未通，暂用小承气法加减，然须节饮食为要。
川朴　熟大黄　山栀　陈皮　滑石　生草　枳实　藿梗　黄芩　赤苓　焦
曲　荷叶
复诊：里邪既达，舌苔又现黄滞，身微热而大便不通，脉沉弦不数，知阳
明宿邪未净，少阳余热未清，颇有淹缠之势，兹用小柴胡合小承气法，再视
进止。
柴胡　知母　川朴　蒌仁　赤苓　黄芩　枳实　陈皮　广藿香　青麟
是证后服西瓜，便通热退而愈。

许姓，本属劳伤吐红，现在血止，身体灼热，舌苔白滞，举动喘急，右脉

沉孔无力，肺胃夹邪，而暑热内蕴也，殊难理治。

石膏　花粉　杏霜　苡仁　原地　知母　橘红　羚羊　桑叶　芦根

徐姓，阳明少阳时热内蕴为患也。防热甚谵语，不可忽视。

葛根　赤苓　黄芩　枳壳　陈皮　川朴　柴胡　山栀　青皮　生草

钱姓，吸受暑气，兼感风邪，痧疹透发而口渴思饮，两手肿痛，脉来搏大，夜有谵语，此少阳、阳明热邪未尽泄也，殊非易治。

羚羊　山栀　花粉　丹皮　鲜地　桑枝　黄芩　石膏　赤苓　知母　生草
芦根

孔姓，时邪内蕴，传于厥少二阴，不时谵语，神昏，舌苔滑，思饮吐痰，六脉虚微，极险之证也。

川连　羚羊　龟板　远志　竹黄　竹茹　原地　山栀　丹皮　菖蒲　橘红

复诊：去山栀、远志、竹茹，加知母、茯神、生地易鲜者，冲紫雪丹一钱。

二复方：羚羊　原地　丹皮　麦冬　竹黄　橘红　龟板　知母　茯神　枣
仁　龙齿

三复方：洋参　橘红　麦冬　茯神　柏仁　原地　龟板　远志　枣仁
建曲

曹姓，素体单弱，吸受暑邪，致发寒热，瘫疹已见，神志时昏时清，咳痰带血，病已深入厥少二阴，内外并发，危险之候，无能为计也。另裁。

羚片　丹皮　花粉　石决　橘红　茅根　麦冬（辰砂拌）　犀角　菖蒲　川贝
竺黄

复诊：六脉虚微无根，将有大变矣。前方去犀角、花粉、菖蒲、茅根，加鲜地、茯神、紫雪。

金姓，初患阳明热结，得下始安，继则小便短缩，赤淋血痢，脏腑均受病，现在两便均调，精神疲倦，纳食不贪，舌绛而滑，六脉沉微无力，夜卧不适，此由时邪内伤阴液，久而不复，以致淹缠，而见大虚之候，亟须峻补真水，兼扶元气，然六秩高年，难许全吉。

人参　生地(炒)　茯神　龟板　豆皮　龙眼肉　阿胶　麦冬　归身　枣仁
五味

复诊：证由时疾后气阴两亏而致，虚象叠见，方服滋补之剂而胃气不增，大便溏薄，殊难措手，再拟摄纳肾阴，再理脾阳，未知稍有寸进否？

人参　茯神　熟地(砂仁炒)　五味　淮药　龙眼肉　炙草　龟板　枣仁　建
莲　金斛

卫姓，邪热炽甚，脉来八至，腹泻神倦，此由少阳阳明协热为患也，恐其下痢，则不易治矣。

山栀　木香　广藿香　赤苓　柴胡　黄芩　川朴　陈皮　神曲

复诊：热势稍减，脉来尚有六七至，腹微痛而泄泻不减，仍未离乎险境也，治以清疏为主。

川连(姜炒)　川朴　黄芩　赤苓　焦曲　山栀　陈皮　木香　广藿香　麦芽

陶姓，肺家温热内蕴，兼之木火烁金，但热不寒，多痰，舌绛，脉来沉细而数。已入少阳之经，防谵语发昏，不可忽视。

羚羊　石决　丹皮　杏仁　川贝　橘红　山栀　知母　花粉　鲜斛

复诊：温热已解，神志渐清，可用清凉甘润之剂。

根地　黄芩　羚羊　中黄　石膏　麦冬　知母　山栀　丹皮　花粉　竹心
鲜斛

俞姓，少阳夹邪，阳明停滞，身热不凉，舌苔黄色，防谵语神昏，得下为妙。

柴胡　枳实　山栀　赤苓　黄芩　川朴　瓜蒌　生草　陈皮　大黄

徐姓，十日前夜卧不谨，感冒寒热，饮食不进，近三日来壮热不寒，连得大汗而热仍不退，口渴喜饮，舌尖红而根带白，神倦懒言，手足忽冷忽热，汗出不干，脉形滑大，右关空弦。此由阴虚夹邪，阳明蕴热未得透泄而元气已散，大危之候也，姑拟参麦合白虎法，以图转机。

人参　五味　知母　生草　藿斛　麦冬　石膏　鲜地　茯神　粳米

● 【校注】

［1］广橘红：原为"广红"。

［2］青麟：指青麟丸，即九制大黄丸，早见于《饲鹤亭集方》。大黄用黄酒拌，于铜罐中密闭，隔水加热，蒸三昼夜后出罐晒干，为细末，炼蜜为小丸，每服6g。有祛湿热、消滞通便作用。

［3］二复：原为"复"，据意改之。下同。

［4］叭杏：即叭哒杏仁。又名巴旦杏仁、巴达杏仁。出《本草纲目》。产新疆、陕西等地。甘平，有小毒。有润肺止咳、润肠通便的作用。

● 【评析】

本节案例均属以发热为主症的外感热病，其中包括感冒、急性肺炎、急性肠胃炎、痢疾、痧疹、脑炎、淋证等多种疾病。何元长多采用六经辨证，如热结阳明，脘闷便闭，用白虎合承气法治，恐有热伤阴津，故加入生地、花粉。肺胃郁热，病在阳明气分，治用三黄加减法，药如石膏、黄连、黄芩、杏仁、蒌仁、橘红、芦根等肺胃同治，如郁火不泄，加青麟丸以通腑泻热。虽病在肺，然木火烁金，已入少阳，则肝肺两清，药如羚羊角、石决明、丹皮、山栀、杏仁、川贝、橘红、花粉、鲜石斛等。少阳阳明合病，多治从少阳，用小柴胡汤加减，有疟邪者加槟榔、草果；腹泻者加藿香、木香、茯苓；大便闭者合小承气汤，或加青麟丸、厚朴、枳实；少阳夹邪，阳明停滞者，亦可用大柴胡汤法。

证情深重者，如症见寒热如疟，伴神昏、肢厥，此乃温邪由少阳传入厥、少二阴，有气血两燔之势，治宜清心泻热，药如犀角、鲜地黄、丹皮、黄连、黄芩、山栀、石菖蒲、竹叶心等。如症见斑疹，咳痰带血，病亦深入厥、少二阴，治当凉血散血、清热祛邪。对于痧疹、发热口渴、谵语者，虽有邪入血分之象，但以透发为要，清泄少阳阳明热邪为主，辅以鲜生地、丹皮以清营防变。有阳明蕴热未透，元气阴液已亏，急需扶正，方以生脉散合白虎汤治之。又有外感病后期，精神疲倦、纳呆、舌绛、六脉沉微，此乃大虚之候，须补真水、扶元气，药如人参、生地、龟板、阿胶、麦冬、五味子、当归等。

湿热

● 【原文】

姜姓，湿热内蕴，临晚目盲，久防腹胀。

川连　焦曲　陈皮　赤苓　苡仁　白术　山栀　小朴　郁金　冬瓜子

华姓，阳明积湿，神委顿而舌苔黄滞。非进补之候也，暂拟化湿疏滞法。

川连　川朴　苡仁　山栀　萆薢　茅术　法夏　陈皮　赤苓

复诊：胃家湿滞未得清，宜用平胃法加减。

茅术　黄芩　川朴　陈皮　木瓜　法夏　山栀　苡仁　赤苓　藿梗

二复：舌苔黄滞未退，脘痛又作，脉沉而精神委顿，此中虚湿热为患也，急难奏效。

黄连　干姜　川楝　山栀　郁金　白术　法夏　焦曲　陈皮　赤苓

陶姓，阴虚湿热，脉无力而面黄，久必肿满。

生地　黄柏　茯神　枣仁　丹皮　白术　知母　苦参　牡蛎　泽泻

复诊：脾虚积湿，阴虚遗泄，劳倦所致也，防肿满。

熟地　黄柏　苦参　山药　茯苓　附子　白术　牡蛎　萸肉　泽泻

● 【评析】

湿热证多表现为湿阻中焦，或中虚湿热，化湿疏滞是治疗大法，方如平胃散、二陈汤，合以黄连、山栀、薏仁等药。脾虚兼阴虚者，可加入地黄、山萸肉、附子等药，阴阳并调，既养阴，又不碍湿邪的通化。

痰饮（附痰证）

● 【原文】

吴姓，湿痰滞于膜络之间，腰背攻痛如虫咬状，是为血痹，久防瘫痪。

茅术　法夏　蒌仁　秦艽　芥子　生姜　於术　陈皮　威灵仙　刺蒺苡仁

冯姓，痰郁不化，滞于脾络，肌肤肢体呆重，脉弦而滑，当用健土以化痰。

川连(姜炒)　法夏　刺蒺　陈皮　枳实　山栀　蒌皮　芥子　茯苓　茅术

蒋姓，中虚停饮，呕吐酸水，大便艰结不通，六脉芤弦，重按无力。此木郁土伤，曲直作酸之象，病已数年，其根难断。

於术　肉桂　法夏　蒌仁　广藿香　饭滞[1]　干姜　苁蓉　赭石　茯苓白芍

复诊：丸方：党参　於术　茅术　苁蓉　菟丝　炙草　广藿香　肉桂　法夏　茯苓　陈皮　归身　干姜　谷芽

薛姓，自去夏起，患胸腹胀懑，得下少松，现又发作，脘次高突而硬，脉弦细不数，此肝脾气滞，痰饮郁结为病也。

茅术　法夏　川金[2]　枳实　山栀　蒌仁　槟榔　茯苓　陈皮

潘姓，命门无火失化，水泛为痰，以致停饮作痛，痛甚呕吐，六脉沉弦，纳少作胀。此由火不能生土，土不能制水也。夫气所以摄水，气虚则水泛，阳所以配阴，阳虚则阴横，舍温补脾肾别无万全之策，而欲求其速效，则又不能，先进苓桂术甘汤，以觇进止。

茯苓　菟丝　炙草　白芍　谷芽　於术　肉桂　陈皮　益智

接方：高丽参　炙草　干姜　菟丝　陈皮　於术　肉桂　枸杞　云苓　谷芽

二复：前进温阳之剂，停饮呕吐略止，后因触动肝阳，胃痛大作，痛甚气升，日来又服温补，胃气渐好，而脉象沉郁且弦。夫脉弦为肝象，肝木旺则侮土，沉郁为气虚，气失化则生寒，唯补下焦之火，以升上焦之气而已，然根深难于速效。

高丽参　附子　肉桂　枸杞　菟丝　沉熟地　萸肉　云苓　陈皮　淮药

陈姓，素患痰饮，兼之土虚木郁，肝脾亦病，延久防成鼓症。

冬术　茯苓　枳实　陈皮　干姜　山栀　茅术　香附　半夏　白芍　神曲　蒌皮

● 【校注】

［1］饭滞：即锅巴。有助消化的作用。

［2］川金：指川郁金。郁金有凉血清心，行气解郁，祛瘀止痛，疏肝利胆的作用。川郁金长于活血祛瘀，广郁金长于行气解郁。

● 【评析】

痰饮病可分虚实两端，属实者，肝脾气滞，痰饮郁结，治宜通利，药如二陈汤、平胃散加枳实、槟榔、瓜蒌仁等药；属虚者，脾肾阳虚，水泛痰停，治宜先用苓桂术甘汤温通，再用温补，加入高丽参、附子、枸杞、菟丝子等药。

六郁

● 【原文】

褚姓，气火痰三郁兼症，非进补之候也，须旷达调理。

川连　福花　川金　法夏　蒌仁　石决　山栀　川朴　陈皮　橘叶

沈姓，上焦痰火郁结，治宜清化。
川连　蒌皮　橘红　川贝　郁金　山栀　海石　杏仁　石决　竹茹

秦姓，中上焦痰火郁结也，治以疏化。
福花　山栀　枳实　法夏　瓦楞　川楝　郁金　瓜蒌　陈皮　竹茹

张姓，此属六郁中之气郁、火郁也，久防结痞。
川连　香附　法夏　木香　建曲　山栀　川朴　陈皮　川金　橘叶
每早服香砂枳术丸三钱。
复诊：气郁稍舒，中州未和，治宜理气以疏郁。
茅术　川连　山栀　郁金　蔻壳　法夏　陈皮　广藿香　木香　枳壳
每早服资生丸三钱。

施姓，肝胃郁火上炎，颧赤气粗，脉来七至，时欲恶心，此水不制火之象，非浅恙也。
川连　石决　山栀　知母　泽泻　羚羊　根地　丹皮　元参　芦根
复诊：前用清降法，虚阳渐退，恶心不止，仍主凉阴泻火之法，以冀日就平熄。
生地　丹皮　元参　石决　豆皮　知母　麦冬　山栀　泽泻

戚姓，烦劳火炽，喉燥舌涩，此肝胆热郁所致，治宜清化。
羚羊　知母　花粉　桑叶　川贝　海粉　石决　橘红　叭杏　元参　竹茹

周姓，痰郁、气郁为患也，久防反胃。
福花　橘红　归须　山栀　瓦楞　竹茹　半夏　蒌皮　川金　白芍　佛手

张姓，女，年十八，向病腹痛，近触恼怒，脘次胀闷不舒，饮食日减，神倦脉细，此六郁中之气郁也。

香附　川楝　山栀　陈皮　川金　谷芽　建曲　丹皮　决明　白芍　砂仁

● 【评析】

六郁中常见气、火、痰三郁，何元长认为不可妄用进补，宜疏、清、化三法，并舒情旷达调理，常用药物有郁金、厚朴、旋覆花、黄连、山栀、石决明、半夏、陈皮、瓜蒌等。病偏于上焦者，可加川贝、杏仁、海浮石等药；偏于中焦者，宜加枳实、竹茹、瓦楞子等药；肝火盛者可加羚羊角、丹皮；气郁甚者可加香附、川楝子、砂仁等药。

疟疾

● 【原文】

萧姓，劳伤久疟，延防结痞。

鳖甲　黄芩　法夏　川朴　草果　红枣　柴胡　知母　陈皮　白芍　赤苓
荷叶

卢姓，疟疾数月，寒微热甚，左偏结痞，肝阴损矣，防腹满。

鳖甲　黄芩　川朴　法夏　草果　柴胡　知母　川金　陈皮　红枣

袁姓，疟久缠，止而复作，证关肝胆两经，最难脱体，暂用疏邪止截法。

柴胡　法夏　川朴　广藿香　黄芩　陈皮　桂枝　草果　赤苓　荷叶
生姜

章姓，疟疾数月，气阴两亏，自汗不止，寒热缠绵，脉虚而神委顿，已近疟劳之候。

生芪　柴胡　白芍　青蒿　藿梗　红枣　鳖甲　归身　陈皮　知母　荷叶

复诊：日来疟势稍轻，但热不寒，胃气较前略开，而脉象细数，精神疲困，恐一时未易痊愈也，仍照前方加减为治。

生芪　柴胡　白芍　茯苓　陈皮　丹皮　鳖甲　归身　知母　川斛　草果　地骨

二复：疟发时轻时重，左脉弦大，胃气不和，此又感受暑热所致，元虚病杂，殊难兼治，暂用柴平法加减为治。

柴胡　广藿香　川朴　陈皮　山栀　水姜　法夏　赤苓　白术　白芍　荷叶

张姓，痎疟月余，寒热连绵不已，胃不开而脉弦数，久防宿痞复作，以春令阳升故耳。

芪皮　柴胡　法夏　白芍　生草　黄芩　桂枝　陈皮　草果　生姜

接服方：鳖甲　柴胡　生芪　陈皮　红枣　白芍　归身　法夏　赤苓

朱姓，痎疟后肝脾不和，兼之嗜饮积湿，纳食作胀，脉象弦细无力，夜寐盗汗，拟以固表和中法，未知效否。

生芪　苡仁　法夏　川斛　广藿香　荷叶　鳖甲　白芍　橘红　川金　砂仁

钱姓，痎疟止而复作，寒重热轻，脉弦胃减，此由肝脾郁结，邪不外达使然，久防痞结腹膨，以节饮食、慎起居为要。

茅术　赤苓　法夏　桂枝　陈皮　鳖甲　小朴　柴胡　草果　荷叶

许姓，痎疟而兼血痢，脉象左弦右细，重候也。

柴胡　黄芩　法夏　赤苓　生草　川朴　枳壳　陈皮　苡仁　生姜

何姓，过劳疟发，面晦脉沉，淹缠之候也。

　　　　　　　　　　　　　　　何元长医著二种校评

柴胡　白术　青皮　桂枝　草金　荷叶　鳖甲　白芍　赤苓　黄芩　陈皮

董姓，疟久不止，盗汗腹胀，前医叠用益气敛阴，以致疟邪内蕴，先补后疏，治法已倒，急切难许奏效也。

鳖甲　香附　川金　焦曲　陈皮　煨姜　白芍　茅术　柴胡　法夏　荷叶

复诊：痎疟渐止，腹痞日甚，六脉沉滞，营阴大亏矣，恐延鼓疾，然又不能用补，唯有化痞兼培脾肾一法，未知当否。

鳖甲　皮苓　附子　於术　香附　苡仁　川连　肉桂　泽泻　白芍　腹皮
陈皮

二复：昨用清肝阴、扶脾肾法，似乎平安，而腹胀未松，脉形沉滞不振，舍温补无他策也。

肉桂　鳖甲　法夏　白芍　丝子　煨姜　附子　白术　皮苓　陈皮　苡仁
红枣

丸方：冬术　川朴　枳实　白芍　焦曲　陈皮　香附　法夏　郁金　赤苓
麦芽

饭滞汤泛丸。

李姓，疟经三载，腹胀骨蒸，时欲盗汗，此由肝脾郁结，邪不外达使然，久防成鼓。

鳖甲　陈皮　川金　柴胡　赤苓　生芪　茅术　秦艽　白芍　小朴

沈姓，疟久肝脾不和而胀也，防痞满。

茅术　柴胡　法夏　鳖甲　归身　煨姜　香附　白芍　陈皮　焦曲　秦艽
荷叶

陈姓，胎前痎疟不止，产后气阴交亏，盗汗骨蒸，脉形细数，不宜表散，又不宜温补，唯有平补肝阴，兼固腠理，特恐不能速效耳。

首乌　白芍　生芪　鳖甲　枣仁　归身　秦艽　陈皮　茯苓　荷叶

顾姓，痎疟久而不止，阴阳并亏，当用培本之法。

生芪　鳖甲　归身　杞子　茯苓　荷叶　白术　白芍　秦艽　陈皮　煨姜

程姓，夏日感暑，秋而痎疟，愈期难决。

桂枝　小朴　法夏　广藿香　生草　柴胡　青皮　陈皮　赤苓　生姜

郎姓，痎疟将及二载，中间止而复作，现在寒微热甚，纳食无味，脉象两手俱弦，其为肝阴不足，显然可见，不宜用温补之剂，但宜疏理脾土，兼和肝气法。

茅术　冬术　法夏　陈皮　青皮　赤苓　黄芩　鳖甲　焦曲　川朴　防己

潘姓，和肝脾，泄疟邪主治。

鳖甲　酒芩　白芍　陈皮　赤苓　柴胡　归身　丹皮　焦曲　荷叶

高姓，疟久营阴内亏，当从肝胆治。

鳖甲　白芍　陈皮　香附　法夏　冬术　归身　秦艽　茯苓

● 【评析】

疟邪久缠，治宜先疏后补，何元长常用柴平汤法，合以鳖甲、郁金、草果、荷叶等药。如久疟肝阴受损，气阴两亏，则可加入黄芪、白芍、当归、枸杞；阳虚者加附子、肉桂、菟丝子等药以正邪兼治。

痿痹

● 【原文】

蒋姓，痿证垂成，腰软脊突，治宜温补下元。

熟地　黄芪　秦艽　川断　杜仲　胡桃　归身　茯苓　淮药　枸杞　五味

复诊：前用温补大剂，背脊曲突渐平，仍从下元培养，恒服自有明验。

炙芪　熟地　菟丝　狗脊　杜仲　茯苓　党参　鹿霜　枸杞　五味　淮膝

史姓，向患遗泄精滑，髓内竭，骨楚膝痛，六脉沉微，防成鹤膝[1]重症，治之难效。

虎骨　黄柏　龟板　川断　杜仲　茯苓　熟地　知母　枸杞　山药　五味

金姓，久患血证，近复痿痹，膝痛而肿，非湿热所伤，乃营虚络痹也，法当温补。

於术　虎骨　归身　杜仲　木瓜　羊脚骨　熟地　米仁　牛膝　加皮
桑枝

卓姓，阴虚精耗，下体痿痹已成，殊非易治，舍温补别无他策。

熟地　虎骨　鹿胶　枸杞　茯苓　黄肉　龟板　归身　淮药

朱姓，营络内伤，阴精滑泄，腰痛而痿，骨骱挛缩，非易治也。

熟地　狗脊　龟板　知母　杜仲　鹿霜　归身　枸杞　秦艽　虎骨

王姓，平昔起居不慎，致伤脾肾，现患下痢，脚痛不便行走，兼有血证，根本大伤矣，防虚痿。

於术　黄柏　知母　川断　丹皮　虎骨　秦艽　苡仁　牛膝　桑枝

柏姓，童年早发，火动遗精，以致足麻而痿，两手亦然，按脉细弱无力。此关本根，内伤所致，不易治也，姑与虎潜法加减为治。

虎骨　知母　丹皮　加皮　归身　桑枝　原地　秦艽　川断　苡仁　皮苓

周姓，胁痛肢麻，肌肤痛如针刺，左脉细弱，难免风痹，以滋肝参化痰治。

首乌　枸杞　陈皮　秦艽　归身　决明　木瓜　菊花　法夏　蒌皮

复诊：祛风燥湿主治。

茅术　陈皮　秦艽　归身　萆薢　法夏　黄柏　赤苓　木瓜　苡仁

潘姓，痰疬根深，气血之亏，固不待言，以故手指不温，骨骱肿痛，忽发忽止，脉形虚弦。此气亏不能生血，血虚不能荣筋也，最难痊愈，唯有营卫两培而已。

生芪　首乌　秦艽　木瓜　苡仁　党参　归身　川断　海桐　桑枝

黄姓，营虚风湿入络，左足屈曲不伸，已成偏痹，如何能愈耶。

虎骨　枸杞　川断　当归　牛膝　桑枝　炙芪　秦艽　海桐　红花　木瓜

车姓，劳伤阴液内亏，下体骨骱痛楚异常，二便秘结，六脉虚微。已成痿痹，不易治也，姑与温润一法。

虎骨　熟地　秦艽　牛膝　柏仁　泽泻　当归　枸杞　川断　苁蓉　知母
茯苓

复诊：阴虚痿痹，液枯秘结，形憔悴而脉虚微，不治之证，姑照前方再参温达下元。

虎骨　附子　当归　牛膝　柏霜　苁蓉　枸杞　丝子　车前　茯苓

钱姓，营阴内亏，左偏酸麻不仁，六脉细软，将有偏痹之虞，亟须静养调理为要。

虎骨　龟板　枸杞　牛膝　炙芪　秦艽　熟地　知母　淮药　茯苓　五味

苏姓，先天不足，气亏不能生血，血虚不能荣筋，无怪两足酸软，而骨骱作楚矣。延成痿症，最难愈也。

炙芪　骨皮　知母　牛膝　加皮　虎骨　归身　川断　苡仁
（络热则痿，故用地骨、知母以清之。）

万姓，产后血虚偏痿，难许痊愈。

炙芪　鹿霜　秦艽　川断　牛膝　桂枝　枸杞　红花　归身　白芍

喻姓，阴亏遗滑，渐致两膝酸痛，防成痿痹。
熟地　龟板　知母　秦艽　牡蛎　虎骨　黄柏　萸肉　川断　茯苓

鲁姓，劳力伤络，风动肢痹，手足不仁，脉来弦滑而数，非浅恙也，暂用凉肝息风法。
羚羊　知母　丹皮　归须　加皮　菊花　根地　秦艽　橘红　木瓜　刺蒺
桑枝

幼某，风湿入于营络，痿痹之证易成矣，不易愈。此症初起手足麻痛，后两足皆痛不能行走，至晚必发寒热。
羌活　生草　秦艽　川断　淮膝　桑枝　虎骨　归身　加皮　知母　黄柏

昌某，营虚血不荣筋，两足酸痛，手骱屈伸不舒，此痿痹之候也，难愈。
熟地　虎骨　枸杞　川断　牛膝　桑枝　附子　龟板　五味　萸肉　茯苓

章姓，营虚络热，骨骱痛楚，两足为甚，脉细数而痛处发肿，此风痹之症，治之难效。
党参须　根地　黄柏　丹皮　牛膝　桑枝　秦艽　知母　海桐　川断
苡仁
复诊：前用凉营和络法，两足痛楚稍缓，渐能行动，但血分素亏，肝风流走不定，终不免乎痿痹之虞，再拟虎潜加减法以图小效。
黄柏　原地　海桐　苡仁　龟板　银花　虎骨　秦艽　淮膝　红花　川断
丸方：炙芪　归身　原地　黄柏　牛膝　茯苓　白术　虎骨　龟板　知母
秦艽　桑枝
以红花煎汤泛丸。

张姓，近尻骨[2]处作痛，渐及四肢酸楚，真阴内亏也，保重为要。

熟地　五味　枸杞　杜仲　川断　龟板　鹿霜　胡桃　山药　茯苓

庄姓，血虚痿痹之候，肝风善行而数变，非易治之证，姑与温补一法。

於术　熟地　鹿霜　归身　苡仁　木瓜　附子　杜仲　陈皮　牛膝　秦艽
桑枝

复诊：寒滞于络，肢痹足楚，舍温补无以为计，用丸子调理。

炙芪　於术　鹿霜　淮膝　虎骨　五味　熟地　附子　枸杞　川断　淮药
茯苓

孙姓，阴亏骨髓不充，足膝手骱酸楚不仁，痿痹之根也，难愈。

虎骨　熟地　枸杞　狗脊　淮药　茯苓　龟板　鹿霜　杜仲　五味　归身

邓姓，筋络酸麻，营虚积劳所致也，防旧病复发而成痹证。

冬术　红花　海桐　木瓜　归须　桑枝　桂枝　秦艽　苡仁　川断　赤苓

复诊：风湿入络，足无力而两手麻木，痿痹之根不浅矣。

茅术　姜黄　桂枝　黄柏　秦艽　桑枝　於术　归身　木瓜　川断　苡仁
忍冬

二复：足软而重，两手麻木依然，脉细数无力，此阴虚积湿于络，络热则
成痿矣，难愈。

生地　茅术　苡仁　寄生　秦艽　忍冬　防己　黄柏　知母　归身　丹皮

复方：白术　黄芩　茅术　寄生　归身　苦参　防己　黄柏　秦艽　苡仁
每日服活络丹二钱。五服。

王姓，手足痿痹，举动无力，脉细弱如丝，舌苔微黄，是阴虚而兼湿热
矣，殊不易治。

熟地　龟板　知母　淮药　川断　虎骨　黄柏　杜仲　萸肉

五某，风湿入络，手骱所以肿痛也。

桂枝　川断　姜黄　秦艽　羌活　桑枝　生芪　归须　赤芍　海桐　红花

彭姓，营虚风袭于络，周体骨骱酸楚，延久必成痿痹，兹用和营宣络法，或可稍奏微功耳。

白术　桂枝　归须　枸杞　淮膝　桑枝　虎骨　秦艽　红花　川断　海桐

复诊：骨骱痛楚已缓，脉络亦和，可用滋营益阴之法。

炙芪　熟地　龟板　归身　秦艽　鹿霜　川断　枸杞　海桐　淮膝　寄生

魏姓，始患肢麻足楚，继则两足皆痛，不能行动，日晡必作寒热。此由风湿入于营络所致，痿痹之证垂成矣，不易愈。

羌活　加皮　知母　川断　淮膝　桑枝　秦艽　归须　生草　黄柏　虎骨

戚姓，产后营虚，风袭于络，腿骱痛楚而痹，非易治也。

归须　红花　秦艽　川断　海桐　鹿角　生芪　羌活　淮膝　桑枝

方姓，产后血虚风动，治唯温煦一法而已。

黄芪　红花　首乌　知母　黄柏　虎骨　归须　鹿角　秦艽　桑枝

乔姓，先患血痢，渐至两足肿痛，举动唯艰，脉沉微无力，略见弦细。此脾土风湿内侵所致，恐延痿痹之候，愈期不可以时日计也。

於术　黄柏　法夏　秦艽　皮苓　加皮　茅术　陈皮　木瓜　苡仁　海桐
附子

袁姓，血虚风湿入络，四肢痿痹，不易治也。

虎骨　枸杞　白术　秦艽　桂枝　桑枝　牛膝　归身　黄柏　川断　木瓜

复诊：用温宣之法，手足渐能展动，然营液内亏，筋络间机关呆滞，非可以草木收全功也，不过竭力扶持而已。

熟地　鹿霜　龟板　枸杞　黄柏　茯苓　归身　虎骨　白术　秦艽　牛膝
桑枝

劳姓，年近古稀，气血两亏，不能周流于四末，右手足指肿痛不伸，职[3]此故也，恐延为偏痹。

生芪　虎骨　归身　川断　海桐　桂枝　秦艽　枸杞　红花　桑枝

● 【校注】

[1]鹤膝：病名。因病后膝关节肿大，股胫变细，形如鹤膝，故称之。多因风邪外袭，经络气血亏损，阴寒凝滞而成。

[2]尻（kāo）骨：即尾骶骨。

[3]职：从文意看，当为"责"。

● 【评析】

痿证抑或痹证，病久则正气亏虚，因脾主肌肉、肝主筋、肾主骨，故痿痹的治疗以健脾益肝补肾为主，兼以宣通经络、筋脉，痹证还当祛风散寒。何元长喜用虎潜丸法治疗，此外，亦常用鹿角霜、黄芪、狗脊、牛膝、秦艽、桑枝等药，以益气补肾通络，痹证还常用附子、海桐、五加皮等药，以祛除风寒湿邪，温通止痛。

惊悸怔忡（附健忘）

● 【原文】

倪姓，抑郁内伤，心宕[1]气冲，恐有晕跌之变，开怀调养为要。

熟首乌　丹皮　羚羊　茯神　柏仁　决明　龟板　磁石　枣仁　远志

朱姓，心跳，目光不明，肝肾两亏也。

熟首乌　麦冬　枣仁　远志　归身　生地　茯神　甘菊　柏仁　料豆皮

年姓，手足少阴俱亏，心失养则跳宕不宁，六脉纯阴，急须进补，勿过劳心是嘱。

党参　龟板　熟地　麦冬（辰砂拌）　五味　磁石　茯神　枣仁　金箔　柏皮
丹参

再服天王补心丹。

戴姓，少阴心营内亏，水不制火，烦郁惊恐，无日不然，脉形虚数，摇宕不定，此关性情拘执，外魔即境而生，内念遂为牵制而不可摆脱矣。症已有年，非汤药可疗，鄙拟清心宁神，参化痰法，未知稍有微效否。

川连　生地　柏仁　茯神　枣仁　丹参　龟板　龙齿　菖蒲　金箔　远志
复诊：前用清心宁志之法，神志稍定，语言有序，脉象不止数疾，是亦善机，但症关厥、少二阴两脏失养，而痰火又从而蒙蔽之，清机何由得开乎？当此盛暑，唯有清凉宁静一法耳。

川连　石英　胆星　橘红　远志　金箔　龟板　原地　茯神　枣仁　柏仁

伏姓，平昔过于操心，多虑多愁，甚则夜不安寐，或时脘痛欲吐，此心、肝、脾三脏之病，久防惊悸怔忡，以益气养心营治。

党参　於术　白芍　麦冬　橘红　茯神　龟板　归身　炙草　柏霜　远志
枣仁

羌姓，本元不足，痰火内蒙，不时惊恐，出汗心跳，诸属二阴之病，只宜清降安宁为主。

羚羊　菊花　丹皮　麦冬　枣仁　决明　首乌　广橘红　茯神　刺蒺

康姓，气虚中州失镇，厥阴之火不时上扰，胃脘作痛，心宕胆怯，皆关七情凝郁所致，开怀静摄调理为嘱，否[2]防怔忡惊悸。

川连　党参　阿胶　茯神　白芍　龙眼　肉桂　石英　五味　枣仁　炙草
复诊：症关厥、少二阴，最难调治，拟交心肾法，以冀渐瘳。

川连　决明　黄柏　远志　枣仁　金箔　肉桂　丹皮　龟板　茯苓　菖蒲
再复方：沉地[3]　龟板　法夏　茯神　肉桂　党参　远志　柏霜　枣仁

蔡姓，七情抑郁，思虑伤脾，心营耗散，气郁不舒，以致不寐胆怯，惊疑不定；肝木作胀，时时哕气，脉形弦细。痫证之机，能舒怀抱，戒烦恼，服药方许奏效，用加味归脾法。

於术　炙草　柏霜　木香　山栀　党参　茯神　远志　郁金　龙眼

岑姓，心营不足，肝阳内扰，气不舒而健忘，治以培养心脾，兼熄木火为主。

党参　茯神　远志　决明　归身　於术　柏霜　陈皮　丹皮　龙眼

沈姓，积劳内伤，阴虚肉𥆧，金水之病也，不易愈。

熟地　茯苓　沙参　淮膝　款冬　党参　秦艽　枸杞　杏仁　川贝

唐姓，烦劳太重，心营亏则跳动不安，当用归脾加减。

於术　党参　枣仁　远志　丹皮　炙草　归身　茯神　柏仁　陈皮

● 【校注】

［1］宕（dàng）：指放荡，不受拘束。心悸意。亦有心律失常义。

［2］否：否则。

［3］沉地：指沉香炒地黄。

● 【评析】

惊悸、怔忡虽病在心，但与肝脾关系密切。有因肝郁，或肝阴亏，或肝肾两亏致肝阳、肝火上扰而累及心营不足，心神为之不宁，跳动不安；有因心肝失养，或心脾两虚，或心、肝、脾三脏亏虚而致心宕胆怯、健忘不寐等症。治疗多从心、肝、脾三方面入手，滋肝清肝药常用首乌、龟板、羚羊角、甘菊、石决明、山栀、刺蒺藜等；养心宁神药多用地黄、枣仁、柏子仁、远志、金箔、龙齿等；益气健脾药如党参、白术、茯神、龙眼肉等。汤药外还可加服天王补心丹。此外还常叮嘱病人要开怀调养、勿过劳心等。

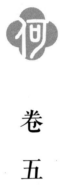

卷
五

痫厥

● 【原文】

陆姓，产后阴虚，痰火凝结，发厥惊惕，此肝胆病也。

羚羊　决明　丹皮　橘红　竺黄　竹茹　黑栀　刺蒺　茯神　菊花　蒌皮

俞姓，厥阴胞络夹痰，痰蒙清窍，猝然晕厥，六脉浮弦，先以利窍豁痰法治之。

羚羊　川金　川贝　远志　菖蒲　沉香　竺黄　决明　勾勾　化红[1]　云神[2]　竹茹

陈姓，肝风痰痫，治宜清心开窍。

川连　法夏　竺黄　蒌仁　勾勾　橘红　羚片　决明　菖蒲　远志　云神

王姓，骨蒸痰痫，治以清凉。

羚片　蒌皮　胡连　骨皮　菖蒲　云神　决明　山栀　橘红　竺黄　勾勾

复方：洋参　橘红　花粉　杏仁　桑皮　竹茹　骨皮　决明　苡仁　知母　川斛

袁姓，平昔操劳过度，神思不摄，狂叫发厥，精神委顿，脉象弦数不静，虽属阴亏，不宜进补，拟用清养心脾法，然须勿过烦劳为妙，否防惊悸怔忡。

川连　归身　远志　柏霜　丹参　於术　茯苓　龟板　枣仁　菖蒲

薛姓，患狂易之症已十四五年，时止时作，语言错乱，神志不清，脉弦大而滑，此少阴厥阴痰火郁滞为病，不宜进补，以清火化痰参安神主治。

川连　石决　远志　化红　枣仁　菖蒲　龟板　丹皮　竺黄　茯神　蒌仁

● 【校注】

[1] 化红：即化橘红。

［2］云神：即茯神。

【评析】

痫厥虽多见气郁、痰火等实证，但本亏神思不摄亦是发作之基，何元长认为发作之时不宜峻补，仅以清养心脾，药如茯神、归身、龟板、枣仁、洋参等。

诸痛

【原文】

袁姓，年高，中气愈亏，则肝木愈旺，脘痛所以不止也。

党参　白芍　陈皮　炙草　益智　川楝　法夏　官桂　干姜　茯苓

吴姓，肝木侮土，脘痛不止，神困脉软，恐汗溢发厥，不可忽视，拟益气以制木法。

党参　代赭　瓦楞　川楝　乌梅　白芍　吴萸　法夏　陈皮

陈姓，肝郁气滞，从小腹上升，胃脘痛无间断，脉左弦右细，此木乘土，久恐呕吐反胃。

吴萸　瓦楞　枳实　蒌仁　归须　川金　川连　白芍　川楝　橘叶

程姓，胃寒蛔厥作痛，左金参安胃主治。

吴萸　白芍　川连　干姜　山栀　川楝　瓦楞　乌梅　法夏　陈皮

干姓，肝木乘土，久痛不止，气分大伤矣，以温中定痛法，冀其势松为幸。

党参　茯苓　炙草　肉桂　川楝　九香虫　白芍　干姜　陈皮　益智

法夏

又方：乌药五分　槟榔五分　青皮五分　木香五分　沉香三分　枳实五分

各磨，开水冲服。

俞姓，肝患频作，现虽小愈，而气不舒和，拟用益气疏肝法，作丸子调理，冀其渐安。

党参　白芍　吴萸　陈皮　白术　乌梅　川连　炙草　法夏　炮姜　川楝

茯苓

包姓，木郁伤中，脘痛大作，现虽少止，而胃不开纳，六脉沉弱无力，大虚之候也，舍温补无他策。

党参　白芍　法夏　干姜　肉桂　谷芽　炙草　益智　陈皮　云苓

施姓，脘痛反复无定，两关弦滞而劲，此由天气严寒，中州遏滞，所以辄作辄止，一时难于奏效，交春伊迩，且恐加剧，拟用益气疏肝治。

党参　白芍　炙草　川连　益智　吴萸　陈皮　佛手　干姜　法夏

庄姓，肝胃不和，脘痛及背，此格疾之根也。

福花　川斛　川金　苏子　广藿香　姜皮　归须　陈皮　橘叶　瓦楞

刘姓，过食生冷，脾土受伤，兼夹肝气为胀，宜用温中，佐以苦泄。

干姜　焦曲　川楝　使君　木香　青皮　川连　乌梅　陈皮　白芍

李姓，素体湿痰为患，现在腰背酸疼，颈项瞻顾不便，下体寒冷，右关尺独见沉弱，此命火衰微，奇经督脉内亏也，舍温补无策。

熟地　附子　枸杞　杜仲　胡巴　五味　丝子　鹿霜　茯苓　山药　狗脊

盛姓，督脉空虚，腰背所由痛也。

黄芪　鹿霜　枸杞　归身　淮膝　寄生　秦艽　茯苓　陈皮　川断

白姓，肝郁气滞，腹痛频作，面黄神倦，恐成瘕癖之患。
香附　归须　茴香　枸杞　艾绒　川楝　白芍　石英　牛膝

归姓，素有腹痛之患，投温剂而稍效，现在愈发愈密，胸次不舒，胃减便闭，脉软神倦，此属肝脾郁滞，下元命火失化也，治宜温润。
肉桂　党参　枸杞　法夏　柏霜　苁蓉　丝子　益智　陈皮　煨姜

法姓，脾肾气亏，命火衰弱，腹痛便柔，纳食呕吐，舍温补，无他策。
於术　丝子　陈皮　淮药　茯苓　炙草　补故[1]　炮姜　肉果　肉桂

沈姓，中虚夹寒，脘痛频作，甚则呕吐，脉象无力，左右皆四至，可见阳气素亏，中州虚馁不振，勿忍饥受凉为嘱。
西党　白芍　益智　陈皮　谷芽　炙草　干姜　云苓　法夏

侯姓，胃痛呕吐，木乘土也。
干姜　白芍　陈皮　川金　法夏　桂木　川楝　广藿香　茯苓　竹茹

雷姓，虫积腹痛。
川楝　胡连　焦曲　炮姜　枳壳　乌梅　白芍　麦芽　木香

汤姓，厥阴气滞，攻冲作痛也。
川楝　白芍　小茴　陈皮　川连　延胡　牛膝　香附　吴萸　官桂

朱姓，气从少腹上升，则脘闷作痛，得噫乃舒，所谓肾之积，奔豚是也。脉象左弱于右，此其明证也。
安桂　於术　熟地　枸杞　白芍　炙草　茯苓　陈皮　牛膝　姜枣

冯姓，中虚木郁作痛，甚则呕吐，当从肝胃治。

党参　黄连　益智　法夏　茯苓　炙草　泡萸　广藿香　陈皮　饴糖

施姓，少阳阳明郁火内炽，头额作痛，脉不见弦，尚未大害。

薄荷　羊片　蔓荆　甘菊　杏霜　山栀　桑叶　生草　石膏　橘红

胡姓，环跳酸痛，少阴之络伤也，宜用温宣之法。

鹿霜　秦艽　枸杞　杜仲　陈皮　桂枝　川断　海桐　归身　淮膝

● 【校注】

［1］补故：指补骨脂，又名破故纸。辛、苦，温。有补肾助阳、固精缩尿、温脾止泻功效。

● 【评析】

本节诸痛包括腹痛、头痛、腰痛等证。腹痛有胃脘痛属肝木侮土者，治以益气制木法，或温中苦泄法。如兼下元火衰，加温润法，药如苁蓉、柏子仁、肉桂、菟丝子等。如兼肾虚气逆作奔豚，治以补肾降逆。又有蛔厥虫痛者，治宜安蛔和胃，药如左金丸加山栀、川楝子、乌梅、干姜等，以寒温同调，苦、辛、酸味并用治之。头额痛责之于少阳阳明郁火内炽，治从清泄二经入手，药用羚羊角、薄荷、甘菊配石膏、山栀治之。腰痛、腿痛证属肾、督内亏，或少阴络伤，治宜温补宣通。

便血（肠风）

● 【原文】

何姓，心脾内伤，肠风有年，营阴日亏，神倦肛坠，难许痊愈，以归脾法加减治之。

於术　归身　云神　枣仁　血余　清胶　炙草　木香　白芍　远志　升麻

丸方：以归脾参养营为治。

党参　淮药　炮姜　炙草　远志　云神　於术　炙芪　阿胶　归身　白芍
枣仁

滕姓，肺热下移于大肠，则患肠风，至肝气之作，营亏失养所致。鄙意未识然否？

阿胶（牡蛎粉炒）　茯苓　白芍　禹余粮　丹皮　川连　黄芩　炙草　木香
苡仁

丸方：生地　黄芩　白芍　淮药　苡仁　木香　归身　冬术　槐米　茯苓
炙草　淮膝

叶姓，脾肾两伤，下血年余不止，色鲜而多，甚至不禁，脉象细数，营阴大亏矣。非补不效。

於术　炙草　木香　丹皮　枣仁　余粮　阿胶　白芍　归身　云苓　远志

干姓，好饮伤脾，以致下血不止，已及数月，脉弦大而腹滞后重，非时所能愈也。

冬术　赤苓　枣仁　陈皮　木香　椿根皮　炙草　川连　炮姜　苡仁
茅术

闻姓，日来下血渐止，而心火一动，则血仍不摄，兼有心惕之患，此心营内耗也。法当滋养。

原地　当归　远志　丹参　茯神　归身　龟板　木香　丹皮　龙眼

方姓，脾络内伤，不时下血，脉来搏大，恐其腹满。

白术　归身　远志　枣仁　木香　炙草　阿胶　茯神　秦芃　丹参

曾姓，积瘀大下，营络内伤，防腹满成鼓。

生地　归尾　丹皮　陈皮　花蕊石　淮膝　川金　青皮　赤苓　冬瓜子

倪姓，童年劳伤下血，渐致腹痞胀满，久必成鼓。
鳖甲　川金　陈皮　焦曲　骨皮　黄芩　楂肉　木香　赤苓

颜姓，劳伤，脾不统血也。
於术　扁豆　补故　白芍　槐米　血余　炮姜　丝子　茯苓　木香　焦曲
红枣

言姓，平昔嗜饮，湿热下迫，而为便血也，防成休息。
黄连　黄芩　白芍　焦曲　炮姜　阿胶　木香　茯神　苡仁　红枣

谢姓，积劳内伤，曾下黑血，现在神倦不振，脉形空弦，此心、脾、肾三
脏之症。诸宜节劳。
熟地　归身　柏霜　龟板　萸肉　於术　炙草　枣仁　云苓　龙眼

陈姓，杂食伤脾，多泻带血，根深不易愈也。
冬术　焦曲　楂肉　扁豆　苡仁　木香　炙草　地榆　陈皮　红枣

僧某，杂食伤脾，劳力伤营，多便而下血，如何能发力耶？
白术　木香　白芍　陈皮　苡仁　楂炭　麦芽　骨皮　黄芩　焦曲　赤苓

某氏，劳伤下血，脾土大伤，不易愈也，治以归脾法。
於术　扁豆　茯苓　炙草　白芍　炮姜　米仁　淮药　焦曲　红枣

● 【评析】
便血日久而致脾虚营伤，何元长常以归脾法加减。对于饮酒伤脾损肝之下
血，则以益脾养肝、清化湿热兼顾，药如白术、茯苓、枣仁、薏仁，合以香连

丸、椿根皮等。积瘀下血，则用郁金、牛膝、丹皮、归尾、鳖甲等药以活血散结。

疝

● 【原文】

郝姓，诸疝属寒，偏左则治在肝肾，保养为要。

炮姜　白术　香附　枸杞　茴香　白芍　丝子　荔核　补故　炙草

燕姓，下元寒湿气滞，积久而结为狐疝，形如茄子，不易消去也。唯有温补一法而已。

肉桂　白术　丝子　枸杞　茴香　附子　补故　荔核　白芍　淮药
另服右归丸。

杨姓，下元气亏夹寒，而致结疝不消，兼患齿衄，脉象虚弦。当用温补之剂，然须保重是嘱。

熟地　龟板　萸肉　丝子　淮药　茯苓　附子　鹿霜　五味　枸杞　茴香

成姓，肝肾本气不充，少腹结痞作痛，连及睾丸，兼有偏左头汗之患，真阴大亏矣。

熟地　炙草　枸杞　肉桂　荔核　五味　附子　白术　茴香　萸肉　补故
丸方：炙芪　附子　丝子　肉桂　枸杞　柏仁　熟地　炙草　於术　五味
鹿霜　淮药　茯苓　荔核

谈姓，厥阴气下坠，睾丸胀大而痛，小便不利，以温通治。

木香　橘红　金铃　陈皮　香附　川金　荔核　桂木　沉香

【评析】

疝病，少腹结痞作痛，或连及睾丸，寒湿气滞为多，治从疏肝理气、补肾散寒，然亦有肾阴亏者，治当阴阳兼顾，如熟地、龟板、杞子与附子、鹿角霜、肉桂合用，以滋阴温阳。

痔漏

【原文】

倪姓，肺金内伤，咳吐脓血，兼以大肠下注肛热，便闭作痛。此由产后络伤，太阴阳明脏腑两损矣。此即外科所谓肺痈、肛痈兼症，殊难调治。

生地　石膏　花粉　麦冬　麻仁　洋参　知母　兜铃　川贝　柿饼

附　外科肺痈方：羚羊　生芪　远志　麻仁　知母　洋参　沙参　川贝　杏仁　黄蚕茧

浦姓，阴虚成怯，肛漏流水，火令正旺，难期痊愈。

洋参　生地　龟板　丹皮　女贞　麦冬　牡蛎　淮药　沙苑　茯苓

许姓，痔漏吐红，脉细小而胃不开，棘手之候。

龟板　洋参　知母　牡蛎　橘白　麦冬　沙参　茯苓　淮药　石斛

葛姓，肛漏流脓已逾五载，结块作痛，愈溃愈大，阴亏极矣，难许痊愈。

党参　龟板　牡蛎　女贞　茯苓　阿胶　丹皮　淮药　金斛　湘莲

郭姓，肺移热于大肠，以致痔漏大痛下血，且咳呛久而不止，脉形㐀软，阴亏之候也。难许速愈。

洋参　丹皮　龟板　花粉　川贝　柿饼　麦冬　知母　槐米　川斛　叭杏

冯姓，阴漏叠作，颈际痰疬又生，六脉数促无度，时欲发咳，真阴虚症也。难愈。

龟板　川贝　牡蛎　骨皮　花粉　枇杷叶　知母　麦冬　金石斛　丹皮
薏仁

● 【评析】

本节病证包括肺痈、肛痈、肛漏或痔漏等。肺属太阴，肛肠属阳明，又肺与大肠相表里，肺病可移热于大肠，而见痔漏、肛痈等，故常见太阴、阳明脏腑两损。本节案例多为虚实夹杂，即阴虚夹热，治宜养阴清热。养阴理肺药如生地、麦冬、龟板、川贝等；清热利肠药如知母、丹皮、石膏、麻仁、槐米等。虚甚者可加洋参、生黄芪、党参、沙参等药。所附外科肺痈方亦为虚实兼顾，太阴阳明合治之意。

瘰疬（疮疡）

● 【原文】

陆姓，七情郁结，痰火相凝，发于左腮，脉弦细不数。并非外因浅症，此为郁劳之候，即疬疮类也，不易愈。

羚羊　山栀　杏仁　橘红　蒌仁　决明　川贝　浮石　郁金　竹茹

沈姓，郁火蒸痰，颈项结疬[1]，最难消退，以症关六郁耳。

川连　羚片　法夏　陈皮　花粉　竹茹　山栀　决明　丹皮　蒌皮　刺蒺

郑姓，骨热蒸痰成块，童劳之根难脱矣。以清化为主。

洋参　苡仁　叭杏　川贝　青蒿　骨皮　银胡　夏枯　花粉　橘红

孙姓，阴亏湿热之体，炎天辄发疮疾。治以凉阴兼化湿热。

生地　茅术　苦参　豨莶　清胶　归身　黄柏　黄芩　赤苓　丹皮　苡仁

邹姓，营阴蕴热，屡发红瘰，痒甚，搔爬不已，脉细数有力。当从血分清润之。

生地　鲜首乌　归身　丹皮　豨莶　白薇[2]　羊片　黄芩　苍术　秦艽　苡仁

陈姓，曾患血崩，现在周体发瘰，痒而出水。此血燥生风也。治难速效。

生地　黄柏　秦艽　丹皮　豨莶　忍冬　茅术　归身　白薇[2]　苡仁　苦参

吴姓，产后阴虚内热，口渴神困，兼患湿疮。此蓐劳之候也。

生地　黄芩　生草　归身　白薇[2]　丹皮　黄柏　知母　龟板　银花

王姓，本元虚怯，肝风夹痰，左腮结块高突，久防穿溃而成骨槽[3]，不易治。

羚羊　山栀　杏仁　川贝　蒌皮　石决　菊花　橘红　桑叶

戈姓，肝郁结滞，顽痰败血，右胯[4]结块，其大如瓠[5]，而不痛楚。症历年余，不能消去。

香附　川楝　延胡　青皮　川芎　归须　瓜蒌　乳香　橘核　赤苓

柯姓，血虚则发热生风，肤痒所由致也。

生地　归身　清胶　白薇[2]　茯苓　黄芩　丹皮　苡仁　豨莶　功劳

池姓，年高血虚风燥，时发红瘰，大便艰涩。当用滋营润液法。

熟乌[6]　龟板　秦艽　柏霜　茯苓　阿胶　归身　丹皮　牛膝　豨莶

谢姓，阴亏血热，头面红瘰频发不止，骨热脉数。本元虚怯所致也。

生地　丹皮　知母　白薇[2]　赤苓　骨皮　银花　黄芩　生草　夏枯

[1]颈项结疬：瘰疬病的表现。《灵枢·寒热》："寒热瘰疬，在于颈项者。"瘰疬病初起结块如豆，数目不等，后增大成串，溃后浓汁稀薄，久不收口，可形成窦道或漏管。相当于淋巴结结核，或慢性淋巴结炎。

[2]白薇：原书为"白末"。疑误。据何书田《竿山草堂医案》所载案改。白薇又名白幕，苦、咸，寒。有清热凉血、利尿通淋作用。

[3]骨槽：指骨槽风。病名。又名穿腮毒、穿腮发。《外科正宗》卷四："骨槽风初起生于耳前，连及腮项，痛隐筋骨，久则渐渐漫肿……初则坚硬难消，久则疮口难合。"本病类似今之颌骨骨髓炎。

[4]胯：两大腿之间的部位。

[5]瓠（hù）：即瓠瓜。也叫扁蒲、葫子、夜开花。

[6]熟乌：指熟首乌。有补肝肾、益精血功效。

● 【评析】

本节案例包括多种病证，有属骨槽风，有属颈项结疬之瘰疬病，有属疮疡，有属皮肤病损，有属肌肤肿瘤等等。这些病证多因气滞、痰火相凝，或阴亏血热所致，且多为本虚标实之证。治疗或以清化治标为主，或以养营治本为主，更多的是标本兼顾。用药多从肝入手，如清肝疏肝的羚羊、石决明、丹皮、夏枯草、豨莶草等药；滋肝养营的生地、归身、龟板、阿胶等药。瘰疬在本书卷七中亦有载，可互参。

咽喉症

● 【原文】

马姓，少阴君火上炎，喉间白霉为患，时而发红咽干，久恐肿溃。以清阴化火治。

川连　川贝　中白　元参　橘红　原地　知母　花粉　丹皮　灯心

又吹药方：广珠五分　人中白一钱　冰片六分　牛黄五分　石膏三钱　青黛一钱

吉姓，君火上炎，肺金被烁，咽痛音嘶，脉来细数。天炎恐有喉痹之虞，殊非易治。

川连　麦冬　阿胶　知母　杏仁　人中白　川贝　桑叶　丹皮　杷皮

潘姓，阴亏火炽，初患喉癣，渐致舌根绛裂，心黄而碎，脉形弦而不静。天炎恐红腐日甚，大可虞也。

川连　杏仁　中白　知母　川贝　阿胶　丹皮　茅根　元参　桑叶

盛姓，阴不足而火上炎，喉间红粒累累，咽津微哽，脉来细弱，此喉癣之候，不能霍然。

川连　阿胶　人中白　知母　花粉　丹皮　叭杏　橘红　桑叶

燕姓，痰火内炽，音闪咽燥，久恐喉痛而痹，殊非易治，以清燥化痰法。

石膏　福花　羊片　杏仁　橘红　知母　川贝　生草　桑皮　花粉

温姓，肺家感风，蕴热久而不泄，郁蒸成痰，以致音哑咳喘，恐延为肺痿之候，殊难治也。

紫菀　兜铃　桑皮　桔梗　广橘红　阿胶　骨皮　川斛　叭杏　射干

柴姓，肺络内伤，咳痰秽气，防失血肺痿。

兜铃　川贝　叭杏　橘红　紫菀　阿胶　桑皮　川斛　花粉

瞿姓，此肺劳之根也，以清养娇脏法，冀其喉音清亮为幸。

洋参　麦冬　款冬　叭杏　桑叶　阿胶　花粉　橘白　川斛

秦姓，日来天气郁蒸，又兼恼动肝肺，音乃觉闪烁，显系真水不足之候，拟用清凉轻剂，得肺音清亮为妙，然火令渐旺，恐烈焰中燔，肺音益被耗耳。

羚羊　桑叶　川贝　叭杏　知母　茅根　决明　中白　橘红　花粉　川斛

平姓，手太阴为气化之源，此脏一伤，则水无由滋长矣，拟金水两培法。

根地　阿胶　洋参　花粉　叭杏　杷叶　麦冬　石膏　知母　广橘红　梨皮　芦根

田姓，阴亏火炎，而致喉干咽痛，六脉沉微，肺胃之气垂绝，何能为计耶？

阿胶　龟板　人中白　知母　玉竹　原地　麦冬　川贝　川斛　梨肉

黄姓，久患咳呛，音闪不清，大便溏薄，土不生金之候，且脉形细软无力，已成劳怯矣。

党参　阿胶 (炒)　沙参　蛤壳　橘白　冬花　川贝　淮药　茯苓　红枣

沈姓，火烁肺金，咽痛音哑，脉细而促，此喉痹之已成，在炎夏殊难调治。

阿胶　兜铃　知母　叭杏　桑叶　石膏　洋参　麦冬　花粉　杷叶

李姓，积劳咳血，久而音哑咽痛，脉细微而数，金令竭矣，夏令炎升，防其增剧。

川连　阿胶　中白　丹皮　桑叶　桑皮　川贝　花粉　知母　杷叶

● 【评析】

咽痛，咽干，喉间白翳，或红粒，或咽哽，多责之于心火上炎，或阴亏火炎，治以清心化火，药如玄参（元参）、黄连、知母、人中白、川贝、叭杏、花粉等。如外邪犯肺，或肺脏内伤而见咽痛、音哑、咳呛等症，实证可加入射干、桔梗、桑白皮、橘皮等药，虚证可加麦冬、沙参、阿胶等；如兼有脾虚，则加党参、淮山药等药。

耳症

● 【原文】

张姓，元虚骨热，木火上炎，耳窍流脓。此由三阴内亏所致，久防失聪，治宜清泄。

胆草　石决　丹皮　菊花　苦丁茶　羚羊　山栀　桑叶　生草

沈姓，木火内盛，以致左耳作响，兼流臭水，右脉弦大。此由忧郁烦劳所致，交春防加剧。

羚羊　山栀　菊花　豆皮　桑叶　石决　刺蒺　茯神　花粉　菖蒲

某氏，多经[1]面黄，耳窍流脓而失聪，阴虚之候也，难许奏效，且防肿满。

熟地　萸肉　附子　菟丝　茯苓　於术　淮药　白芍　补故　泽泻
丸方：熟地　於术　泽泻　茯苓　枸杞　五味　萸肉　淮药　附子　淮膝　补故

福皮[2]煎汤泛丸。

朱姓，厥阳内扰，耳鸣失聪，脉弦不静，恐不尽关乎肝肾之亏也，拟用泄木火法，亦退一步策。

羚羊　丹皮　菊花　山栀　陈皮　刺蒺　石决　胆草　蒌皮　菖蒲

庄姓，龙雷之火不静，则耳窍作鸣矣，补剂从缓。

川连　泽泻　知母　丹皮　淮药　黄柏　生地　菊花　豆皮　茯苓

间服知柏八味丸。

方姓，耳窍流血，齿出脓而鼻垂秽涕，诸属真阴亏损之象，殊非易治。

生地　阿胶　知母　麦冬　丹皮　龟板　洋参　川斛　牡蛎　豆皮

● 【校注】

[1] 多经：指月经量多。

[2] 福皮：当指大腹皮。辛，微温。有行气宽中、利水消肿功效。

● 【评析】

耳窍流脓，或臭水，总属肝火、郁热，治宜清泄，药如龙胆草、羚羊角、山栀、菊花、桑叶之类。病久则正虚阴亏而失聪，治疗当权衡，或先清泄，或先补益，或标本兼顾。

鼻症（鼻渊、鼻衄）

● 【原文】

严姓，久患鼻渊，阴虚头眩，年高不能愈也。

生地　石决　料豆　清胶　麦冬　熟乌　菊花　女贞　橘红　桑叶

赵姓，向患痰红，近因跌仆受伤，红症复作，兼之鼻窍时通时塞，间流清涕。此由肺家蕴热不泄，积成鼻渊之候，至吐血则肝络内伤，势难兼治，暂拟清肺凉营[1]，急切恐未必奏效也。

羚羊　生地　桑皮　石决　生乌　麦冬　知母　丹皮　橘红　茅根

章姓，少阳胆热上移脑顶，鼻流秽涕，暂用清泄法。

胆草　石决　桑叶　知母　生乌　山栀　羊片　丹皮　菊花　茅根

魏姓，肝胆之火郁结脑顶，则发胀而鼻窍闭塞，时流清涕，久之即是鼻渊之候。

生乌　山栀　菊花　知母　茅根　羚羊　石决　桑叶　丹皮

计姓，劳伤络热，鼻衄，治以凉营。

鳖甲　生地　骨皮　赤芩　丹皮　知母　青蒿　黄芩　秦艽

刘姓，劳力内伤，感热鼻衄半月而止，面黄，脉微。气阴两竭矣，殊非易治。

党参　洋参　知母　女贞　龟板　生地　麦冬　丹皮　川斛

茅姓，络伤营热而鼻衄也，治以凉营。

原地　花粉　沙参　丹皮　桑皮　知母　麦冬　骨皮　橘红　苡仁

闻姓，阴不足而火上炎，鼻衄所由作也。

原地　知母　川斛　料皮　麦冬　丹皮　龟板　淮膝　淮药　芦根
换方：加羊片、首乌。

徐姓，劳伤营热而发鼻衄也。

鳖甲　生地　骨皮　丹皮　白薇　青蒿　知母　秦艽　花粉　侧柏叶

柏姓，骨热络伤，鼻血吐红，恐成童怯之候。

洋参　知母　骨皮　丹皮　花粉　柴胡　青蒿　桑叶　橘红　藕节

朱姓，唇裂出血，阳明胃热也。

原地　知母　麦冬　川斛　芦根　石膏　花粉　丹皮　旱莲

袁姓，疟后肝阴大亏，内热咳呛，鼻衄盗汗，脉弱，经断，有延为虚怯之候，不可忽视。

鳖甲　生地　丹皮　麦冬　苡仁　洋参　骨皮　青蒿　川斛　藕节

毕姓，青年体怯，骨蒸，鼻红，发咳，治以清肺化热。

洋参　花粉　银胡　川斛　桑皮　知母　骨皮　丹皮　广橘红　茅根

胡姓，血郁成瘀，木火上炎，时发鼻衄，病在厥阴肝经，急切不能霍然也。

生地　旱莲　白芍　郁金　泽泻　侧柏　丹皮　鳖甲　归须　淮膝　赤苓

沈姓，素体阴虚火炎，近交炎令，内外交迫，以致鼻衄流溢不止，体灼热而脉静细不数，真阴亏极矣，盛暑如何支持耶？不得已用清营[1]降火法，得衄止为幸。

犀角　丹皮　青黛　元参　花粉　侧柏　川连　知母　生地　麦冬　川斛

● 【校注】

［1］营：原书为"阴"。疑误。

● 【评析】

鼻渊可因阴虚内热引起，但较常见的病因是肺热、肝胆郁热等所致，治法多取清肺凉营或清泄肝胆。鼻衄实证多见肺胃蕴热，治用清肺化热或清泄阳明，方如白虎汤加生地、丹皮、麦冬等药；虚证则有劳伤络热、气阴两虚等，治宜凉营、滋补以止衄。

舌症

● 【原文】

方姓，气阴两亏，舌绛而裂，六脉沉微，周体恶寒，此衰朽之候也。

　　　　　　　　　　　　　　　　　　　　何元长医著二种校评

熟地　附子　五味　淮药　肉桂　党参　萸肉　枸杞　麦冬　茯苓

程姓，痢后舌痛脱液，两足冷木，脉形迟细，脾肾阴中之阳亏也。
熟地　归身　枸杞　鹿霜　附子　制於　麦冬　龟板　牛膝

缪姓，真阴内亏，舌本滑而干缩，宜用温补。
党参　附子　龟板　炙草　茯苓　熟地　萸肉　淮药　五味

昌某，年高营卫并亏，津液枯耗，晨起舌本干燥，脉弦不摄，此逾年衰象，必须温补。
西党　附子　鹿霜　五味　山药　熟地　萸肉　龟板　麦冬　茯苓

云某，年逾六旬，水亏火炽，耳不聪而舌绛少津。左脉歇至，非所宜也，亟须滋养真阴，乃为要策。
熟地　洋参　五味　丹皮　料皮　麦冬　石膏　知母　川斛　芦根

莫姓，龙雷火炽，兼夹阳明肾火上炎，齿浮流衄，六脉沉弱，用玉女煎法。
生地　麦冬　淮药　旱莲　元参　石膏　知母　丹皮　泽泻　竹叶

● 【评析】

舌绛、舌干少津而裂，常伴有舌痛，此乃阴液亏耗之象，多见于年高体衰，或大病后，或久病不复之人。阴损及阳，故治疗需滋阴温阳兼顾，何元长多仿肾气丸法。

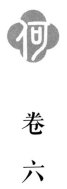

卷
六

中风

● 【原文】

肝阴大亏，心悸眩晕，舌本不利，近乎内中，以补气潜阳佐涤痰法，此为稳计。

西党参　云茯神　枸杞子　大熟地 (炒)　法半夏　炒归身　石决明　川郁金 (冲)　天麻　炒枣仁

换方：去枸杞、熟地、天麻、半夏，加首乌、麦冬、甘菊。

气虚偏瘫，不能言语，此湿痰凝于肺胃，清窍不利使然，拟方暂服。

制於术　麦冬肉　法半夏　新会皮　淡干姜　炒茅术　刺蒺藜 (炒, 研)　茯神　白归身 (酒炒)

神气颇清，不能言语，属下焦气亏，唯宜温补。

西党参　於术　茯神　枣仁　枸杞子　川贝　橘红　白芥子　法半夏　石菖蒲　姜汁

又丸方：西党参二两　淡苁蓉一两　於术二两　肉桂四钱　五味子五钱　枣仁二两　半夏曲一两　陈胆星五钱　熟地三两　橘白七钱　茯神一两五钱　石菖蒲一两

● 【评析】

本节中风案例当属类中，症以偏瘫、舌謇为主，治以健脾祛痰、滋肝潜阳为法。用药轻灵，不过于滋补。

肝风

● 【原文】

肝风入络，阳明夹滞壅结中焦，肺气不降，及牙关不利，塞逆膈痛。以疏风导滞，自然松解。

瓜蒌皮　石决明　紫厚朴　法半夏　白归身　炒苏子　炒枳壳　川郁金　茯苓

复诊：病情如前，冲逆势稍缓，唯是举动筋拘，络脉不舒。此中州清浊之气混乱，二便不得畅解。兹拟疏肝息风，以视动静。

阿胶（蛤粉炒）　枣仁　柏子霜　白归身　刺蒺藜　石决明　蒌皮　法半夏　秦艽

加橘叶、忍冬藤。

肝风夹痰，四肢震动，及舌本不利，预防类中。

制於术　炒归身　大熟地　云茯苓　炒枣仁　制半夏　宣木瓜　石决明　枸杞子

加桑枝。

内风不潜，胸突骨楚，左脉弦数，近乎虚损。

羚羊角　刺蒺藜　海风藤　白归身　制首乌　宣木瓜　五加皮　生杜仲　钩藤　十大功劳　桑叶[1]

● 【校注】

　　[1] 桑叶：原书无。据《重古三何医案》补入。

● 【评析】

治肝风以滋肝、疏肝、平肝为大法。如肝风入络，经脉不舒，治宜疏风息风，可用白蒺藜、忍冬藤、秦艽、海风藤等药；夹痰可加白术、半夏、茯苓、木瓜等；滋肝潜阳可加熟地、枸杞、归身、枣仁、石决明等药。

虚劳

● 【原文】

心脾肾俱亏，以致神不守舍，足痿肉削，便溏脉弱。以培土扶元阳治之。

西党参　炒白芍　制於术　菟丝子　炒枣仁　炒归身　法半夏　茯神　北五味

加红枣。

复诊：去白芍、半夏，加枸杞、炙草、煨姜。

质弱火炎，骨蒸不退，痰中虽有血点，幸不咳呛。当此春令，须滋肝肾调治。

制首乌　川黄柏　茯苓　淮山药　北沙参　秦艽　麦冬　银柴胡　泽泻

营液交虚，心阳飞越，上实下虚，易饥胆怯，延久不瘥，神思倦怠，脉数无力。鄙拟甘温潜纳法，附方酌用。

炙黄芪二钱　麦冬三钱　茯神二钱　杞子三钱　橘红一钱　大熟地五钱五味四分　枣仁三钱　牡蛎 (煅) 四钱　龙眼肉二钱

寒热咳呛，气阴交虚，此非暴病，未许速瘥。

西党参　制於术　橘白　沙参　麦冬　淮山药　川百合　牡蛎　杞子

素体不足，前曾失血，现诊脉象弦数不静，此水亏火不潜根也，久防咳呛。

原生地　白茯苓　龟板心　粉丹皮　北沙参　桑白皮　煅决明　大麦冬炒枣仁　元参

大便久溏，脉软肉削，建中温补，斯为稳计。

西党参　肉果　淮山药　於术　木香　白扁豆　泽泻　菟丝子　茯苓　炒

阿胶

腰脊痿疼，兼之胃气不旺，六脉无力，先后天俱不足也，须谨慎调治。

西党参　於术　法半夏　茯苓　益智仁　山萸肉　杜仲　菟丝子　枣仁

丸方：枣仁　狗脊　西党参　归身　茯神　木香　菟丝子　白芍　杜仲　血余炭　於术　砂仁末

中虚阴火不潜，六脉沉弱无力。

六味加川柏、玉竹、杞子、白芦根。

温补不效，痛势日夜不息，饮食艰运，六脉软弱无力[1]，无疑虚候，唯是大便不畅，恐有蓄血，此方暂服。

西党参　桃仁　瓦楞子　元胡索　肉桂　柏子霜　青皮　茯苓　全当归　葱管

质弱火炎，牙痛口干，六脉并不弦数。此肝肾虚而不克输津上供，不宜过投凉剂。

西党参　阿胶　茯神　丹皮　熟地　沙参　麦冬　青盐　炒枣仁[2]

元气素虚，火动咳血，血虽止而痰涎上泛，恐阴液内亏，用建中保肺法。

於术　沙参　山药　川贝　阿胶　麦冬　茯神　百合　橘红

加青盐。

类疟不止，又兼下痢，命门火衰，纳谷艰运，所以脉象沉弱无力，唯宜温补。

西党参　肉果　补骨脂　东白芍(炒)　於术　云茯苓　益智仁　炙甘草　炮姜　谷芽

换方：去骨脂、炙甘草、益智仁，加菟丝子、五味、香附。

　　　　　　　　何元长医著二种校评

三阴素虚，内热咳呛，肝失所养，周身骨痛，病经四载，不易脱体，当此暑候，须加意调治。

西党参　茯神　炒生地　炒枣仁　真川贝　麦冬　北沙参　生蛤壳

加枇杷叶二片 _(去毛，蜜炙)。

【校注】

[1] 力：原书为"神"。据《重古三何医案》改。

[2] 炒枣仁：原书无。据《重古三何医案》补入。

【评析】

虚劳以五脏虚损，久病不复为特征。本节案例有肝肾阴虚、肺肾阴虚，亦有命门火衰的脾肾阳虚，更有心脾肾俱亏，或三阴素虚的多脏虚损。治疗上除重视补肾水、培脾土外，还有甘温潜纳法，用于营液亏虚，心阳飞越者；活血健运法，用于疼痛不止，饮食艰运，大便不畅者；平补气阴法，治疗体虚火炎，牙痛口干，脉不弦数者。并注意时令节气对疾病的影响，如春令时节，肝木易动，须滋肝肾调治；当此暑候，内热肝旺者，须加意调治等。

咳嗽、失血

【原文】

内热咳呛，举动头晕，中虚气不归根，恐成劳怯。

西党参　麦冬　川贝　首乌　蛤壳　北沙参　丹皮　淮牛膝　橘红

加冬桑叶、红枣。

复诊：据服药后诸病皆安，唯朝暮多汗。前方去丹皮、川贝、蛤壳、桑叶、红枣，加炙黄芪、茯神、枣仁、大麦芽。

元气素虚，夹温邪，咳血缠绵不止，下午身热，脉数神倦。殊非轻恙。

西党参　粉丹皮　煅牡蛎　炒白芍　麦冬肉　橘白　茜草　川百合

加藕节。

蓄血妄行，体倦脉软，神色萎黄。从心脾肾调治。

制洋参　茯神　北沙参　制首乌　柏子仁　制於术　龟板心　远志肉
枣仁

肋痛咳呛，血症复发，脉象右数左软。此阴虚[1]阳络受伤，当此暑候，
须安养谨慎调治。

制洋参　麦冬　茜草　炒阿胶　淮牛膝　川郁金　天花粉　茯神
加枇杷叶、白芦根。

连年咳血，气喘多痰，不但阳络受伤，且中虚肉削，兼之酷暑，音哑咽
痛，劳怯已成，未许无虑。

西党参　北沙参　陈阿胶　麦冬肉　煅牡蛎　人中白　川百合　淮牛膝
橘白
加生藕。

心嘈膈胀，咽干咳呛，上焦火郁，恐络伤咯血。宜清润豁痰，不致有伤
肺气。

地骨皮　麦冬肉　炒苏子　川贝　生蛤壳　肥知母　淮牛膝　橘红
加茅根肉四钱。

久嗽中虚，恶寒内热，用保肺育阴法。

炙黄芪　款冬花　大麦冬　煅牡蛎　北沙参　淮牛膝　丹皮　川贝　橘白
加枇杷叶。

肝胃热菀[2]，络伤咯血。以清理疏肝治。

　　　　　　　　　　　　　　　　　　　　何元长医著二种校评

地骨皮　归须　丹参　小郁金　青蒿　炒苏子　牛膝　橘红
加藕节。

久呛不止，肺虚肝火上冲也。以保肺疏肝治。
生黄芪　款冬花　淮牛膝　冬桑叶　天花粉　北沙参　炒苏子　生蛤壳
橘红

内蕴暑邪，咳痰带血，六脉洪大不柔。补阴剂不宜早服。
地骨皮　桑白皮　生苡仁　生甘草　生蛤壳　粉丹皮　橘红　冬瓜子
加茅根。
复诊：脉症俱见平善，唯有内燔不止，阴分亏也。
生地　丹皮　麦冬　龟板　女贞子　北沙参　茯神　牡蛎　桑叶　橘红

烦渴，咳呛失血，两膝痿软，乃膀胱气下陷，津液不上承。宜用玉女煎佐
固摄法。
西党参　大熟地　生石膏　知母　五味　北沙参　麦冬　茯神　橘红　枇
杷叶

咳呛秽痰带血，右脉弦数，由气郁络伤，肺金受克，冬至节已近，须宽怀
调理。
陈阿胶　丹参　米仁　麦冬肉　炒苏子　藕节　北沙参　茜草　橘红　枇
杷叶　淮牛膝

劳伤咳嗽。
炙绵芪　熟地　归身　茯神　石决明　女贞子　麦冬　甘菊

咳血久缠，多痰咽痛。
阿胶（蛤粉炒）　人中白　北沙参　生苡仁　制洋参　老桑叶　茜草　橘白

加燕窝。

少阳郁热，肺气不利，脉不柔软。法宜清润。

金沸草　生蛤壳　元参　生米仁　淮牛膝　杏仁　紫菀　枇杷叶　甘草

蓄血妄行，络虚心悸，幸不咳呛。当以黑归脾调理。

西党参　茯神　淮牛膝 (炒)　枣仁　白芍　炒熟地　麦冬　远志　冬桑叶
橘红

阳明络伤，狂吐衄血，脉络空虚，气喘心悸。

炙绵芪　枣仁　花蕊石　熟地　茯神　生白芍　淮牛膝　茜草
加藕节。

咳血反复，咽关不利，左脉弦数。木火刑金也。

熟地　茜草　北沙参　阿胶　川百合　麦冬　淮膝炭　橘红　枇杷叶
临服入化青盐少许。

气郁络伤，失血膈胀，肝失所养，恐侮土成胀。以归脾佐疏郁治。

熟地 (砂仁末炒)　炒麦冬　归须　茯神　西党参　煨木香　枣仁　牛膝炭　花
蕊石

中虚湿热熏蒸，肺金受克，多痰咳喘，外寒内热，此虚^[3]候也。以补脾
救肺主之。

制於术　淮山药　生苡仁　生蛤壳　川百合　生洋参　麦冬　枇杷叶
橘红

入化青盐少许。

复诊：去洋参、青盐，加黄芪、桑叶。

骤然失血半斗，神困脉微，由去血过多，阳气无依，颇有脱势。姑拟补气养心法，斯为要计。

黄芪　麦冬　西党参　枣仁　白芍　茯神　煅牡蛎　五味　炙甘草　红枣

咳血气秽，六脉弦数模糊，此温邪入络，肺胃受伤。以清理救肺治。

羚羊角 (镑)　地骨皮　知母　象贝　茜草　生苡仁　橘红　冬瓜子

加枇杷叶、茅根、藕节。

血症复萌，右脉弦数。当此升令，宜用泻白法。

地骨皮　桑白皮　茜草　苡仁　淮牛膝　瓜蒌皮　肥知母　麦冬

加枇杷叶。

咳血复萌，近兼遗泄，幸不脉数气喘，想是阴分犹未大亏，唯阳络受伤也。先理后补。

北沙参　麦冬　白茯神　川百合　陈阿胶　天花粉　丹参　茜草

丸方：西党参　北沙参　龟板　麦冬　炒熟地　茯神　牡蛎　五味子　湘莲　枣仁　线胶

以湖藕汁泛丸。

中虚肝郁，君火内炽，夜不安寐，不时失血。以泻心补气治。

川黄连　黄芪　茯神　枣仁　北沙参　丹参　麦冬　茜草　炒白芍

时疾失表，内蕴热邪，以致咳血反复不已，六脉数而无力。须轻剂调之。

地骨皮　茜草　知母　橘红　麦冬　丹皮　苡仁　生甘草

久咳中虚，恶寒咽痛，气分不足，宜乎温补，难许收救。（原载《重古三何医案》）

党参　山药　麦冬　熟地　於术　枸杞　五味　橘白　青盐

[1] 虚：原书无此字，据《重古三何医案》补入。

[2] 菀（yùn运，又读 yù 遇）：通"蕴"。郁结，结滞。

[3] 虚：原书为"重"字，据《重古三何医案》改。

【评析】

本节咳嗽，或兼咯血，多为久病内伤，或外感日久，病邪侵犯脏腑，故多虚实夹杂证，如中虚内热；元虚夹温邪；肺虚肝火上冲，或内蕴暑邪阴亏；少阳郁热，肺气不利等。治疗有虚实兼顾，如烦渴、咳呛失血、两膝痿软，用玉女煎佐固摄法；气郁络伤，以归脾佐疏郁治等。或先清理后补益，如肝胃热菀络伤，治先清理疏肝；咳血气秒，温邪入络，肺胃受伤，先以清理治。病情急重则以扶正为主，如蓄血妄行、体倦脉软、神色萎黄，从心脾肾调治；去血过多，阳气无依，颇有脱势，治以补气养心法等。

心悸、遗精

【原文】

坎离不交，惊恐自汗，近兼精滑，精气神俱亏，脉数[1]无力。须缓[2]剂频补。

炙绵芪三钱　淮山药三钱　五味子四分　麦冬三钱　熟地八钱　牡蛎五钱川黄柏一钱　茯神二钱　枣仁四钱

加湘莲七粒，贡干一两。

复诊：虚风内炽，气怯惊惕，六脉虚数无力。当用潜阳固摄。

炙绵芪三钱　茯神三钱　龙齿二钱　五味四分　党参四钱　熟地八钱　麦冬二钱　杞子二钱　川黄柏一钱　枣仁四钱

加湘莲七粒，煎汁去渣，入胖海参一两收，分两次服。

精关不固，肾水亏而木火上炎，以致咽肿腐痛，宜潜阳固阴法。

熟地　人中白　牡蛎　阿胶　麦冬　料豆衣　炒蒺藜　莲须　川斛　橘白

久患休息，近兼咳血，二端俱愈，唯是内风煽动，以致心悸头晕，右脉弦数，宜黑归通补，徐徐安痊。

制於术　炒枣仁　远志肉　阿胶 (蛤粉炒)　煨木香　白茯神　炒白芍　炙甘草　丹皮 (炒黑)

心肾交虚，夜梦遗泄，总因操劳不节，耗血伤神，所以疲倦，兼纳食无味，宜用归脾加减。

西党参　茯神　五味　玉竹　白芍　女贞子　麦冬　枣仁　莲须

丸方：党参　於术　熟地　五味　白线胶　茯神　柏子仁　麦冬　枣仁　枸杞　湘莲肉　金樱子

心悸火动，兼患牙宣，肝胃热甚也，以滋清法调治。

制洋参　茯神　知母　麦冬　熟首乌　丹皮　丹参　枣仁　泽泻　生石膏

心悸膈胀，头晕目昏，中虚营血亏也。

炒阿胶　甘菊花　石决明　茯神　归身　麦冬　小郁金　白芍　枣仁

中虚阳越，六脉空软无力，此怔忡候也，唯用温补填纳，舍此无策。

党参　炙绵芪　茯神　五味　熟地　麦冬　白芍　枣仁　杞子

加桂圆肉五枚，浮麦三钱。

头晕多痰，心悸少寐，坎离不交也，以苦泄安神法。

川连　茯神　丹参　半夏　麦冬 (辰砂拌)　龙齿　枣仁　橘红

加竹茹、橘叶。

内热精滑。

原生地　丹皮　云苓　炒白芍　地骨皮　煅牡蛎　生苡仁　泽泻

加芦根。

阳虚君火不潜，心悸头晕，甚则汗厥，此怔忡候也，须重剂培补。

炙绵芪　熟地　於术　枣仁　麦冬　牡蛎　茯神　白芍　五味

加桂圆肉。

● 【校注】

［1］数：原书为"恐"。据《重固三何医案》改。

［2］缓：原书为"重"。据《重固三何医案》改。

● 【评析】

心悸以心、肝、脾三脏病为主，兼有遗精则肾亦亏，如肾阴虚而君、相火旺，心肾不交，惊悸不寐，治当补肾潜阳固摄，药如杞子、五味子、牡蛎、黄柏等可酌情加入。此外诸如贡干、海参、湘莲、桂圆等滋补食品亦可常服，或入药。

喘证

● 【原文】

气喘咳血，中虚阳气易浮，固表纳喘兼治。

炙黄芪　淮牛膝　炒熟地　煅牡蛎　淮山药　炒麦冬　北沙参　茯苓橘白

加胡桃肉。

气亏表弱，不时寒热，营络空虚，气喘火升，六脉不甚有力，须气阴兼顾。

西党参　北沙参　炒麦冬　茯神　炒熟地　枸杞子　制於术　淮山药　阿胶_(蛤粉炒)　橘白

临服入化青盐少许。

久呛多痰，中虚气喘，肝液[1]见亏，咽间梗塞，病根深固，难许速痊。

西党参　大麦冬　制於术　橘白[2]　北五味　生蛤壳　川百合　牛膝

加枇杷叶。

金水两亏，秋冬喘嗽，乘此阳和之候，宜丸子调理。

生黄芪　麦冬　淮牛膝　淮山药　熟地　玉竹　煅牡蛎　茯苓　沙参　川百合　於术　半夏曲　橘白

加胡桃肉霜。

失血后六脉空虚，气喘神倦，当用黑归脾法，庶几奏效。

西党参　枸杞子　大熟地　淮牛膝　北沙参　真川贝　麦冬　枣仁　橘白

加胡桃肉。

中虚喘逆，夹湿浮肿，六脉细弱无力，可见中下焦真火衰微，甚为棘手。

西党参　上肉桂　於术　淮牛膝　川附子　紫石英　茯苓　炒白芍

加冲沉香汁三分。

复诊：去沉香，加五味、胡桃肉。

五心烦热，气喘咳痰，六脉细软带数，甚为棘手。

炒熟地　北沙参　麦冬　煅牡蛎　淮牛膝　焦於术　款冬花　生蛤壳　橘白[3]

加梨肉。

失血后喘咳自汗，脉数无力，表里俱虚也，必须大补。

炙黄芪　麦冬　茯神　淮牛膝　大熟地　五味子　牡蛎　枣仁　胡桃肉

喘咳脉数，气亏阴竭，必须重剂纳补。

熟地（青盐炒）　於术　杞子　磁石　北沙参　人中白　淮牛膝　河车　建莲

● 【校注】

[1] 液：原为"胆"，据《重固三何医案》改。

[2] 橘白：原为人中白，据《重固三何医案》改。

[3] 橘白：原为橘红，据《重固三何医案》改。

● 【评析】

喘证以呼吸急促，甚则张口抬肩、鼻翼煽动为特征。有虚实之分，大凡邪气壅肺者为实喘，治宜祛邪利气；精气内虚者，为虚喘，治宜培补摄纳。本节案例以虚证，或虚实夹杂证为主，多因肺系疾病引起，症见咳喘，甚或伴有咯血；亦有因心系病证所致，症见喘逆、浮肿、脉细弱无力等。

痿证

● 【原文】

两膝酸楚，朝收暮肿，肝肾下虚，不宜泛用利剂。

炒熟地四钱　鹿角霜二钱　生苡仁三钱　宣木瓜钱半　炒归身二钱　焦白术二钱　块茯苓三钱　枸杞子二钱　泽泻钱半

加酒炒桑枝四钱。

精关不固，髓亏风动，腰膝无力，阳不交阴也，证属虚痿，从三阴培补。

炒熟地五钱　炙龟板五钱　石决明（煅）五钱　云茯神二钱　煅龙齿二钱　炒枣仁三钱　麦冬三钱　柏子霜钱半　炒归身　莲心七粒

换方：炙绵芪二钱　川断二钱　云茯神二钱　煅龙齿　炒熟地五钱　山药二钱　泡远志　炒枣仁　炒归身　细桑枝　桂圆肉

丸方：炙绵芪三两　煅龙齿二两　熟地 (炒) 五两　西党参三两　炙龟板五两　炙五味一两　金狗脊 (去毛) 二两　炒杞子三两　炒杜仲三两　炒枣仁三两　茯神二两　湘莲肉二两

研末，煎桂圆胶，捣丸，每朝服四钱。

阳本亏而营分不充，以致左脉沉弱，右足无力。以温补元阳，营骸流利。

西党参　熟地　炒杜仲　肉苁蓉　川附子　炒归身　川断　云茯神　炒杞子

加胡桃肉二枚。

丸方：西党参三两　大熟地五两　炙虎骨四两　炒杜仲三两　川断二两　巴戟肉一两　黑芝麻三两　白归身二两　炒杞子二两　潼沙苑三两　白茯神二两　胡桃霜三两

桂圆膏丸

下焦阳气不充，两足跗浮肿不退，尚带麻木，左手脉模糊无力，仍用温肝肾佐祛湿法。

西党参　於术　鹿角霜　归身　川附子　巴戟　茅术　枸杞　茯苓

丸方：炙绵芪　归身　西党参　补骨脂　枸杞子　於术　五味　鹿茸　茯苓　茅术　虎骨　煨肉果　法半夏　炙草

以新会皮、苡仁汤泛丸。

中不胜湿，四肢麻痿，气体丰厚，宜四君佐二陈法。

西党参　白茯苓　宣木瓜　广藿香　生於术　刺蒺藜　白归身　法半夏　新会皮　竹茹

　　痿证见肢肿，乃肝肾下虚，不可泛用利水剂，宜补肝肾，佐祛湿。阳亏营分不充，足软无力，治宜温补元阳，滋阴养营。除药物补剂外，诸如桂圆膏、胡桃肉、黑芝麻等药食两用之品皆为常用。肥胖湿盛之人，宜益气化湿，可用四君子汤，佐以二陈汤加减治之。

肿胀

● 【原文】

　　类疟后浮肿，表虚夹湿，阳气不利使然。以平胃合二陈治。

　　真茅术钱半　赤苓三钱　枳壳一钱　法半夏钱半　川椒目四分　炮姜七分厚朴一钱　炒车前三钱　泽泻二钱　冬瓜皮三钱

　　气虚火不摄水，胸腹膨胀，六脉沉弱。当用温通利水法。

　　西党参　肉桂　淮牛膝　於术　赤苓　车前子　法半夏　川附　泽泻橘叶

　　肝胆热郁，气虚夹湿，烦渴腹胀，右脉弦数。宜苦泄分理，冀其腹松。

　　川连　木香　生白术　大腹皮　炒车前　炮姜　苡仁　赤苓　泽泻

　　加橘叶、大麦芽。

　　脾虚夹湿，通体浮肿。须避风忌口，自然渐痊。

　　制於术　真茅术　川楝子　泽泻　防己　木瓜　厚朴　赤茯苓

　　中不胜湿，大腹膨胀。

　　茅术　煨木香　香附　炒车前　於术　大腹皮　赤苓　橘叶　冬瓜子　泽

泻　焦谷芽

气虚夹风湿，咳逆浮肿，以燥土佐分理治。

茅术　炮姜　淮牛膝　泽泻　川附　法半夏　赤茯苓　车前　木香

中虚夹湿，肝络不利，胸腹膨胀，宜疏肝分理。

白术　炒白芍　半夏　新会皮　川楝子　泽泻　猪苓　木香　茯苓　砂仁末 (冲)

胸腹膨胀，六脉沉弱，下焦火衰，阳不摄水也，宜温通。

焦於术　上肉桂　西党参　块茯苓　川熟附　淮牛膝　炒车前　泽泻　法半夏　橘叶

换方：去附子、肉桂、泽泻、牛膝，加菟丝子、炮姜、茅术、炒白芍。

早上服肾气丸二钱。

少阳热郁，胸腹胀楚，二便不爽，清浊不分，若不分清疏理，恐防腹大。

厚朴　炒白芍　法半夏　川楝子　赤苓　冬瓜子　郁金　黑山栀　炒车前　泽泻

平昔饮食不节，伤脾夹湿，胸腹膨满，清气不升也。宜温通佐分理法，庶几松腹。

制於术　川附子　带皮苓　茅术　炒白芍　煨木香　炒车前　冬瓜子　橘叶　煨姜　大腹绒[1]

脉数，热郁肝胆，浮肿，宜以苦泄分清调治。

川连　生苡仁　广藿香　车前　生白术　黑山栀　茯苓　泽泻　木瓜　大麦芽

平昔嗜酒，中虚夹湿，骤然腹胀，二便不爽。因腑气受热，脏阴虚寒，暂以泻心分理，然后进补奏效。

川黄连　瓜蒌皮　炒车前　焦白术　炒厚朴　淡干姜　大腹皮　茯苓　泽泻　焦麦芽

复方：焦白术　炒白芍　泽泻　赤苓　煨木香

脾泄下血，内伤阴络，延久腹胀，不易脱体。

焦於术　炒白芍　煨木香　冬瓜子　白扁豆　大腹皮　云苓　泽泻

湿热熏蒸，清不胜浊，小便不利，脘腹胀楚。显是虚中夹邪，骤补未敢。

西党参　炮姜　真茅术　瓦楞子　川连　茯苓　煨木香　炒车前　炒橘核　焦谷芽

肺风脾湿，浮肿失血，为患未久，疏风分理治。

防风　苏子　萆薢　苡仁　花粉　茜草　赤苓　泽泻　橘红　茅根

中不胜湿，不克分清腐谷，单腹之渐，切忌生冷面食。

茅术　广藿香　赤苓　夏曲　厚朴　蒌皮　猪苓　生姜

● 【校注】

［1］大腹绒：据《重古三何医案》方加入。

● 【评析】

本节案例病证的辨治原则基本同卷二肿胀门中所述，然有属肝胆热郁所致者，治用苦泄泄分理法，药用黄连、山栀，合以木瓜、白术、茯苓、泽泻、车前子等。

痞

● 【原文】

肋痞不和，耳鸣重听，乃少阳气不舒也。调中疏痞治之。

柴胡　蒺藜　郁金　炒白芍　法半夏　池菊　砂仁末　桑叶　橘红

络不和而胸次不舒。

归身　郁金　白芍　广藿香　红花　苏子　木香　新会皮　蒌皮　谷芽

宿痞侮中，便溏腹胀。因脾阳虚而不克气化，不易调治。

茅术　干姜　冬瓜子　赤苓　於术　香附　法半夏　大腹皮　泽泻　车前
橘叶

疟后痞胀，从肝胃通补。

焦於术　炙鳖甲　厚朴　半夏　炒白芍　煨木香　茯苓　泽泻　新会皮
砂仁末

● 【评析】

少阳气机不畅，或胸胁脉络不和，或疟疾后，均可见胁肋痞满，治从疏肝
通络，用小柴胡汤意，药如柴胡、半夏、白芍、郁金、当归、红花、鳖甲等。

噎膈

● 【原文】

木郁侮中，窒塞不通，当此木旺之候，法当疏理。

法半夏　瓜蒌皮　桔梗　炒白芍　厚朴　川楝子　枳壳　焦曲　赤苓
煨姜

中虚肝郁，心嘈膈胀，须开怀调养，否则防其类中。

西党参　茯神　归身　於术　天麻　半夏　木香　白芍　枣仁　橘叶

下焦火微，兼之肝郁，水谷不克下达，近乎格疾。

西党参　干姜　黑山栀　赤苓　旋覆花　代赭石　白芍　石决明　法半夏
新会皮　橘叶

肾气不纳，心阳不降以填补下焦，脘间自快。

炒熟地　杞子　白芍　远志　白茯神　法半夏　磁石　枣仁　新会皮

阳本亏而血不养肝，以致恶寒脉软，膈胀作痛，兼之舌本不利，防其内
中，须宽心安养，可免此患。

西党参　淡苁蓉　川郁金　法半夏　熟地（砂仁末炒）　煨木香　炒白芍　茯神
炒枣仁　橘叶

呼吸膈痛，阳络不和，从肝肺调治。

白芍　蔻壳　瓜蒌皮　牛膝　苏子　郁金　归身　木香　橘红

中虚肝郁，气逆膈胀，以健胃和肝调治。

制於术　代赭石　炒苏子　炮姜　云茯苓　炒白芍　法半夏　香附　橘白

膈塞气逆，少寐多痰，乃浊气不降，有腹满之虑。

旋覆花　厚朴　川郁金　茯苓　代赭石　苏子　法半夏　蒌皮　泽泻

膈塞作痛，兼之呕吐，阳结上焦，津液不能下布，脉不柔软。以通幽导
瘀法。

金沸草　桃仁　归须　新绛屑　半夏　川郁金　瓦楞子　柏子霜　蒌皮
枳实

　　　　　　　　　　　　　　　　　　　何元长医著二种校评

膈胀吞酸，木来侮土也，脉象紧大，以通为主。

厚朴　木香　小青皮　蒌皮　川楝子　黑山栀　赤苓　法半夏　大麦芽

胸膈胀楚，两手脉紧大。恐有蓄血，此方暂服。

金沸草　延胡索　川郁金　代赭石　法半夏　炒苏子　归须　木香　杏仁

吞酸膈胀，气喘嗽痰，咽痛，周身发肿，小便不利，易出腻汗，饮食日减，殊非轻恙。

川黄连　连皮苓　炒苏子　法半夏　全福花　代赭石　淡干姜　炒车前

肝脾郁结，腹痛呕逆，粪如羊矢，已成格疾。

西党参　归身　瓜蒌皮　代赭石　煨木香　火麻仁　川郁金　炒白芍　法半夏

加蔗汁三瓢。

复诊：去归身、麻仁、木香、赭石，加苏子、云茯苓、紫石英、杏仁、枇杷叶。

火微停饮，纳谷反逆，六脉细软，格之渐也。四君佐理中法。

西党参　於术　法半夏　代赭石　橘白　益智仁　干姜　茯神　炙甘草

气虚上格，脉数神困。宗塞因塞用法。

西党参　归身　白芍　川郁金　於术　肉桂　茯神　干姜　炙甘草

气逆膈胀，大便不润，肝肺热郁，津失下行。宜润肠健胃治。

旋覆花　甜杏仁　花粉　川郁金　代赭石　广藿香　归身　鲜石斛　麦冬　白芦根

下焦火微，中焦停饮，腐谷生津，水气不下行也。所以吐后口干，更衣不润，左脉细软，关格之渐。兹用理阴煎法，斯合病机。

熟地　於术　制半夏　化橘红　川附　肉桂　赤苓　乌梅　代赭石

加炒黄米一撮。

● 【评析】

噎膈证不仅气滞痰阻，更有瘀阻，即蓄血，治宜合以活血利气，药如延胡索、郁金、归须等。阴阳两虚者，可用理阴煎补养维持。

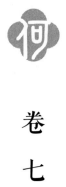

卷
七

呕吐

● 【原文】

气痹停饮，膈痛呕吐，饮食不思，中下焦阳气微也，近乎格疾。

西党参　益智仁　乌梅　法半夏　代赭石　炒白芍　新会皮　谷芽　煨姜

咳吐白沫，恶寒脉软，乃金寒不束津液。以和脾保肺佐降气治。

西党参　北沙参　制於术　川百合　生蛤壳　人中白　川贝　枸杞　橘白
沉香 _(磨冲)

脉数呕吐，肝火侮胃也，暂用佐金法。

川连　代赭石　川楝子　法半夏　木瓜　菱皮　炒白芍　厚朴　生苡仁
竹茹

纳食呕吐，六脉静细少神，此中下焦无火也。宜理中法。

西党参　益智仁　法半夏　茅术　代赭石　於术　淡干姜　茯苓　炒白芍
乌梅肉

丸方：西党参　茅术　萸肉　化橘红　於术　肉桂　益智　炙甘草　白芍
泽泻　茯苓　半夏曲

共为末，煨姜汤泛丸。

呕泻不止，中焦阳气衰也。以平胃分清治。

茅术　法半夏　代赭石　广藿香　於术　木香　茯苓　干姜　泽泻　谷芽

朝食暮吐，便艰肉削，此下格也。温润[1]通幽兼治。

肉桂　黄芩　枳实　半夏　代赭石　菱皮　白芍　苁蓉　泽泻

呕伤阳络，膈塞不通，呼吸背肋作痛。恐有蓄血，此方暂服。

金沸草　瓦楞子　延胡索　牛膝炭　法半夏　炒苏子　归须　青皮　炒白芍　青葱管

接方：西党参　川郁金　益智仁　白芍　金石斛　归身　木香　茯苓　法半夏

气痹停饮，便艰呕吐，此内腑无火。温润分清调治。

炒党参　制川附　制半夏　代赭石　茅术（麻油炒）　淡苁蓉　淡干姜　茯苓　炒白芍　乌梅肉　橘叶

复方：纳水谷不克传送下焦，以致膈痛呕吐，大便艰难，并六脉沉弱力微。唯用温润分清，舍此无策。

炒西党　上肉桂　制川附　乌梅　制半夏　代赭石　大麻仁　茅术　蒌皮　谷芽

下焦火微，吞食不克传送，以致左肋下作痛，寒热呕痰，左脉沉弱无力。宜用理阴煎法。

炒熟地　制於术　法半夏　云苓　熟附子　炒白芍　苁蓉　木香　紫石英　乌梅

腹痛呕沫，是寒物伤中。以平胃佐二陈治。

茅术　白芍　广藿香　炮姜　厚朴　法半夏　赤苓　木香　广皮　焦谷芽

命门火微，不克腐谷，以致脉沉停饮，朝食暮吐。以燥土温胃，再视动静。

党参（蜜炙）　茅术（米汤炒）　代赭石　白芍　炒益智　茯苓　干姜　广皮　炙甘草　乌梅

呕痛频发，肝胃不和也，法当通补。

半夏　吴茱萸　益智　木香　炮姜　白芍　云苓　广皮　炙甘草

中虚积饮，不克腐谷生津，以致脘胀呕逆。宜用平胃加减法。

茅术　广藿香　云茯苓　广皮　焦谷芽　代赭石　干姜　牛膝　乌梅

● 【校注】

［1］润：原为"从"字，疑误。

● 【评析】

本节病案中有属噎膈者，证情较重，邪实正虚，故治从温润分清法，药如附子、苁蓉、白芍、半夏、代赭石、蒌皮等。肝火侮胃治用左金法；如咳吐并见，则以和脾保肺降气治之。

胃痛

● 【原文】

胃腹痛频发，甚则呕逆，暖气不已，脉滑无力。此命门气亏，中州停饮，以补元阳，自然痊愈。

熟地（砂仁炒）　制川附　紫石英　泡吴萸　制於术　茯苓　煨木香　法半夏　橘叶　炒白芍

脘腹痛久缠，阳分必亏，六脉沉弱少力，乃无形之气不化也。理当温补。

炒西党　益智仁　山萸肉　茯神　炒於术　荜澄茄五分　炒枣仁　炒白芍　炙甘草　橘叶　桂圆五枚

下午胃痛，胃底虚寒也。当用理中法。

西党参　炒川楝　法半夏　山萸肉　煨木香　泡吴萸　淡干姜　炒白芍　炙甘草

早上服安胃丸三钱。

肝强脾弱，脘肋间通塞不常，如饮食不节，外胀即浮，若劳动恼怒，左肋不和，以致脾不输津，脉象静数不均。

川连　广藿香　白芍　川郁金　茯苓　炒苡仁　瓦楞子　秦皮　法半夏橘叶

木强土弱，胃脘胀痛，宜用丸子调理。

党参　於术　益智仁　陈皮　法半夏　茯苓　川楝子　木瓜　炒白芍　煨姜　红枣　炙甘草

● 【评析】

胃腹痛证属脾肾阳虚，饮停中焦者，症见呕逆，嗳气不已，脉滑无力，治以温补元阳，药如附子、紫石英、吴茱萸等，但亦配以滋阴药，如熟地、白芍，以免温燥太过伤胃阴，然又防滋腻弊端，故熟地用砂仁炒制。此种阴阳平衡配对的方法还有如党参、白术、荜澄茄配山茱萸、白芍、桂圆；党参、吴茱萸、干姜配山茱萸、白芍等。

温热暑湿

● 【原文】

身热不得汗解，舌色黄中带黑，并有芒刺，脉象模糊，神色时清时浊，昏昏欲睡。此伏邪郁滞少阳，不能宣达于外，恐传变阴经，勿可轻视，暂用解肌达表，以望转关。

柴胡　葛根　郁金　省头草　杏仁　淡豆豉　赤苓　姜皮　半夏　广皮

复诊：得汗后遍体复热，心烦膈闷，谅表邪已泄，少阳热结未舒，宜育阴兼苦泄法，能开里结，标本兼治。

川连　花粉　鲜斛　大麦芽　麦冬　川贝　苏子　生甘草

二复：神色较前稍安，而热势犹然，舌苔干燥，脉象软数，总由阴分亏而温邪伏郁三焦，以致缠绵不退。仍用济阴清热法。

鲜斛　麦冬　郁金　青蒿　川贝　连翘　花粉　灯心

病经月余，潮热不止，咽膈间不时哽塞，屡欲呕恶，并舌本红大，心烦口渴，频泄自汗，乃表虚邪未清彻，以致二便不利，胃气不开，当用和肝胃化风法，自然安适。

金沸草　青蒿　川楝皮　茯苓　瓜蒌皮　半夏曲　黑山栀　石决明　广藿香　青荷梗　鲜佛手

内蕴暑湿，头胀脚软，阳明气滞，烦躁脉大，舌色焦黄燥裂。唯用疏滞化热法。

柴胡　花粉　广藿香　枳壳　连翘　赤苓　川连　蒌皮　生甘草　青荷梗

四月间癸期寒热，营分必夹温邪，少阳邪未清，以致小腹结瘕，便艰嗳气，舌本黄垢，烦躁不寐，病经百日，虽自本元虚，然里结未解，补剂难进，兹拟疏润苦泄法。

川连　姜半夏　赤苓　全当归　广藿香　川郁金　大麦冬　泽泻　橘叶　姜皮

复诊：二便稍通，胸膈未能宽畅，可见上焦清气未宣，补剂尚早。

川斛　全当归　紫石英　姜半夏　炒白芍　茯神　川郁金　枣仁　大麦芽　橘叶

少阳邪未清彻，厥逆神昏，喉痰不止，以泻热安神法。

川连　茯神　山栀　半夏　丹参　麦冬　决明　橘红　生甘草

偶冒风暑，似寒似热，胃口不爽，舌上黄苔，先当治表。

香薷　厚朴　炒神曲　苍术（土炒）　茯苓　扁豆　苏梗　炒谷芽　半夏　鲜藿香

内热脉数，肢节酸痛，胃不思食，便溏溲赤，此湿邪为患，法当分理。

地骨皮　赤苓　丹皮　防己　青蒿　五加皮　秦艽　广陈皮　泽泻

●【评析】

外感温热或暑湿，达表透邪为第一要义，如伏邪郁滞少阳，仍宜先用解肌达表，药如葛根、柴胡、淡豆豉、姜皮等，以望转关，不致传变阴经。又如感受风暑，似寒似热，舌上黄苔，先当治表，药用香薷、鲜藿香、苏梗等。即使内蕴暑湿，阳明气滞，方中亦用柴胡、藿香、荷梗等药散邪疏滞。

疟疾

●【原文】

类疟不止，脾胃呆滞，气府夹湿，六脉模糊，未可用补。

茅术　柴胡(鳖血炒)　带皮苓　木香　广皮　草果　炒白芍　泽泻　於术

类疟不止，及脉数咳喘，经阻腰痛，劳怯将成，愈期未许。

炙绵芪　冬桑叶　制首乌　淮山药　白茯神　北沙参　煅牡蛎　炙鳖甲　麦冬　川贝母　广橘红

疟后腠疏，复感身热得汗不凉，津液内夺，兼之大便溏薄，脉数无力，虽有身热，不宜过清，以培土化湿[1]，斯为稳计。

於术　青蒿　泽泻　鳖甲(炙)　赤苓　白芍　生芪　焦曲　广皮　红枣

久疟烦渴，舌本并不燥裂，大便虽结，左脉沉弱无力，可见阴液内夺，阳气不潜也，拟生津潜阳法。

人参　熟地　半夏　茯神　川附　麦冬　橘白

阴疟不已，胃气日减，此表邪已泄，营卫失谐，暂用和胃截疟法。

柴胡　首乌　茅术　苡仁　於术　鳖甲　半夏　川斛　广皮　煨姜　红枣

阴疟仍来，寒多热少，乃表阳不足也，幸脉象条达，饮食加餐，斯无大害。

西党参　炙鳖甲　法半夏　归身　制首乌　益智仁　五味子　白芍　煨姜
红枣　干姜

复诊：大凡阴疟以阳明气王[2]为主，俾得饮食日进，自然安适。

前方去首乌、鳖甲、益智仁，加草果、於术、广皮。

● 【校注】

[1] 湿：原书为"热"。疑误。

[2] 王：旺意。

● 【评析】

久疟脾胃呆滞，湿浊中阻，不可用补，治宜清疏燥湿。疟久阴阳两虚，治当生津潜阳，药如人参、地黄、附子等。阴疟寒多热少，如阳明气旺，即胃气盛，饮食日进，则预后较佳。

痹证

● 【原文】

气痹络痛，正气日衰，坐卧不安，并六脉无力，可见气血俱困，以温润培本法治。

西党参　吴茱萸　归身　苁蓉　半夏曲　木香　白芍　枣仁　茯神　橘叶
桂圆

气分阳和，形骸流利，病势日减，胃气自然开益。

西党参　熟地_(砂仁炒)　枸杞子　茯神　巴戟肉　黄肉　苁蓉　枣仁　归身
橘红　桂圆

● 【评析】

　　痹证属虚者，治以扶正为主，方如归脾汤、六味丸等，待阳和阴畅，气血
流通，则病势渐入佳境。

黄疸

● 【原文】

　　中虚夹湿，遍体黄肿，宜避风节饮食，方许奏效。

　　生白术　法半夏　赤苓　冬瓜子　炒茅术　生苡仁　炮姜　泽泻　橘红
焦谷芽　木瓜

　　肝气抑郁，内蕴暑湿，六脉模糊弦数，神色萎滞。证属黑疸，不易调治。

　　川黄连　真茅术　川郁金　广藿香　江枳壳　法半夏　炒车前　赤苓　炮
姜　焦麦芽

　　中不胜湿，脾胃薄弱，湿热外越，肌肤发黄，以燥土分清法。

　　於术　萆薢　茵陈　苡仁　茯苓　山药　扁豆　泽泻　冬瓜子

● 【评析】

　　脾虚之人患黄疸，或黄疸日久伤中，易致阴黄，治疗当虚实兼顾，寒温并
用，如茵陈配山药、扁豆，黄连配炮姜等。

何元长医著二种校评

痰饮

● 【原文】

痰饮之生，无不由乎脾肾，脾主湿，湿盛则生痰；肾主水，水泛亦为痰。其源总由真火衰微，不克蒸腐水谷，致失上供下输之机，或咳嗽、脾泄、停饮之所由作也。案云：脾为生痰之源，肺为贮痰之器。此论其标，未彻其本也。肺卫包举一身，卫虚则阳不外固，易于感冒；胃之主乎通降，寒滞则传送失度，食不充肌；肝木旺于申酉，液竭则火炎；吸气根乎肾真，原虚则不纳。痛久络伤，刚剂难进，阳虚体质，温补为宜。

炙黄芪　西党参　茯神　枣仁　菟丝子　於术　半夏曲　沉香末　坎炁　枸杞[1]

气瘵夹痰饮，膈次不快，六脉模糊。先清后补。

麦冬　茯神　炒苏子　石决明　法半夏　白芍　刺蒺藜　枣仁　橘红

肝肾不足，火动结痰。以培元化痰，徐徐奏效。

生黄芪　秦艽　老桑叶　石决明　熟首乌　川贝母　天竺黄　橘红　海藻

停饮络不通，膈胀呕吐。以通幽平胃治。

旋覆花　川郁金　炒苏子　新绛屑　代赭石　归须　茯苓　柏子霜　法半夏　蒌皮　橘叶

晨厥多痰，胸膈不利，六脉模糊，须清理疏降治。

川连　石决明　法半夏　苏子　草郁金　枳壳　橘红　钩勾

肝胃郁结，饮食传送失司，蓄饮中州，以致呕吐，津失下行，便艰脉数，鄙拟建中佐润津法，斯为稳计。

西党参　苁蓉　杏仁　茯神　广藿香　郁李仁　半夏　化橘红　泽泻

咳逆腹胀，脾虚停饮使然。
西党参　款冬花　茯苓　法半夏　於术　白蔻壳　淮牛膝　泽泻　橘白
冬瓜子

中虚停饮为痰，痛甚厥逆，兼之呕吐，六脉细软力微，以温通补气，徐徐
安痊。
西党参　煨木香　淡干姜　云茯神　制於术　炒白芍　法半夏　炒枣仁
加橘叶。

气痹停饮，艰于步履，六脉细软，唯宜温补。
制於术　大熟地　白归身　川断　金狗脊　杜仲　生虎骨　五加皮　阿胶

吞食呕涎，中虚停饮也。
西党参　云苓　益智仁　代赭石　茅术　白芍　法半夏　乌梅　干姜　泽
泻　谷芽

营虚络痹，气喘痰阻，以致腰脊及肩板觉重。先宜疏风豁痰，然后温补
奏效。
茅术　法半夏　防风　苡仁　木瓜　刺蒺藜　茯苓　新会皮　秦艽
接方：西党参　归身　杞子　木瓜　刺蒺藜　川断　法半夏　茯苓　金狗
脊　桑枝　胡桃肉

肝脾郁结停饮，膈胀辘辘有声，不时作痛。宜燥土涤痰，润肠通络，兼治
庶乎奏效。
茅术　干姜　化橘红　归须　姜皮　郁金　云苓　法半夏　白芍

脾阳虚而积饮为胀，唯用扶阳涤痰法。

茅术　法半夏　葶苈子　苏子　於术　莱菔子　赤苓　冬瓜子　橘叶
牛膝

接方：党参　肉桂　车前子　香附　於术　菟丝子　茯苓皮　牛膝　冬瓜
子　砂仁　益智仁

● 【校注】

［1］杞：原无此字。据文意加入。

● 【评析】

痰饮一证可在诸多疾病中见到，尤其是疑难杂病，就其病机言均有痰作
祟。如病证缠延，肝肾不足而积痰，何元长取培元化痰法，以徐徐奏效，药如
川贝、天竺黄、海藻合以黄芪、首乌等。如病证深重，痰瘀相结不去，则用平
胃散合以旋覆花汤加减，即化痰活血兼治。如络痹停饮，乃筋骨肌肉间病，病
久不去者，治宜祛风豁痰、温补肝肾兼顾。

消渴

● 【原文】

津液下陷，烦渴不止。以甘寒佐升清法。
原生地　川萆薢　花粉　麦冬　五味　天冬　知母　升麻
加白芦根。

● 【评析】

以渴为主症，似为上消，然与津液下陷流失有关，故治以养阴生津为主，
辅以清热升清。

头痛

● 【原文】

风入阳络，筋强头痛。以疏解阳明，自然安痊。

防风　甘菊　蔓荆子　白蒺藜　归身　秦艽　黑山栀　广藿香　冬桑叶　钩藤

痰郁头痛，发则呕痰。先以养血运痰，调理合宜，改丸常服。

归身　熟半夏　白芍（酒炒）　泽泻　川芎　茯苓　神曲　甘菊　炒白蒺　陈皮　於术　荷蒂

● 【评析】

因风入阳络而致头痛，治以清热疏风，药如山栀、蒺藜、钩藤、甘菊等。痰郁头痛，治取养血运痰，是为标本兼治，处方有金水六君法意。

头晕

● 【原文】

元海空虚，耳鸣头晕[1]，晕甚呕逆，继则自汗，脉滑无力，乃中虚阳不摄阴。须重剂填补。

炙黄芪　大麦冬　淮牛膝　煅牡蛎　大熟地　北五味　炒白芍　茯神　枣仁　竹沥

头晕膈胀，阴虚肝络不舒也。理气疏风兼治。

归身　茯神　白芍　川郁金　刺蒺藜　女贞子　香附　枣仁　甘菊　阿胶　橘叶

　　　　何元长医著二种校评

[1]头晕：病证名。指头脑昏晕，感觉自身或周围景物旋转，甚者伴有恶心呕吐。

● 【评析】

头晕虽以虚证为多，但亦有因气滞络阻，或饮邪上蒙清窍所致。虚者多责之于元海空虚，治宜补益。实者当祛邪理气疏通。本节两案例一虚一实，可资参考。

鼻、牙、咽症

● 【原文】

少阳热郁，屡泄鼻衄。以滋阴化热治。

首乌　茜草　青蒿　桑叶　石决明　丹皮　黑栀　生鳖甲　生甘草

内伤兼少阳热郁，鼻衄及便溏带血，阴阳络俱伤，须省力调治。

生地炭　鳖甲　木香　苡仁　白芍　山药　丹皮　木瓜　泽泻

肝胃热伏，牙血不止，六脉洪大不柔，宜和营化热治。

鲜生地　茜草　石膏　枣仁　丹皮　旱莲草　麦冬　泽泻　生甘草

换方：去鲜地、枣仁、旱莲草，加首乌、延胡、丹参。

气虚肝郁，干呛咽痛，脾不输津，肺气不降，停饮上泛，二便不利，以泻心救肺治之。

西党参　陈阿胶　麦冬　人中白　川黄连　淮牛膝　橘白　川百合　枸杞

冲生鸡子黄一枚。

咳呛咽痛，恶风自汗，此中虚阳不潜根也，色脉无神，宜回府安养。

炙绵芪　西党参　五味子　杞子　牡蛎　淮牛膝　麦冬　茯神　橘白

自汗咽痛，气怯神倦，乃心阳内炽，津液外越，以致脉数无力，殊非轻恙。

西党参　玉竹　煅龙齿　天冬　北沙参　云茯神　人中白　麦冬　枣仁

加红枣、海参。

肝胆热郁，喉间哽塞，用疏肝苦泄，津液上承。

川连　阿胶　生甘草　枇杷叶　淡天冬　人中白　旋覆花 (绢包)　生苡仁

泽泻

冲生鸡子黄一枚。

始患咳呛，继而蒂丁胀楚，此邪入厥阴为患，拟培水化风法。

阿胶　大力子　马兜铃　归皮　人中白　新绛屑　青黛　枇杷叶

● 【评析】

鼻衄属阴亏夹少阳郁热者，治以滋阴化热；兼脾虚者，苦寒滑利药，如山栀、首乌慎用，加以山药、薏仁等药。牙血属肝胃热伏者，治当和营化热。咽痛咳呛者有属停饮，有因虚阳上越，更有阴亏肝风上窜，当从根本治疗。有喉间哽塞，因肝胆气滞郁热所致者，以疏肝泄热法，用黄连阿胶汤意，加枇杷叶、旋覆花、薏仁、泽泻等药，使津液上承而愈，实为妙法。

瘰疬

● 【原文】

元虚内热，颈项结痰，延久不痊，胃气日败，宜扶本。

炙芪　制於术　归身　生苡仁　秦艽　川贝　刺蒺藜　法半夏
加十大功劳。

肝风夹痰，咽间结瘰不散。
制洋参　刺蒺藜　生蛤壳　夏枯草　石决明　黑山栀　川贝　钩勾　橘红

质弱火炎，木强胃困，痰气胶凝，喉间结瘰，以培本疏肝，日渐自然
安痊。
西党参　川郁金　茯神　橘红　制首乌　淮山药　海浮石　钩藤　川贝
橘叶

● 【评析】

瘰疬病以颈项结疬为特征，多责之于痰火凝滞，肝郁火炎，病久则正虚脏
衰。治疗以疏肝理气化痰、益气养营为主。药如刺蒺藜、钩藤、橘皮、川贝、
洋参、黄芪、当归等。

乳岩

● 【原文】

厥阴化风，痰气壅于上焦，以致右脉滑数，乳岩不消，以和肝化痰法。
制洋参　象贝　刺蒺藜　秦艽　石决明　橘红　黑山栀　麦冬　冬桑叶
夏枯草

● 【评析】

乳岩即乳腺癌。病因复杂，此案病机为肝郁化风，痰气交结，治以和肝化
痰，兼益气养阴。

诸痛

● 【原文】

腹痛下血，气瘰阴络受伤，久防腹胀。

焦术　炒扁豆　炒白芍　泽泻　木香　地榆　茯苓　冬瓜子　新会皮

脾泄腹痛，色脉少神。

西党参　茯神　补骨脂　枸杞子　炒山药　北五味　於术　菟丝子　甘草
干河车

积湿化热气滞，腹痛二便不利，肛坠不收，延久表虚肌肉不暖，但脉象未
见细软，此里结外脱，暂用佐金法。

西党参　煨木香　川黄连　归身　瓜蒌皮　吴茱萸　淡苁蓉　赤苓
加橘叶。

元阳气亏，腹痛便溺不利，以温下焦分理，自然安适。

川桂枝　真茅术　川楝子　白芍　云茯苓　煨木香　法半夏　姜皮　橘核
谷芽

类疟不已，腹痛便溏，脘闷呕恶，此邪滞气府，尚未透泄，暂用和胃健
中法。

法半夏　归身　柴胡　云苓　广藿香　香附　苏梗　白芍　新会皮

肝络不和，气冲肋痛，六脉微数，宜利营降气法。

归身　女贞子　石决明　川郁金　苏子　柏子仁　枣仁　广陈皮　茯神

督脉空虚，阴寒内袭。

川桂枝　金狗脊　白归身　鹿茸　独活　五加皮　香附　川断　茯神　胡

　　　　　　　　　　　　　　　　　　何元长医著二种校评

桃肉

　　腰膝痿痛，兼之咳喘，此劳倦内伤，从肺肾调治。

　　熟地　枸杞　杜仲　冬桑叶　麦冬　沙参　茯苓　苏子　橘红　牛膝

　　肺肾两虚，腰痛痰喘，饮食有限。宜补脾肾、保肺调理。

　　炙芪　於术　五味　杞子　沙苑　乌贼骨　熟地　麦冬　归身　杜仲　湘莲　煅牡蛎

　　研末，用川石斛煎汤，泛丸。

● 【评析】

　　腹痛属脾虚，或脾肾虚，伴泄泻、便血，首辨邪气是否祛除，如邪未尽，治宜和胃透泄健中，如邪已去，则可用补益。湿热下注气滞而症见腹痛，二便不利者，治以左金丸法进退。胁痛属肝络不和，气逆者，治当利营降气，药如郁金、当归、石决明、苏子等。腰膝痛属内伤者，治宜补益宣通。

疝

● 【原文】

　　湿邪下注，肾丸胀大，小便不清，以温通分理治。

　　生白术　苡仁　川楝子　赤苓　莲须　制香附　萆薢　泽泻　炒橘核

　　临卧以艾汤洗下部。

　　气虚湿邪下注，遇劳动肌寒，随发疝气，六脉沉弱力微，唯宜温补。

　　党参　川楝　炮姜　木香　焦术　茯苓　白芍　橘核　炙甘草

　　火微夹湿，小腹及肾囊胀坠，当用分清温降法。

厚朴　茅术　赤苓　泽泻　於术　苏子　川楝子　橘核　木香　枣子

● 【评析】

疝病属湿邪下注者，治宜理气通利，如薏仁、萆薢、泽泻等药可随证加入。同时健脾渗湿亦不可或缺，药如白术、茯苓，甚者加党参、炮姜，脾运健则湿无所生。

囊漏

● 【原文】

疝痛转囊漏，气虚湿注使然，无所大害，但肝胃气未和，饮食不敷，法宜培本利湿。

茅术　赤苓　白芍　蒌皮　於术　法半夏　青皮　瓦楞子　泽泻　橘叶

气府夹湿，攻动作痛，其邪无处疏泄，致成囊漏，但腹仍未舒快，反多溺痛，久防尿血，暂用滋肾法。

熟地　萆薢　琥珀　肉桂　车前　甘草梢　川黄柏　川楝子　茯苓　橘叶

● 【评析】

囊漏症见尿痛，类似于泌尿道感染，总由湿热下注所致，久则下焦虚损而成虚实夹杂之证，利湿培本是为治疗大法。

淋浊溺血

● 【原文】

上焦热郁，小便不得畅快，六脉弦紧，宜用分理苦泄。

川连　萆薢　丹皮　苡仁　麦冬　川柏　赤苓　莲须　泽泻　冬瓜子

上焦热郁，烦渴不止，津液下陷，小便浑浊，宜用甘寒固摄法。
玉竹　原地　天冬　沙参　泽泻　麦冬　萆薢　牡蛎　知母　芦根
换方：鲜生地　五味子　升麻天冬　制洋参　麦冬　牡蛎　丹皮　萆薢
芦根

失血过多，气瘰阴络伤也，以通为补。
川斛　炒苏子　归身　半夏　冬瓜子　车前　淮牛膝　茯苓　新会皮　焦
谷芽

失血过多，木邪侮土，脉不柔和。以通为补。
川石斛四钱　白芍一钱五分　车前二钱　茯苓二钱　新会皮一钱　焦谷芽
三钱　净归身二钱　苏子三钱　泽泻一钱五分　半夏一钱五分　冬瓜子三钱

下血之后，脉软腹胀，宜分理温运。
西党参　於术　木香　车前　补骨脂　赤苓　炮姜　淮牛膝　泽泻

小便频解，溺痛，由中气虚而湿邪下注，以分清和理法。
於术　萆薢　苡仁　云苓　半夏　升麻　泽泻　琥珀　冬瓜子　甘草梢
橘叶

向有遗泄，近患溺浊，此湿热为患，暂用分理法。
泽泻　甘草梢　萆薢　龙胆草　赤苓　川黄柏　黄芩　莲须　苡仁　荷梗

● 【评析】
淋浊、尿血虽病在下焦，然何元长诊治统观三焦，如上焦热郁，可致膀胱
气机阻滞而小便不得畅快，治宜分理苦泄。上焦热郁亦可致津液下陷而小便浑

油，宜用甘寒固摄法。又如中焦病木邪侮土，可致尿血；中虚湿邪下注，可致尿痛。治疗多以分理疏通为主，然亦分温运、清化两端，温运宜用白术、木香、补骨脂、炮姜等药；清化宜用黄柏、草薢、龙胆草等药。车前、泽泻、冬瓜子是常用通利下焦药，同时亦辅以黄连、黄芩、苏子、升麻、半夏等药以疏通中上二焦。

泻痢便血

● 【原文】

气亏火微，纳少脾泄，患此半载，以致六脉软代，须升清温补，勿使深烁病剧。

西党参(炒黄)　茯神　肉果　白芍　於术(土炒)　炮姜　炙五味　菟丝饼　炙甘草　红枣

水泻不止，四末浮肿，属气虚下陷，火不摄水，六脉沉弱无力，宜用温脾补气，佐升清法，以观动静。

炒党参　肉果　升麻　炒於术　炒白芍　白茯苓　炮姜　五味　泽泻

白积四十余日，旧者已去，新者又生，理气运脾，使其不聚，自然痊愈。

炒苍术　木香　制於术　炒山药　茯苓　桔梗　白芍(酒炒)　炒枳壳　楂炭　广皮　甘菊　煨姜

休息愈后，温运脾原，肾乃胃关，法当兼调，用之安妥，然后改丸子，于长夏培补。

制於术　菟丝饼　枸杞子　归身　上肉桂　白茯苓　杜仲(盐水炒)　泽泻　白芍(酒炒)　淮山药　南枣　新会皮

气陷络伤，更衣不畅，粪细如线，必先下血，作胀而后解，解甚痛，粪甚少，此下焦清浊不分也。拟用升清祛湿，少佐固阴法。

西党参　白茯苓　升麻　槐米　生於术　瓜蒌仁　炒白芍　泽泻　血余炭荷蒂

复诊：大便稍畅，肛口仍有血注。此中虚湿热伤络，仍用理脾化热法。

西党参　於术　茯苓　龟板　车前　瓦楞子　蒌皮　升麻　槐米　麦芽

● 【评析】

泄泻日久，气虚下陷，治宜温中、益阴、升清并用，方用理中汤加白芍、五味子、升麻等药。休息痢治以运脾补肾，并加入当归、肉桂，既温补，又调血，使气血兼治。便血证属气陷络伤，治以益气升清止血，用四君子汤加升麻、荷蒂、槐米、血余炭等药。

便闭

● 【原文】

便艰呕吐，中焦火郁也，以苦泄通幽法。

川连　桃仁　法半夏　蒌皮　新会皮　归须　代赭石　旋覆花　赤苓竹茹

命门火微，能纳失运，少腹胀楚。以温通润肠治。

川附子　生归身　瓜蒌皮　煨木香　青皮　枳壳　赤苓　瓦楞子　川楝子冲生白蜜。

肝胆郁结，侮土胀楚，舌本如裂，更衣艰涩。以清润苦泄法。

川连　延胡索　川楝皮　蒌皮　炒车前　桃仁　生归身　枳壳　泽泻橘叶

便艰、呕吐似格疾状，故苦寒清泄合以活血通下治之。里热气滞津亏者，虚实兼顾，治以理气清热润肠法，方中加入车前、泽泻有疏通下焦气机，使二便通利的作用。

调经

● 【原文】

经候腹痛，冲任虚寒。以温经疏腑治。

焦於术　元胡索　官桂　香附　归身　苏梗　益母子[1]　蕲艾　姜

丸方：熟地　杜仲　香附　於术　元胡索　归身　杞子　白芍　紫石英　炙甘草　官桂　茺蔚子

停经腹痛嗳气，脉数，此肝郁而脾不统血也。用逍遥法。

炒柴胡　厚朴　全当归　苏梗　焦於术　延胡索　红花　青皮　茺蔚子

经阻腹痛，不时寒热。当用逍遥法。

焦於术　煨木香　炮姜　青皮　归须　元胡索　柴胡　猪苓　茺蔚子

中虚冲任络伤，经败不止，六脉无力。以升清固阴主治。

炙芪　枣仁　炒熟地　炒白芍　茯神　五味　焦於术　杞子　炙甘草　桂圆肉

经行腹痛，温通健脾主之。

焦於术　炮姜　茯苓　青皮　苏梗　蕲艾　全当归　香附　元胡索　砂仁末

经败不止，中虚营络空也，以致腹膨心悸。暂用泻心苦泄，接方用黑归脾调理。

炒黄连　茯神　五味子　炒白芍　炒丹皮　枣仁　乌贼骨　远志炭　炒阿胶　荷蒂

接方：制於术　杞子炭　枣仁　木香　茯神　炒白芍　熟地炭　远志炭　炒阿胶

丸方：西党参　於术　枣仁　血余炭　五味　熟地　制香附　黄绢灰　白芍　茯神

桂圆汤泛丸。

阴亏夜热，月事未通，脉象左弦右软，久防咳呛。以育阴调气兼理。

炒生地　炒条芩　元胡索　香附　红花　茯苓　当归　新会皮　茺蔚子

经候不通，饮食艰运，此经寒脾不统血。宜丸子调理。

焦於术　白归身　广藿香　川石斛　延胡索　炒白芍　绵黄芪　制香附　茯苓　砂仁末

经停腹痛，大便溏薄，属气虚夹湿。以温经分理治。

焦於术　绵蕲艾　云茯苓　白归身　煨木香　元胡索　炒白芍　泽泻　茺蔚子　煨姜

● 【校注】

［1］益母子：即茺蔚子。

● 【评析】

月经闭阻，亦属脾不统血，故建中养血不可或缺，如伴有腹痛，是为肝郁，可用逍遥散治疗；伴有便溏、纳呆，乃夹湿经寒，治宜温经分理；伴有身热夜甚，则为阴亏，治以育阴调气。月经过多不止，属中虚冲任络伤，治宜升清固阴，或先苦泄凉营，再以黑归脾汤调理。

带下

● 【原文】

带下不止，腰膝痿痛。营养经脉，自然渐安。

熟地　杜仲　杞子　白薇　川断　五味　狗脊　乌贼骨

● 【评析】

带下属肾虚者，治宜补肾收敛。

胎前

● 【原文】

胎前肝火内炽，呛甚呕恶，脾不输津，以致烦渴不止。暂拟甘寒平胃法。

阿胶（蛤粉炒）　大麦冬　鲜石斛　橘红　熟石膏　川贝　黑山栀　茯苓　广藿香　竹茹

肺窍受伤，上焦热郁，胎气不宣，津失上承，鼻塞口干。当此发生阳动之候，宜乎化风泻热。

羚羊角　桑白皮　元参　象贝　金银花　知母　青黛　苡仁　生甘草茅根

● 【评析】

妊娠呕恶，乃肝火内炽；烦渴是因脾不输津，或有热郁，治宜甘寒泄热，滋阴养胃。用药宜平和而不伤胎气，如金银花、青黛、石膏、贝母、麦冬、元参、石斛、茯苓、藿香、竹茹等。

产后

● 【原文】

素禀不足，兼产后营虚，阴络不和，以致下焦气滞，少腹结瘕，时作痛楚，甚则寒热，正不胜邪之势。以和营卫培本为急。

西党参　炒熟地　枸杞子　金狗脊　炒白芍　炒香附　白归身　茯神　宣木瓜　橘叶　红枣

自偏产[1]以来，虚热日甚，脾败肉削，可见营液内亏，气虚下陷，并神色㿠白，脉细少力，唯恐成怯。

西党参　五味子　川连 (元米炒)　麦冬　制於术　菟丝子　茯神　枣仁　炙甘草　建莲

● 【校注】

[1] 偏产：病证名。指在分娩过程中，由于产妇用力不当或其他原因，使儿头偏左或偏右，不能即产。相当于儿头先露的异常分娩。

● 【评析】

产后发热，少腹时痛，多为气虚营弱，治宜益气调营和理为主，药如党参、茯神、白术、熟地、当归、香附、菟丝子等。

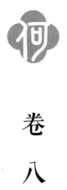

卷
八

类中

● 【原文】

头晕体丰，心悸脉动，类中之渐。须安养调治。

熟地四钱　茯神二钱　甘菊一钱五分　豨莶草一钱五分　石决明四钱　老桑叶一钱五分　归身二钱　枣仁三钱　麦冬二钱　白蒺藜四钱　柏子霜一钱五分

阳不交阴，鼻塞不通，两膝麻而不暖，乃命门火微也。用潜阳温补。

熟地四钱　茯神二钱　杞子二钱　半夏一钱五分　胡桃肉二钱　归身二钱　枣仁三钱　苁蓉一钱五分　新会皮一钱

少寐头晕，阳不交阴也，六脉紧数，无疑肝火夹痰为患。防其类中。

熟首乌　法半夏　茯神　石决明　橘红　羚羊角　麦冬肉　枣仁　白蒺藜　川郁金

丸方：去羚羊角、蒺藜、郁金，加於术、胆星、石菖蒲、淮牛膝。

鲜竹茹、钩藤汤泛丸。

卒然厥晕，膈次胀楚，六脉弦数。当用左金法。

川黄连　归身　茯神　川楝子　木香　竹茹　淡吴萸　白芍　枣仁　石决明　橘叶

阳本亏而厥阴气郁，以致身心劳动即头晕肢麻，脉来弦滑。类中之机，预为调治。

真西党　石决明　茯神　草郁金　橘红　熟首乌　白蒺藜　枣仁　淮牛膝　竹茹

营阴内伤，血不养肝，以致恶寒脉软，膈胀作痛，兼之舌本不利，语言不清，须宽心安养，可免此患。

紫丹参三钱　法半夏一钱五分　茯神二钱　炒白芍一钱五分　川郁金一钱
大生地四钱　煨木香四分　枣仁三钱　淡苁蓉一钱五分　橘叶三片

肺胃不清，不能言语，此湿痰凝于肺胃，清窍不利使然，拟方暂服。
炒白术二钱　法半夏一钱五分　麦冬二钱　归身一钱五分　淡干姜七分
炒茅[1]术一钱五分　新会皮一钱　茯神二钱　白蒺藜四钱

声音不清，不能言语，属下焦气亏，唯宜温补。
川桂枝　法半夏　茯神　川贝　白芥子　姜汁　制远志　新会皮[2]　枣仁
杞子　石菖蒲
丸方：党参二两　熟地三两　夏曲一两　茯神一两五钱　苁蓉一两　橘白
七钱　於术二两　菖蒲一两　五味五钱　胆星五钱　枣仁二两　肉桂四钱
淡蜜水丸。

肝火夹痰，卒然晕厥，当此发升之候，疏风清镇治之。
羚羊角　法半夏　白蒺藜　黑山栀　石决明　熟首乌　橘红天麻　淮牛膝
石菖蒲　茯神[3]

中虚肝郁，心嘈膈胀，须开怀调养，否则防类中。
西党参　归身　茯神　法半夏　天麻　制於术　白芍　枣仁　煨木香
橘叶
接服归脾丸。

手足麻木，面发红块，风证将成，和营祛风兼理。
大熟地　归身　青防风　红花　厚杜仲　制於术　川断　鹿角霜　木防己
桂枝　木瓜[4]　枸杞[5]
炼蜜为丸。

　　　　　　　　　　　　　　　何元长医著二种校评

风湿袭于营卫，以致手足麻木，肌肤不仁，以祛湿养营调治。

真茅术　熟首乌　川断　白蒺藜　秦艽　川牛膝　制於术　炒归身　木瓜　豨莶草　杞子　生米仁

熬鹿角胶三两为丸。

右手足肿痛不仁，艰于言语，此风入络脉，痰蒙清窍也，宜祛风豁痰治之。

羚羊角　秦艽　刺蒺藜　归身　防风　法半夏　木瓜　五加皮　橘红　忍冬藤

积劳内亏，腰痛肢痿，津液内竭，并六脉沉弱少力，必须温补，否则防类中。

党参　熟地　茯神　杞子　北五味　麦冬　归身　枣仁　苁蓉　胡桃肉

阳微湿困，腰膝无力，类中之基，须戒酒谨慎。

制於术　归身　狗脊　川附子　胡桃肉　大熟地　杜仲　杞子　五加皮

● 【校注】

［1］茅：原书为"毛"。疑误。

［2］皮：原书为"仁"。疑误。

［3］茯神：原书无。据《重古三何医案》补入。

［4］木瓜：原书无。据《重古三何医案》补入。

［5］枸杞：原书无。据《重古三何医案》补入。

● 【评析】

本节案例以类中风为主，亦有少数为真中风，或有类中前兆者。类中风病机有阴亏而肝阳亢，或肝火夹痰，治以滋肝潜阳，或清肝化痰。服汤药快治后，可用丸药缓治，常用的基本药物有首乌、枣仁、枸杞、麦冬、半夏、橘红，以钩藤汤泛丸。如下焦阳虚，可加苁蓉、肉桂；痰湿甚，可加白术、胆南星、竹茹等药。真中风者以祛风湿、养营通络治之。对于有类中征兆，如症见手足麻木、腰膝无力等，当治以和营祛风，或温补，并叮嘱须开怀调养，戒酒谨慎以防微杜渐。

肝风

● 【原文】

质弱火炎，耳鸣头晕，膈次不宽，先用疏肝清理，然后进补奏效。

制首乌　青蒿　石决明　花粉　泽泻　原生地　甘菊　老桑叶　钩钩　生甘草

肝风夹痰，防其痫厥，六脉弦数，暂用疏肝涤饮治。（四肢麻，时昏沉）

制首乌　茯神　白蒺藜　石决明　钩钩　法半夏　郁金　香附　黑山栀

肝风夹痰，统体麻木，兼惊惕不宁，屡欲呕恶，乃肝邪侮胃，中气虚也，宜标本兼顾。（卧则不寐，行则不能，坐则足肿，卧则肿退，证属湿痰，并非脚气）

於术　法半夏　白蒺藜　五加皮　茯神　十大功劳　茅术　白归身　秦艽　石决明　枣仁

肝风夹痰，上焦清空窍不利也，以清镇疏肝降气治。（其人壮时，晕厥跌倒）

羚羊尖　法半夏　黑山栀　茯神　橘红　陈胆星　制首乌　石决明　白蒺藜　枣仁　降香

咽痛咳痰，膈胀便溏，此中虚厥阴化风，宜调中润肺治之。

桑白皮　橘红　炒苏子　桔梗　薄荷叶　生芪　钩钩　大力子　赤苓　冬瓜子

复诊：炒苏子　炒扁豆　橘红　桔梗　生甘草　川石斛　生米仁　茯苓　郁金

膈胀目昏，舌本、手指麻木，当此厥阴用事之候，未敢遂补，鄙拟疏风涤饮法，以视动静。

百蒸於术　蒺藜　茯神　归身　石决明　姜制半夏　甘菊　枣仁　新会　冬桑叶

时疾后惊恐，以致下部精滑，上冲呕恶，触动肝风，膈胀浮肿，兼右脉滑大，先宜理胃疏肝，然后补其偏胜。

姜制半夏　广藿香　代赭石　钩藤　竹茹　赤茯神　黑山栀　白蒺藜　橘红

肝郁生风，内热膈胀，不思饮食，以通为补。

元米炒川连　广藿香　新会　大麦仁　炒白芍　法半夏　郁金　橘叶　归须　荷蒂

木郁生风，心悸口干，兼之腹鸣，侮土不克输津长肌，恐成单腹，莫作轻视。

川连　法半夏　炒白芍　泽泻　橘叶　广藿香　白茯苓　焦神曲　黑山栀

接服方：土炒於术　法半夏　茯神　白芍　黑山栀　川石斛　白归身　枣仁　橘叶　泽泻

肝失所养，内风煽烁，时身心烦动，气机呼吸不利，以致痰喘，现诊脉象并不细软，并脾胃无咎，未必阳本亏也，兹此以甘露饮加减法。（其人七旬，每于亥子时发痰壅气逆，血少肝亢）

真西党　熟地　淡天冬　茯神　柏子霜　原生地　牛膝　大麦冬　枣仁
郁金汁

丸方：西党参　半夏曲　茯神　柏子霜　石决明　枇杷叶　大熟地　沉香
末　枣仁　胡桃霜　淮牛膝

血虚肝郁，厥阴化风，病经三载，以柔肝培本，恒服奏效。

熟地　制首乌　茯神　杞子　甘菊花　归身　石决明　枣仁　牛膝　老
桑叶

接服方：炙黄芪　阿胶　茯神　甘杞子　石决明　大熟地　归身　枣仁
柏子霜　老桑叶

厥阴之气有余，不时发热，热甚生风，神昏厥逆，当此升令，宜用清心疏
镇法。（月事不至）

制首乌　麦冬　归须　石决明　枳实　半夏曲　茯神　黑山栀　川郁金
益母膏二钱 (冲)

肝胆热郁生风，统体作痛，阳明湿邪下注，以致便浊[1]不清，左脉紧大。
先用疏风分理，然后进补，庶可奏效。

羚羊片　归身　白蒺藜　赤苓　生米仁　生白术　秦艽　川续断　萆薢
忍冬藤

接服方：制首乌　白术　沙苑　煅牡蛎　细桑枝　归身　生米仁　川断
赤神[2]　生甘草

神志不清，频发厥晕，上焦空窍蒙闭也。以泻心降气治。

川黄连　法半夏　代赭石　枳实　竹茹　风化硝　炒苏子　白茯苓　牛膝
菖蒲

厥阴气郁，郁久生风，风盛[3]生痰，中焦清窍不和[4]也。须戒荤及酒，

　　　　　　　　　　　　　　　　　　　何元长医著二种校评

庶不致神昏颠倒。

羚羊角　石决明　法半夏　茯神　僵蚕　甘菊花　明天麻　葶苈子　黑山栀　竹茹

厥阴化风，痰气壅于上焦，以致右脉滑数，瘰疬不消。以和肝化痰法。

制洋参　象贝　秦艽　石决明　冬桑叶　夏枯草　麦冬　橘红　白蒺藜　黑山栀

久患休息，复兼咳血，二端俱愈，唯是内风煽动，以致心悸头晕，右脉弦数。宜黑归脾通补，徐徐安痊。

制於术　煨木香　茯神　炒白芍　炙甘草　炒阿胶　远志肉　枣仁　炒丹皮　大熟地

厥阴气郁，久而化风，营阴暗耗，不寐，火动上焦，脉络瘘痛。当此发生之候，宜疏风静养。

熟地　归身　茯神　杞子　柏子仁　洋参　麦冬　枣仁　龟板　十大功劳

厥阴化风，神不守舍，屡汗火升，心悸不寐。以安魄苦泄治。

川连　归身　茯神　石决明　黑山栀　半夏　麦冬　枣仁　白蒺藜　橘叶

内风煽烁，肺气不宣，以致鼻窍不利，面部红肿抽动。以清金化风，热邪自泄。此方暂服。

羚羊角　桑白皮　石决明　甘菊　豨莶草　荆芥　生米仁　地骨皮　知母　生甘草

接服方：熟首乌　归身　桑叶　泽泻　生甘草　麦冬肉　丹皮　豨莶　黑山栀

阳明有余，少阴不足，水不涵木，肝火内动，脉数肢痿。宜祛风培水调治。

熟地　归身　牛膝　杞子　生虎骨　十大功劳　首乌　秦艽　木瓜　赤苓
元武板

多痰头晕，四肢麻木，由脾虚夹湿，血少肝风，六脉滑大不柔。以平肝燥土调治。

炒熟地　於术　归身　白蒺藜　橘红　法半夏　茅术　白芍　甘杞子

平昔好饮、操劳，火动伤络，据曾失血，肝失所养，阳气易浮，立春节近，当从心脾肾调治。

西党　远志肉　茯神　米仁　蛤粉炒阿胶　麦冬　女贞子　枣仁　牛膝
桂圆肉

水不涵木，肝风内炽，肺气受克，肌体不润，筋骸不利，痛痹之渐。培水柔肝兼治。

制首乌三钱　秦艽一钱五分　豨莶草二钱　五加皮三钱　柏子霜一钱五分
十大功劳二钱　净归身二钱　米仁四钱　地肤子一钱五分　冬桑叶一钱五分
生甘草四分

肺肾两虚，多痰咳逆，肝风内炽，痰火壅结，肿连颐颈。暂用涤痰清理，然后进补。

生绵芪　制首乌　知母　橘红　生鳖甲　真川贝　蛤壳　桑叶

厥阴气郁，络伤经败，肝失所养，木风愈甚，脉不柔软。以通为补，拟用黑逍遥佐苦泄法。

元米炒川连五分　制於术一钱五分　炒黑枣仁三钱　制香附三钱　石决明四钱 (煅)　炒黑柴胡八分　白茯神二钱　炒黑丹皮一钱五分　草郁金一钱　橘叶三张

水亏肝风内动,以致虚里穴跳动。以交心肾、和肝调治。

熟首乌三钱　川石斛三钱　茯神二钱　黑山栀一钱五分　牡蛎四钱　大麦冬二钱　炒白芍一钱五分　枣仁三钱　新会一钱　湘莲七粒

始疾咳呛,继之蒂丁胀楚。此邪入厥阴为患,以培水化风治。

陈阿胶　大力子　人中白　归须　生甘草　淮牛膝　马兜铃　枇杷叶　青黛　新绛屑

● 【校注】

[1] 便浊:原书为"口渴"。疑误。据《重古三何医案》改。

[2] 赤神:即茯神。

[3] 盛:原书为"甚"。疑误。据《重古三何医案》改。

[4] 不和:原书为"不利"。疑误。据《重古三何医案》改。

● 【评析】

病肝风者多为本虚标实,且常因五脏相乘而累及他脏,出现多脏同病,如此复杂病证,何元长有其独到诊治思路和方法。如因阴亏而肝火上炎,或中虚而厥阴化风刑金,临证表现为肝风盛,或肝火旺者,治疗当先疏肝清理,或调中润肺,或疏风涤饮,即以治标为主,待标病稍平,然后再滋肝进补,或补其偏胜治其本。从案例中可见,大凡有膈胀、呕恶、不思饮食、便溏、咽痛、咳痰等症,当先理胃疏肝,或清肺化痰,即如其所言"未敢遂补",或"以通为补"。

案例中多脏同病者甚多,何元长善用五脏相生、相克法调治。如肝风兼脾虚夹湿,取平肝燥土法,或用黑归脾汤通补肝脾,脾强则肝不能乘。肝肺同病,治法有清金化风、培水柔肝,使肝风得息,不能侮肺。治肝风,常用肝肾同治法,滋水涵木乃治本之法。

眩晕

● 【原文】

耳鸣头晕，六脉弦滑不柔，肝火夹痰为患。先清后补。

制首乌　法半夏　淮牛膝　白蒺藜　茯苓　石决明　甘菊花　黑山栀　冬桑叶

头晕膈胀，阴虚肝络不舒也。理气疏风兼治。

归身　茯神　甘菊花　川郁金　女贞子　橘叶　白芍　枣仁　白蒺藜　制香附　阿胶

头晕多痰，心悸少寐，坎离不交，心志不宁。以苦泄安神，自然安适。

川连　辰砂拌麦冬　枣仁　丹参　橘红　法半夏　云茯苓　龙齿　橘叶竹茹

● 【评析】

眩晕属肝火夹痰，六脉弦滑者，亦治以先清后补。阴虚肝络不和者，治以柔肝理气，标本兼顾，药用阿胶、女贞子、白芍滋阴柔肝；郁金、蒺藜、香附理气疏肝，相得益彰，疗效倍增。痰窜所致，伴见心悸少寐者，施以苦泄安神，黄连、竹茹，合二陈法为治痰所设，麦冬、枣仁、龙齿、丹参为养心宁神而用，治以中的，诸症自消。

头痛

● 【原文】

头风数载，由肝肾不足，兼表阳空疏，稍触外感，内风辄动。

炙绵芪　女贞子　归身　石决明　青盐（少许）　大熟地　冬桑叶　茯神甘菊

气亏表弱，客邪易入，触动肝风，头痛呕吐。以固表养肝治。

炙绵芪　白归身　白蒺藜　甘菊　黑山栀　制首乌　法半夏　石决明　白芍　桑叶

膈胀头痛，少阳热郁也。防其腹满。

柴胡　石决明　郁金　新会皮　牛膝　黑山栀　瓜蒌皮　白芍　泽泻　佛手

表虚头痛，甚则腹泻呕吐，此肝风侮土也。暂用温胆法。

川连　法半夏　茯苓　池菊　黑山栀　焦术　石决明　广藿香　白芍

● 【评析】

内风、外风合邪而致头痛屡作，经年不愈，治宜治本为主，即固表、养肝、补肾是为根本，兼以祛风。少阳郁热，或肝风侮土所致者，因症见膈胀，或腹泻呕吐，故先清疏泄热，然后再从长计议。

咳嗽

● 【原文】

咳呛脾泄，饮食日减，六脉软弱少力，土不生金之验。证非轻渺。

制於术　茯神　川贝母　归身　川石斛　北沙参　山药　新会皮　香附　红枣

久咳膈痛，右脉弦数无力，肺痿之渐，莫作轻视。

北沙参　川贝母　生芪　橘白　冬瓜子　紫菀　生蛤壳　米仁　云苓　桑叶

喘咳稠痰转剧，咽痛脉弱，此非有余之火克金，乃气虚肝液亏也。若再投凉剂，脾胃困败，须重剂滋补，图其奏效。

熟地　川贝　橘白　天竺黄　淮山药　於术　杞子　茯苓　焙麦冬　建莲肉

咳呛秽痰，气喘，脉软中虚，肺络受伤也。殊非轻恙。

制於术　川百合　麦冬　茯苓　川贝　茅根　北沙参　生蛤壳　橘白　桑叶　知母

早寒暮热，脉数烦渴，呛咳不减，无疑表虚火不潜根也。仍用生津止渴，稍佐降气法。（服过凉剂未效，乃下虚上实。）

大熟地　橘红　牛膝　川贝母　米仁　生石膏　苏子　知母　北沙参　芦根

咽间碎痛，咳呛唾涎，六脉并不弦数，乃肝阴亏而脾不输津下布也，所以大便燥结。殊非轻恙。

制於术　川贝　杞子　橘白　枇杷叶　半夏曲　蛤壳　苁蓉　杏仁　人中白

脾肺两虚，畏风咳喘。暂用玉屏风法，然后进补奏效。（女，身热干呕三月，少痰，腹痛，食后胀，四肢麻木，中虚，恐肿胀。）

生黄芪　防风　苏子　旋覆花　桑叶　鲜佛手　制於术　半夏　茯苓　代赭石　橘红

湿邪留恋，咳呛秽痰。当此夏令，宜救肺涤饮主治。

生芪皮　枇杷叶　橘红　知母　淮牛膝　阿胶　生米仁　桑叶　川贝　茅根

耳后结痰溃脓已愈，现在腠理空疏，呛咳自汗，幸阳明气旺，不致大害。

鄙拟固表润肠法，否则防复溃。

生芪　知母　麦冬　半夏曲　甜杏仁　米仁　川贝　蛤壳　橘红　枇杷叶

丸方：去蛤壳，加洋参、石决明、牛膝、胖海参，捣丸。

咳吐白沫，恶寒脉软，乃金寒不束津液。以和脾保肺，佐降气治。

西党参　北沙参　杞子　人中白　生蛤壳　制於术　川百合　橘白　川贝母　沉香汁

寒热咳呛，气阴交虚，此非暴病，未许速痊。

真西党　北沙参　川百合　杞子　牡蛎　於术　大麦冬　淮山药　橘白

久嗽中虚，恶寒咽痛，气分不足。宜乎温补，无虞难许[1]。

西党参　山药　大麦冬　杞子　橘白　炒熟地　牛膝　五味肉　於术青盐

久呛中虚，气喘多痰，肝液有亏，咽间梗塞，病根深固，难许速痊。

真西党　北五味　川百合　橘白　生蛤壳　制於术　大麦冬　人中白　牛膝　枇杷叶

咳呛不止，色脉少神，气分亏也。从脾肺调治。

西党参　北沙参　枣仁　川贝　淮山药　制於术　大麦冬　茯神　橘白

咳逆音哑，似属阴亏火动，然脉象未见虚数，可见蕴邪未得清彻。宜轻剂和理。

鲜石斛　杏仁　川贝　马兜铃　新会红　紫菀茸　蛤壳　麦冬　枇杷叶川郁金

时疾后饮食不慎，腹胀咳呛，此土不生金，殊非轻恙。

焦术二钱　炒苏子三钱　川石斛三钱　茯苓二钱　橘红一钱　冬瓜子三钱

法夏一钱五分　　白蔻壳四分　　生米仁三钱　　泽泻一钱五分　　谷芽四钱

　　咳沫不止，气喘咽痛，并六脉虚数无力，可见中虚肝液竭也。殊非轻恙，兹拟填补保肝法，图其奏效。

　　炙绵芪二钱　　麦冬肉二钱　　炒熟地四钱　　橘白一钱　　茯神二钱　　川百合三钱　人中白一钱 (漂)　　淮山药二钱　　杞子二钱　　阿胶二钱 (烊冲)

　　胃痛干哕，肝络不和，恐有蓄血。以通络润燥为暂用之剂。
　　当归须　　淮牛膝　　桃仁　　瓦楞子　　白茯苓　　煨木香　　炒苏子　　蒌皮　　川郁金　新绛屑

　　中气不舒，近兼咳哕，六脉弦紧，唯恐咯血。
　　炒苏子　　旋覆花　　橘红　　蛤壳　　冬桑叶　　法半夏　　草郁金　　茯苓　　归须　新绛屑

　　元气素虚，疟后腠疏，喘咳转剧，脉数无力，劳怯之渐，愈期未许。
　　炙芪　　北沙参　　麦冬　　橘白　　煅牡蛎　　红枣　　玉竹　　川贝母　　山药　　茯神　冬桑叶
　　接服方：黄芪　　北沙参　　麦冬　　橘白　　煅牡蛎　　杞子　　熟地　　川贝母　　山药　　茯神　　款冬花　　建莲
　　膏滋方：炙芪　　五味　　淡苁蓉　　胡桃肉　　熟地　　牛膝　　煅牡蛎

　　久嗽不止，中虚表弱也，以致盗汗膈胀，气喘脉软。以建胃固表治，庶克奏效。
　　制於术　　石斛　　苏子　　蛤壳　　川贝　　红枣　　川百合　　橘白　　茯苓　　米仁　桑叶
　　接服方：西党参　　北沙参　　山药　　菟丝　　茯苓　　红枣　　制於术　　炒米仁　橘白　　牛膝　　桑叶

咳喘多痰，咽间哽塞，六脉无力，属中虚肝液亏也，殊非轻恙。

西党参三钱　北沙参二钱　蛤壳三钱　杞子二钱　人中白一钱　大熟地四钱　川百合三钱　杏仁二钱　橘白一钱　枇杷叶一钱五分

内热咳呛，痰中带血，此中焦热郁，非阴虚所发，不宜大补。

北沙参三钱　地骨皮二钱　元参二钱　橘红一钱　人中白一钱　麦冬肉二钱　生蛤壳三钱　知母一钱五分　米仁四钱　冬桑叶一钱

水亏火动，干呛咯血，六脉无力，可见元气愈虚，恐交春病剧。

原生地四钱　北沙参二钱　麦冬二钱　山药二钱　茜草一钱　粉丹皮一钱五分　川百合三钱　川贝一钱五分　茯神二钱　桑叶一钱五分

咳呛反复，中虚表弱也。宜从脾肺调治。

制於术　麦冬肉　炒苏子　橘白　海浮石　法半夏　北沙参　川贝母　茯苓　老桑叶

喘咳伤中，口干膈痛。以润肺健胃调治。

川石斛　法半夏　杏仁　麦冬　橘红　北沙参　炒苏子　蛤壳　米仁

先曾失血，由络伤所致，现患咳呛脾泄，痰多肉削，中气不足之验，治宜涤痰健中，舍此无策。

制於术　淮山药　桑叶　北沙参　橘白　川石斛　茯苓　款冬　川贝母　炙草

再诊：冲呛不止比前减少，并脉象数势缓和，斯属佳境，但速愈不能。

炒生地　麦冬　川贝　元武板　丹皮　北沙参　橘红　杏仁　冬桑叶　青盐

久呛中虚，肢体困倦，肝胆气不舒也。频作呕吐，病在肝胃，腻补不合。

制於术　西党　川贝　石决明　姜汁焙竹茹　半夏曲　茯神　橘白　麦冬

● 【校注】

　　[1] 无虞难许：谓尚难许其无忧也。

● 【评析】

　　本节有不少咳嗽案例证情复杂，何元长的辨治颇有独到之处。首先，辨证当仔细，不为表象所迷惑，如症见喘咳稠痰转剧、咽痛，此证似属邪热犯肺，然脉弱，故非有余之火克金，乃气虚肝液亏也，须重剂滋补，如投凉剂则反伤胃气。又如咳逆音哑，似属阴亏火动，然脉象未见虚数，可见蕴邪未得清彻，治宜轻剂和理。其次，病虽有虚，但不能妄用滋补，如久呛中虚，肢体困倦，但频作呕吐，乃肝胃不和，故腻补不合。又脾肺两虚，畏风咳喘，因伴腹痛，食后胀，故暂用玉屏风法，然后进补奏效。

吐血

● 【原文】

　　络伤见血，幸不咳呛，乃气分病也，平肝降气主治。

　　原生地　北沙参　茯神　淮牛膝　湖藕　麦冬肉　炒苏子　枣仁　川郁金

　　温邪伤肺，咳呛失血，六脉弦数，恐延入怯门。

　　北沙参　麦冬肉　元武板　冬桑叶　丹皮　川贝母　地骨皮　淮牛膝　生米仁　橘红

　　内伤失血，咽干膈痛，虽有咳呛，六脉并不弦数，唯虚阳不潜，须省力调治。

　　原生地　川断　北沙参　苏子　元武板　丹皮　牛膝　大麦冬　橘红　老桑叶

　　素有痰喘，近兼失血，频发不已，两手脉虚软，乃中虚气分受伤也。须培阴保肺兼顾，斯为尽善。

　　黄芪　陈阿胶　茯苓　甘杞子　制香附　熟地　炒白芍　枣仁　牛膝炭
青盐

　　内热咯血，本元虚也，清阴润肺治。

　　地骨皮　玉竹　知母　生蛤壳　藕节　北沙参　麦冬　橘红　老桑叶

　　阳络受伤，咳血膈痛，病久脉虚，愈期难决。

　　熟地　麦冬　北沙参　橘红　淮牛膝　阿胶　丹皮　石决明　茜草　冬
桑叶

　　复诊：脉症俱见平安，唯有内烧不止，阴分虚也。

　　原生地　麦冬　北沙参　龟板　橘红　丹皮　茯神　女贞子　牡蛎　桑叶

　　晨起咳痰，咽痒见血，肺胃之火，只宜清润调治。

　　乌犀角　天冬　知母　枇杷叶　生甘草　小元地　麦冬　橘红　冬桑叶
茅根

　　狂失血后，脉软气怯，胃气薄弱，非补无策。

　　炙黄芪　麦冬　淮牛膝　牡蛎　广橘白　炒熟地　五味　甘杞子　茯神
胡桃肉

　　蓄血妄行，并不咳呛气逆，左脉弦大，乃血去络不和也，暂用疏滞通络，
接服黑归脾调理。

　　归须　丹参　柏子霜　川郁金　新绛屑　桃仁　苏子　牛膝炭　石决明

　　元气素虚，火动咯血，膈次不利，防其狂吐。

　　炒生地　莲须　炒苏子　茯苓　石决明　冬桑叶　丹皮　龟板　川郁金
淮牛膝

　　藕汁冲服。

元气素虚，火动咯血，血虽止而痰涎上泛，恐阴液内亏，兹用健中保肺法。

制於术　北沙参　山药　川贝母　橘白　陈阿胶　炒麦冬　茯神　川百合　青盐

失血后咳痰气秽，肝肺络伤也，无虞难许。

羚羊角　麦冬　杏仁　茜草　炒苏子　茅根　生米仁　知母　橘红　牛膝　冬桑叶

咳血久缠，痰多咽痛。

蛤粉炒阿胶　制洋参　橘白　生米仁　冬瓜子　北沙参　人中白　茜草　冬桑叶　燕窝一钱五分

气伤血溢，火动咳呛，肝失所养，木火刑金。当用清上纳下法。

原生地　橘白　苏子　淮牛膝　石决明　麦冬肉　丹皮　茜草　川续断　藕节

咳血咽痛，恶寒喘逆，中虚肺液亏也。以补气保肺治。

炙绵芪　北沙参　山药　阿胶　橘白　熟地炭　大麦冬　牛膝　米仁　桑叶

狂失血后，络伤气怯，脉细无力，虽见咳呛，非阴火上冲，乃气不足使然。以归脾法调理。

炙绵芪二钱　麦冬二钱　枣仁三钱　白芍一钱　蛤粉炒阿胶三钱　北沙参二钱　远志一钱 (泡)　茯神二钱　牡蛎四钱 (煅)　建莲肉七粒

呕泻蓄血，气虚阴络伤也。恐交春后腹胀，不易脱体。

焦术二钱　炒归身一钱五分　川楝子一钱　白芍一钱五分　赤苓三钱　木

香四分 (煨)　炒青皮一钱　延胡索一钱　泽泻一钱五分　谷芽三钱

　　阳络受伤，血症频发，虽不咳呛，六脉甚是弦数，非佳境也。立春在迩，预为调治。

　　原生地　麦冬　桃仁　花蕊石　紫丹参　藕节　丹皮　牛膝　茜草　冬桑叶　草郁金

　　呕泻蓄血，阴阳络俱伤，气滞脾困，不克输津生新，下焦真气不充，清浊艰于升降，运谷无权，腹膨便溺，六脉软弱无力。理当温补佐安神法，再视消息，附方呈政。

　　土炒制於术二钱　炙白芍二钱　炒枣仁三钱　菟丝二钱　橘叶三张　土炒归身一钱五分　云茯神二钱　川郁金一钱 (切，后入)　泽泻一钱五分　焦谷芽四钱

　　十九日晚复诊：左脉弦动，略有烦躁，此肝阴亏而脾未输上供也。再拟醒脾化气，参用柔肝法。

　　土炒制於术一钱　归身一钱五分 (酒炒)　枣仁三钱　川郁金一钱　泽泻一钱五分　焦谷芽四钱　蛤粉炒阿胶二钱　白芍二钱　茯神二钱　炙升麻四分　橘叶三张

　　廿一日复诊：脉象两手均称条达，唯重按少力，可见中焦气机稍舒，命门真火未能摄水，脾阳不克运动，所以下体浮肿重滞，饮食能纳难化也。仍拟和肝胃，佐助元阳法。

　　炒黄西党三钱　茯神三钱　巴戟一钱五分 (盐水炒)　川郁金一钱 (切，后入)　泽泻一钱五分　焦谷芽四钱　土炒於术二钱　枣仁三钱　肉桂三分 (去皮，磨)　炙升麻四分　橘叶三张

　　廿三日复诊：腹胀不寐，脉反弦数，无疑木旺土衰，肝阴内亏所致。就证参脉，未敢骤补，此方暂服。

　　米饮炒制於术　归身　茯苓　川郁金　元米炒麦冬　赤豆卅粒　姜汁制半夏　白芍　藿香　淮牛膝　磨冲肉桂

　　廿五日复诊：中不胜湿，湿化为热，其气不得快利，以致腐谷少权，二便不畅，脉象动静。以扶本为主，疏理为佐，拙方候政。

土炒制於术　归身　大腹绒　茯神　益智　煨木香　白芍　泡炮姜　车前
肉桂

深思抑郁，内滞蓄血，狂吐之后，肝失所养，气机呆钝，侮土作胀，诊得
脉象右弦左软，可见下焦无火，津不上供也。当用《金匮》法。
炒西党　炒熟地　川附　牛膝　丹皮　焦於术　块茯苓　肉桂　泽泻
赤豆

狂失血后脉络空虚，其气无依，喘逆日甚，脉数无力，脾胃不甚强健，大
虚候也。当用甘温纳补法。
西党参　炒熟地　茯神　紫石英　牛膝　制於术　炒杞子　枣仁　川附子
胡桃
复诊：前拟温补，病情脉象未见进退，但元气久虚，唯宜温补，舍此
无策。
西党　熟地　麦冬　杞子　附子　於术　五味　茯神　磁石　坎炁
服参方：人参　於术　麦冬　五味　茯神　杞子　炙草
又复方：同前，去坎炁，加胡桃肉。

狂吐蓄血，肋痞侮中，乃肝脾络伤，唯恐腹满。
川石斛　茯苓　鳖甲　郁金　焦谷芽　炒苏子　白芍　新会　厚朴　藕节

肝胃不和，并曾失血，显系营卫受伤，只宜清理。
生白芍　小郁金　茯苓　钩钩　姜皮　炒苏子　石决明　新会　泽泻

● 【评析】
　　本节吐血包括上消化道出血之呕血及呼吸系统出血之咳血、咯血。何元长治
血证不是见血止血，而是求本治源，治疗以肝、脾、肺三脏为主。常用治法有平
肝降气、清火润肺、疏滞通络、醒脾柔肝、清上纳下、培阴保肺、补气保肺、健
脾益气、甘温纳补等。常随证加用的治血药有藕节、茜草、阿胶、丹皮等。

失音

● 【原文】

咳逆咽痛音哑，脉象紧数，乃肺虚肝液亏也。甚为棘手。

川黄连　枇杷叶　橘白　人中白　知母　陈阿胶　紫菀　麦冬　生米仁　鸡子黄 (生冲)

邪未透泄，音哑咽痛，为患未久，无所大害。

旋覆花　马兜铃　麻黄　象贝母　桑叶　紫菀茸　杏仁　桔梗　人中黄
接服方：紫菀　人中黄　牛膝　北沙参　桑叶　杏仁　生蛤壳　米仁　天花粉

咳呛音哑，中虚木火烁金。

生芪　北沙参　橘红　牛膝　川百合　丹皮　麦冬肉　紫菀　川贝　冬桑叶

咳呛音哑，中虚肺气不清。宜轻剂疏理。

旋覆花　生米仁　枇杷叶　冬瓜子　知母　紫菀茸　炒苏子　马兜铃　冬桑叶　橘红

久嗽中虚，多痰脾泄，津失供肺，音哑咽痛，此重候也，愈期未许。

制於术二钱　北沙参二钱　生米仁四钱　茯苓二钱　人中白一钱　淮山药二钱　川百合三钱　白扁豆二钱　橘红一钱　冬桑叶一钱

● 【评析】

失音，古称"瘖"。指声音嘶哑，甚或不能发声。有外感、内伤与虚、实之分，外感发病急，病程短，多为实证；内伤多见于久病，津枯血槁，多属虚证。然失音总关于肺，或邪郁肺气；或肺之气阴两伤，并可与肝肾阴亏或脾气中虚同见；亦有虚实夹杂之证，如本节案例"中虚木火烁金""中虚肺气不清"等。

实者治宜疏邪理肺，虚者治当健脾补肺养阴，虚实夹杂者，治以疏补结合。

肺痿

● 【原文】

右膈及臂膀胀痛不仁，六脉弦数，坐卧不宁，此温邪入络，恐肺气痿伤。须用清通法。（近时稍有痰喘）

旋覆花　羚羊角　法半夏　当归　白蒺藜　橘叶　代赭石　川郁金　炒苏子　秦艽　生米仁　桑枝

络不通气痹，右胸肋高肿，右寸关脉大，恐肺气痿伤，鄙拟通络化痰佐理气法，以图松解。（痰黑带腥，稍咳）

旋覆花　枇杷叶　牛膝炭　当归　勾勾　桑枝　炒苏子　半夏曲　瓦楞子　橘叶　郁金

患疟时失于表里，肺气不宣，咳血延久不瘥，表虚自汗，并神色㿠白，证属肺痿，不宜过用凉剂。（痰腥，大失血）

生芪　枇杷叶　橘红　蛤粉炒阿胶　藕汁　米仁　淮牛膝　茜草　川百合　冬瓜子

吞食噎逆，痰喘动血，乃肝郁刑金，肺气痿伤也，恐盛暑病剧，慎之慎之。

陈阿胶　甜杏仁　麦冬　冬桑叶　冬瓜子　茅根　生米仁　川贝母　橘红　生蛤壳　枇杷叶

肺气素虚，又感温邪，身热咳血，肺络伤也，所以咯痰胶腻，六脉数大，正气虽虚，温补不合。

生洋参一钱五分　生米仁四钱　川百合三钱　茅柴根四钱　陈阿胶二钱

橘红一钱　沙参二钱　枇杷叶一钱五分 (刷)　茜草一钱　淮膝炭一钱五分

● 【评析】

　　温邪入络，或痰气入络，痹阻肺气，肺受损伤可成肺痿，因此一旦邪气侵犯肺络，则当及时清通疏解。如正气已虚，邪留于内，治宜扶正祛邪，然需注意扶正不可过于温补，祛邪不宜过用寒凉，因肺为娇脏，宜顺气滋润。

虚劳

● 【原文】

　　气虚表弱，色脉少神，自汗屡泄，法当培本。

　　炙黄芪　茯神　白芍　地骨皮　牡蛎　红枣　川石斛　枣仁　新会　女贞子　桑叶

　　表里交虚，形衰脉弱，病经三载，须气阴并补。

　　炙黄芪　茯神　山药　麦冬肉　丹皮　熟地　枣仁　五味　女贞子　红枣

　　食少痰多，火动不寐，诊得六脉虚弦无力，可见气阴俱不足也，健中保肺为主。

　　西党参　陈阿胶　茯神　淮药　麦冬肉　制於术　北沙参　枣仁　百合　橘白

　　类疟兼呛，恶寒脉软，表里俱虚，非补无策。

　　黄芪　茯神　麦冬　白芍　桑叶　首乌　枣仁　橘红　牡蛎　红枣

　　失血后喘咳，业经一载，气血俱虚，殊非轻渺。

　　熟地　北沙参　茯神　牡蛎　橘红　丹皮　陈阿胶　枣仁　山药

气喘咳血，恶寒自汗，脉数，腹痛，大便不结。不但营液内亏，肝胃亦困败，均非佳境。姑拟补土宁金法，以望奏效。

炙绵芪　淮山药　茯神　菟丝　蛤粉炒阿胶　制於术　北沙参　牡蛎　湘莲　枇杷叶

肾水不能制火，必致克金；阴精不能化风，必致病燥。燥则痒，痒则咳，以致音哑嗌痛，脉动无神，此木郁水亏，虚火上炎之象。鄙拟滋纳，以视动静。

青盐炒熟地　牡蛎　川贝　川郁金　云茯神　盐水炒广皮　淮膝　龟板　川百合　鸡子黄 (冲)

连进补剂，并不膈胀作痛，不但营液有亏，表阳亦不固，甚宜用重剂频补，庶乎奏效。

西党参　熟地　茯神　麦冬　牡蛎　北沙参　淮膝　枣仁　百合　水梨

气分不足，肝络不和。以补气养营调治。（劳力则食减，饥则左肋痛，脚麻头痛）

於术　归身　川断　钩钩　香附　茯苓　白芍　法夏　杞子
丸方：西党　归身　川断　茯苓　法夏　熟地　於术　白芍　菟丝　木香　新会　炙草

素体阴亏，近兼咳逆，自汗脾泄，六脉虚数无力，阳本大亏，宜填纳温补，然无虞未许。

炙绵芪二钱　炒熟地四钱　杞子二钱　茯神二钱　北五味 (炙) 四分　沉香汁三分　真西党三钱　制於术二钱　白芍二钱　枣仁三钱　干河车一钱五分

久嗽不止，多痰咽痛，及气喘脉软，举动无力，不但阴亏，中气大虚也，均非吉兆。

制於术二钱　麦冬二钱　茯神二钱　甘杞子二钱　人中白一钱　大熟地四

钱　五味三分 _(炙)　橘白一钱　煅牡蛎三钱

　　气虚骨热，营液成痰，筋骸不得舒展，以致肿溃脓水，艰于收口，已属虚损，唯宜培本。

　　生芪一钱五分　熟地四钱　五味 _(炙) 三分　杞子二钱　五加皮一钱　炒枣仁三钱　归身二钱　山药二钱　麦冬二钱　川断一钱五分　细桑枝四钱 _(酒炒)

　　证属虚损，莫作风湿治，从脾肾培补，以图元旺病却。（并有遗泄）

　　熟地　淮药　归身　狗脊　木瓜　於术　杞子　川断　杜仲　羊肾

　　膏滋方：去山药、川断、羊肾，加桑枝、胡桃、党参、虎骨、龟板，白蜜、湘莲粉收入。

　　中虚阴火不潜，多痰内热，劳怯根苗。须省力服药。

　　制首乌三钱　北沙参二钱　女贞二钱　橘红一钱　制香附三钱　生绵芪一钱五分　归身一钱五分　杜仲三钱　丹皮一钱五分　冬桑叶一钱

● 【评析】

　　虚劳总表现为气血阴阳的亏损、固摄能力的减退等，治疗每以培补为主，何元长运用补法十分注意细节，首先观察脾胃的纳运能力，如连进补剂而不膈胀作痛者，方可重剂频补，反之则以和胃健运先行。其次注意药物的炮制、五味对药物的药性、归经的影响，如咸味能入肾，故欲补肾则可加入少许青盐，或用青盐炒熟地、盐水炒陈皮等炮制法；欲补肺，可用蛤粉炒阿胶；欲补脾，可用陈阿胶等。此外，还告诚莫将虚损误作外感，如虚劳所致的身痛、骨节痛，不可误作风湿治，而应从脾肾培补，元气旺、气血畅则病自却。

遗精

● 【原文】

　　相火旺而兼湿热下注，以致阳举精泄，六脉弦滑。以滋清佐苦泄法。

鲜生地　莲须　赤苓　丹皮　米仁　川柏　龟板　萆薢　泽泻　甘草

精关不固，腰脊痿痛，六脉细软无力。宜涩精温补。

炒熟地　淮山药　川断　北五味　湘莲肉　制於术　金樱子　杜仲　白茯苓

丸方：去金樱，加党参、狗脊、线鱼胶、砂仁。

厥阴气郁，膈胀目昏，君火内迫，阴精屡泄，脉不柔软。当用交心肾、苦泄法。（兼心悸，由用心过度，作肝火看，服过补药不效。）

川黄连　黑山栀　泽泻　莲须　柏子霜　法半夏　赤苓　郁金　橘叶

失血兼精滑，肝肾虚损，筋拘而坐卧不宁，六脉细软无力，属下虚而血不养肝，并泄精自汗。此大虚候也。须重剂培补。

炙芪二钱　北五味四分　茯神二钱　金狗脊一钱五分　甘杞子二钱　熟地五钱　麦冬肉二钱　枣仁三钱　煅龙齿二钱　川郁金一钱 (磨冲)

心肾不交，多梦遗泄，素有便血。宜黑归脾调理。

制於术　茯神　金樱子　麦冬肉　泽泻　炒生地　枣仁　莲须　北五味

丸方：西党参　熟地　茯神　金樱子　麦冬　龟板心　制於术　湘莲　枣仁　五味肉　牡蛎　川柏

蜜丸。

咳血复萌，近兼遗泄，幸不脉数气喘，想见阴分不致大亏，乃阳络伤也。先理后补。

北沙参　陈阿胶　丹参　莲须　花粉　麦冬肉　川百合　茜草　茯神

丸方：西党　麦冬　茯神　白线胶　龟板　北沙参　熟地　五味　枣仁　煅牡蛎　湘莲　丹皮

藕汁泛丸。

阴分不足，又兼湿火，上冲脑顶，下陷遗泄，督脉痿痛。清上纳下治。

熟地　龟板　莲须　石决明　首乌　川柏　茯苓　冬桑叶

● 【评析】

遗精一证有虚实之分，实者多由湿热下注、心肝火旺、热入血分等所致，治宜清利、苦泄、凉润；虚者可因肝肾虚损、精关不固、督脉虚痿等引起，治宜滋阴、摄精、温补。然临证常见虚实夹杂，如肾阴虚、心火旺，则宜滋清相合，交通心肾；如湿火上冲，阴精下泄，治当清上纳下。

淋浊

● 【原文】

中气不足，便浊下注。以四君摄精治。

真西党　茯神　牡蛎　北五味　炙草　淮山药　萆薢　牛膝　炒白芍

又丸方：即前方加於术、米仁、湘莲肉。

久浊元虚，六脉无力。建中升清，自然安适。

制於术　萆薢　生米仁　牡蛎　冬瓜子　赤苓　泽泻　沙蒺藜　山药　甘草梢

脾肾两虚，腰痛便浊，未免费心太过，君火下陷，但此患久缠，命门阳气不摄，以致左脉沉弱，大便溏薄。拟补中益气合滋肾法。（服过大黄数两，未效）

真西党　熟地　茯神　肉桂　炙草　制於术　升麻　枣仁　萆薢　湘莲

丸方：去萆薢，加五味、金樱子，阿胶捣丸。

误服药酒，热注膀胱，小便下浊，久延不痊，烦渴肉削，诊得六脉并不弦数，兹用补中益气加减法。

西党参　熟地　麦冬　萆薢　升麻　芦根　制於术　茯神　五味　牡蛎　湘莲

便浊腰痛，督脉受伤。以固精补气治。

大熟地　金樱子　川断　龙骨　净归身　芡实　狗脊　杜仲

久浊不止，肾部痿痛。分清温润治。

西党参　川萆薢　淡苁蓉　杜仲　生归身　大熟地　赤茯苓　沙蒺藜　牡蛎　湘莲肉

尿血兼浊，频解溺痛，左肋不和，恐有蓄血。此方暂服。

川连　萆薢　瓦楞子　甘草　归须　赤苓　元胡索

便浊久缠，湿火下注也。升清分利治。

原生地　川萆薢　炙升麻　赤苓　莲须　丹皮　甘草梢　生米仁　泽泻

● 【评析】

尿浊不清多责之于脾肾两虚，何元长尤重视中气的升清作用，故常以四君子汤、补中益气汤，或合以滋肾固精法治疗。对于尿血兼尿浊，且伴有尿痛，恐有瘀血阻滞，治宜化瘀清利。

尿血

● 【原文】

膈胀尿血，由厥阴气郁，膀胱络伤也。暂用破瘀导下法。

川连　制军　川郁金　泽泻　甘草梢　赤苓　归须　延胡索　蒌皮　琥

珀屑

接服方：萆薢　淡芩　牛膝炭　泽泻　生藕　赤苓　丹皮　生米仁　莲须

腹膨，便溺下注尿血，由肝经热郁，膀胱络伤也。先宜疏滞，然后培补奏效。

川黄连　当归须　赤芍　车前　枳壳　制生军　牛膝炭　赤苓　泽泻　新绛屑

接服方：生於术　琥珀屑　赤苓　泽泻　荷蒂　生米仁　川郁金　萆薢生草

湿热伤络，曾下尿血，神色萎黄。当用健中分理。（年六七岁，饮食少，溺时作痛，虚治。一童年六七岁，尿血苦痛，元旺，投川连、大黄。）

生於术　赤苓　泽泻　牡丹皮　冬瓜子　生米仁　萆薢　川柏　生甘草

心火内迫，膀胱络伤，以致尿血。

生洋参　原生地　丹参　血余炭　萆薢　大麦冬　牡丹皮　茯神　琥珀屑

尿血溺痛，久延不瘥，六脉无力。须标本兼顾。

西党参　炒丹皮　萆薢　炒阿胶　湖藕　云茯苓　炒杞子　升麻　甘草梢

尿血久缠，腰腹作痛，屡投利剂，气陷伤津，以致精神委顿，六脉细软。若不升清培补，恐交秋病剧。

西党参　赤茯神　升麻　沙苑　木香　制於术　甘草梢　杞子　萆薢藕节

● 【评析】

尿血可因肝火、心火，或湿热导致膀胱络伤所致，然火旺多因阴亏，湿热可由中虚等引起。治疗可据证而先祛邪，或虚实兼顾，或培补为主。

小便闭癃

● 【原文】

外症已愈，小溲仍然不爽，脉象亦未柔软，大补不宜。（阴囊溃烂）

生洋参　丹皮　萆薢　龟板　甘草梢　制首乌　赤苓　米仁　莲须

命门气亏，兼之中虚气陷，清气不升，小便溺塞，诊得六脉沉弱，所以凉剂不宜多服。

西党参　升麻　菟丝子　萆薢　琥珀屑　制於术　赤苓　甘草梢　泽泻

湿火下注，小便溺痛，六脉弦紧。须用分清导下法，方许奏效。

锦纹　莲须　萆薢　牛膝　甘草梢　川连　归须　泽泻　赤苓　冬瓜子

频解溺痛，左脉细软，乃少阴亏而膀胱夹热也。以滋肾法。

熟地四钱　升麻 (炙) 四分　赤茯苓二钱　川柏一钱　生甘草四分　肉桂四分　萆薢一钱五分　柏子霜一钱五分　丹皮一钱五分　琥珀屑三分 (研, 冲)

● 【评析】

小便闭癃，即癃闭，指小便排出甚少，或完全无尿排出的病证，包括现代医学所称的尿潴留、尿闭。证有虚实之分，实者可因肺热气壅、热结膀胱、水道阻塞等引起，除表现为小便闭塞，还可见小腹急满胀痛或茎中痛等症，治宜清热通利，或行瘀散结。何元长所用分清导下法即是，药如大黄、萆薢、泽泻、牛膝等。虚者多因气虚阴亏、肾阳虚衰等所致，治宜益气养阴，补肾通阳。临证多见虚实夹杂，如案例所示阴亏夹热，治用滋肾法合以黄柏、萆薢、丹皮、琥珀等药，补通兼施；又用升麻、肉桂相配，升清与引火下行并用，以疏通水道，甚为巧妙。

附：门人杨桂跋

　　近时医案有薛生白、叶天士、缪方彦三家之书，而风行于世者，唯叶氏《临证指南》，顾其用意之轻灵，立方之精当，鲜有过于此者，然其间亦有畏而不前者，如疟疾之不用柴胡；有守而失察者，如咳嗽之擅用麦冬、五味。诸如此类，不可胜数。幸吴江徐灵胎先生细加考订，逐案批评，赞扬其精良，指摘其谬误，庶几此书之启悟后来，用垂不朽者也。迨后医之名扬于外者，岂曰无人？而案之可传于世者，竟难得见，嗟乎！医虽小道，必有可观，而可观之义，岂易言哉？今秋得北竿山何氏元长公医案二册，阅之，皆症之可危而方之至当者，其用意合《内经》之治病为求其本，王应震之见痰休治痰、见血休治血之妙旨，故能探本穷源，直驱二竖之膏肓，力求斯民之夭枉也。惜其书未分门类，蠹蚀丛残，桂不揣固陋，擅自分门，谓公之所治皆时医之所束手者，故风劳臌格居其半焉，兹将中风、肝风冠之于首；以虚劳继之，咳嗽失血、心悸遗精之将成劳者，喘症为劳之垂危者，痿症为元之久虚者，附之于下；痞则附于肿胀之下；呕吐、胃痛附于噎膈之下。至于温热暑湿皆周身之病，又从上而下，如头痛至于腰痛，继以前阴后阴诸疾，皆汇于一处，俾阅者一览了然，寻门探索。至于女科数方，虽未能完备，而零金片玉，不忍弃之，故亦附于简末。然公数十年婆心济世，方案何啻亿万，特千中之一耳，他日搜求全部，别类分门，寿诸梨枣，上接轩岐一脉，下启后学愚蒙，当直驾三家之上矣。

　　　　　道光二十一年岁次重光赤奋若阳月望后二日识于烹芝仙馆

　　　　　门下后学杨桂顿首拜跋

参考文献

［1］何时希.何氏八百年医学.上海：学林出版社，1987

［2］黄帝内经素问.北京：人民卫生出版社，1978

［3］灵枢经.北京：人民卫生出版社，1979

［4］南京中医学院.难经校释.北京：人民卫生出版社，1979

［5］刘渡舟.伤寒论校注.北京：人民卫生出版社，1991

［6］湖北中医学院.金匮要略释义.上海：上海科学技术出版社，1978

［7］李经纬，余瀛鳌，蔡景峰，等.中医大辞典.北京：人民卫生出版社，2009

［8］辞海编辑委员会.辞海.上海：上海辞书出版社，1983

［9］清·何元长，著.何时希，编校.治病要言.上海：学林出版社，1984

［10］清·何元长，著.何时希，编校.清代名医何元长医案（上、下）.上海：学林出版社，1984

［11］清·何元长，著.何时希，编校.伤寒辨类.上海：学林出版社，1984

［12］清·何嗣宗，著.何时希，编校.虚劳心传.上海：学林出版社，1984

［13］清·何书田，著.何时希，编校.竿山草堂医案.上海：上海中医学院出版社，1989

［14］清·何书田，著.何时希，编校.竹竿山人医案.上海：学林出版社，1985

［15］清·何炫，何元长，何书田，等著.何时希，编校.重固三何医案.上海：学林出版社，1989

［16］宋·太平惠民和剂局方.刘景源，整理.北京：人民卫生出版社，2013

［17］金·刘完素，著.孙洽熙，孙峰，整理.素问玄机原病式.北京：人民卫生出版社，2005

［18］元·朱震亨，著.王英，竹剑平，江凌圳，整理.丹溪心法.北京：人民卫生出版社，2005

［19］金·张子和，著.邓铁涛，赖畴，整理.儒门事亲.北京：人民卫生出版社，2005

［20］清·汪昂.医方集解.上海：上海科学技术出版社，1979